Moderne Chirurgie des Magen- und Kardiakarzinoms

Martin E. Kreis

Hendrik Seeliger

Hrsg.

Moderne Chirurgie des Magen- und Kardiakarzinoms

Mit 104 Abbildungen

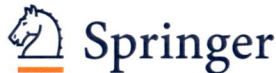 Springer

Herausgeber

Prof. Dr. med. Martin E. Kreis
Klinik für Allgemein-, Viszeral- und
Gefäßchirurgie
Charité Universitätsmedizin Berlin
Berlin
Deutschland

Priv.-Doz. Dr. med. Hendrik Seeliger
Klinik für Allgemein-, Viszeral- und
Gefäßchirurgie
Charité Universitätsmedizin Berlin
Berlin
Deutschland

ISBN 978-3-662-53187-7   ISBN 978-3-662-53188-4   (eBook)
DOI 10.1007/978-3-662-53188-4

Die Deutsche Nationalbibliothek verzeichnet diese Publikation in der Deutschen Nationalbibliografie; detaillierte
bibliografische Daten sind im Internet über http://dnb.d-nb.de abrufbar.

Umschlaggestaltung: deblik Berlin
Fotonachweis Umschlag: Prof. Dr. M. Notohamiprodjo, Tübingen

Gedruckt auf säurefreiem und chlorfrei gebleichtem Papier

Springer ist Teil von Springer Nature
Die eingetragene Gesellschaft ist Springer-Verlag GmbH Deutschland
Die Anschrift der Gesellschaft ist: Heidelberger Platz 3, 14197 Berlin, Germany

Vorwort

Das Magen- und Kardiakarzinom hat in chirurgischen Kliniken weniger aufgrund seiner Epidemiologie, sondern vielmehr wegen seiner Komplexität eine enorme Bedeutung. Für die junge Chirurgin bzw. den jungen Chirurgen besteht die Herausforderung nicht nur darin, technische Aspekte der anspruchsvollen Magenoperationen zu kennen und zu beherrschen, sondern in allen angrenzenden Bereichen informiert zu sein, da dies die Voraussetzung dafür darstellt, die Erkrankung optimal zu managen und die bestmögliche Behandlung für betroffene Patienten zu gewährleisten.

Zu diesem Zweck werden in dem Buch zunächst Grundlagen und Primärdiagnostik thematisiert. Eine moderne umfassende Diagnostik im Rahmen des Staging ist von großer Bedeutung, damit die richtigen therapeutischen Schlüsse gezogen werden. Dies trifft auch auf endoskopische Verfahren zu, für die deshalb zusammen mit der palliativen Therapie eine gesonderte Rubrik vorgesehen wurde, da die Endoskopie auch in dieser Hinsicht für viele Patienten bedeutsam ist.

Der für Chirurginnen und Chirurgen spannendste und auch umfangreichste Teil des Buches stellt die chirurgische Therapie dar. In diesem Abschnitt werden in differenzierten Einzelkapiteln alle Aspekte der Magen- und Kardiakarzinomchirurgie im Detail abgehandelt. Neben etablierten Standards zu Resektion- und Rekonstruktionsverfahren wird die Lymphknotendissektion in einem separaten Kapitel besprochen. Moderne minimalinvasive Verfahren finden ebenso Raum wie zentrale Aspekte der multimodalen Therapie. Da exzellente Ergebnisse in der Chirurgie des Magen- und Kardiakarzinoms nur bei differenzierter Indikationsstellung und optimaler perioperativer Therapie unter besonderer Berücksichtigung des individuellen Risikoprofils des Patienten erreicht werden, findet sich hierfür ein separater Abschnitt.

Ziel dieses Buches ist es, das aktuell erforderliche Wissen für das Management der Erkrankung für chirurgische Assistenz- und Fachärzte strukturiert aufzubereiten. Nach Lektüre dieses Buches sind alle Voraussetzungen erfüllt, um im klinischen Alltag Patienten mit Magen- und Kardiakarzinom nach modernen Gesichtspunkten zu behandeln. Wir hoffen, dass hiervon behandelnde Chirurgen und deren Patienten profitieren werden.

Bedanken möchten wir uns auch bei den Mitarbeitern des Springer-Verlags, Herrn Dr. F. Kraemer und Herrn W. Bischoff sowie bei Frau Dr. A. Koggenhorst-Heilig (externes Lektorat).

Martin E. Kreis
Hendrik Seeliger
Berlin, im November 2016

Inhaltsverzeichnis

Autorenverzeichnis

Dr. med. Anne Andert
Klinik für Allgemein-, Viszeral- und
Transplantationschirurgie
Universitätsklinikum Aachen
Pauwelsstraße 30
52074 Aachen

Dr. Roland Aydin
Lehrstuhl für Numerische Mechanik
Boltzmannstraße 15
85748 Garching b. München

Prof. Dr. med. Matthias Biebl
Chirurgische Klinik
Charité Universitätsmedizin Berlin
Campus Virchow-Klinikum
Augustenburger Platz 1
13353 Berlin

PD Dr. med. Marcel Binnebösel
Klinik für Allgemein-, Viszeral- und
Transplantationschirurgie
Universitätsklinikum Aachen
Pauwelsstraße 30
52074 Aachen

PD Dr. med. Dirk Böhmer
Klinik für Radioonkologie und Strahlentherapie
Charité Universitätsmedizin Berlin, Campus Benjamin
Franklin
Hindenburgdamm 30
12200 Berlin

PD Dr. med. Christian Bojarski
Medizinische Klinik für Gastroenterologie,
Infektiologie und Rheumatologie
Charité Universitätsmedizin Berlin, Campus Benjamin
Franklin
Hindenburgdamm 30
12200 Berlin

Dr. med. Fanny Borowitzka
Abteilung für Gastroenterologie
Universitätsmedizin Rostock
Ernst-Heydemann-Str. 6
18057 Rostock

Dr. med. Andreas Brandl
Chirurgische Klinik
Universitätsmedizin Berlin, Charité Campus Mitte

Charité-Platz 1
10117 Berlin

Prof. Dr. med. Markus W. Büchler
Klinik für Allgemein-, Viszeral- und
Transplantationschirurgie
Universitätsklinikum Heidelberg
Im Neuenheimer Feld 110
69120 Heidelberg

PD Dr. med. Sascha S. Chopra
Chirurgische Klinik
Charité Universitätsmedizin Berlin
Campus Virchow-Klinikum
Augustenburger Platz 1
13353 Berlin

Apl.-Prof. Dr. med. Marc-H. Dahlke
Klinik und Poliklinik für Chirurgie
Universitätsklinikum Regensburg
Franz-Josef-Strauß-Allee 11
93042 Regensburg

PD Dr. med. Severin Daum
Medizinische Klinik m.S. Gastroenterologie,
Infektiologie und Rheumatologie
Charité Universitätsmedizin Berlin, Campus Benjamin
Franklin
Hindenburgdamm 30
12200 Berlin

Prof. Dr. med. Dr. rer. nat. Martin Fein
Klinik für Allgemein-, Viszeral- und Gefäßchirurgie
Franziskus Hospital
Kiskerstraße 26
33615 Bielefeld

Prof. Dr. med. Thilo Hackert
Klinik für Allgemein-, Viszeral- und
Transplantationschirurgie
Universitätsklinikum Heidelberg
Im Neuenheimer Feld 110
69120 Heidelberg

PD Dr. med. Christina Hackl
Klinik und Poliklinik für Chirurgie
Universitätsklinikum Regensburg
Franz-Josef-Strauß-Allee 11
93042 Regensburg

Prof. Dr. med. Markus M. Heiss

Klinik für Viszeral-, Gefäß- und Transplantationschirurgie
Klinikum Köln-Merheim, Universitätsklinik der
Universität
Witten/Herdecke
Ostmerheimer Straße 200
51109 Köln

Prof. Dr. med. Stephan Hollerbach

Gastroenterologie
Allgemeines Krankenhaus Celle
Siemensplatz 4
29223 Celle

PD Dr. med. Carsten H. Kamphues

Klinik für Allgemein-, Viszeral- und Gefäßchirurgie
Charité Universitätsmedizin Berlin, Campus Benjamin
Franklin
Hindenburgdamm 30
12200 Berlin

Manuel Kolb

Abt. für Diagnostische und Interventionelle Radiologie
Universitätsklinikum Tübingen
Hoppe-Seyler-Straße 3
72076 Tübingen

Prof. Dr. med. Martin E. Kreis

Klinik für Allgemein-, Viszeral- und Gefäßchirurgie
Charité Universitätsmedizin Berlin, Campus Benjamin
Franklin
Hindenburgdamm 30
12200 Berlin

Prof. Dr. med. Georg Lamprecht

Abteilung für Gastroenterologie
Universitätsmedizin Rostock
Ernst-Heydemann-Str. 6
18057 Rostock

PD Dr. med. Johannes C. Lauscher

Klinik für Allgemein-, Viszeral- und Gefäßchirurgie
Charité Universitätsmedizin Berlin, Campus Benjamin
Franklin
Hindenburgdamm 30
12200 Berlin

PD Dr. med. Benno Mann

Klinik für Allgemein- und Viszeralchirurgie
Augusta Krankenanstalt
Bergstraße 26
44791 Bochum

Dr. med. Roy Marcus

Abt. für Diagnostische und Interventionelle Radiologie
Universitätsklinikum Tübingen
Hoppe-Seyler-Straße 3
72076 Tübingen

Prof. Dr. med. Ulf P. Neumann

Klinik für Allgemein-, Viszeral- und
Transplantationschirurgie
Universitätsklinikum Aachen
Pauwelsstraße 30
52074 Aachen

Prof. Dr. med. Mike Notohamiprodjo

Diagnostische und Interventionelle Radiologie
Universitätsklinikum Tübingen
Hoppe-Seyler-Str. 3
72076 Tübingen

Eva Pachmayr

Chirurgische Klinik
Universitätsmedizin Berlin, Charité Campus Mitte
Charité-Platz 1
10117 Berlin

Prof. Dr. med. Johann Pratschke

Chirurgische Klinik
Charité Universitätsmedizin Berlin
Campus Charité Mitte, Campus Virchow-Klinikum
Augustenburger Platz 1
13353 Berlin

Prof. Dr. med. Beate Rau

Chirurgische Klinik m.S. Spezielle Chirurgische
Onkologie
Universitätsmedizin Berlin, Charité Campus Mitte
Charité-Platz 1
10117 Berlin

PD Dr. med. Wieland Raue

Chirurgische Klinik
Universitätsmedizin Berlin, Charité Campus Mitte
Charité-Platz 1
10117 Berlin

Prof. Dr. med. Christoph Röcken

Institut für Pathologie
Christian-Albrechts-Universität Kiel
Arnold-Heller-Str. 14
24105 Kiel

PD Dr. Dr. med. Thomas Schmidt

Klinik für Allgemein-, Viszeral- und
Transplantationschirurgie
Univesitätsklinikum Heidelberg
Im Neuenheimer Feld 110
69120 Heidelberg

PD Dr. med. Johannes Schumacher

Institut für Humangenetik
Universitätsklinikum Bonn
Biomedizinisches Zentrum
Sigmund-Freud-Straße 25
53127 Bonn

PD Dr. med. Hendrik Seeliger

Klinik für Allgemein-, Viszeral- und Gefäßchirurgie
Charité Universitätsmedizin Berlin, Campus Benjamin
Franklin
Hindenburgdamm 30
12200 Berlin

Prof. Dr. med. Ludger Staib

Klinik für Allgemein- und Viszeralchirurgie
Klinikum Esslingen GmbH
Hirschlandstraße 97
73730 Esslingen

Prof. Dr. med. Michael A. Ströhlein

Klinik für Viszeral-, Gefäß- und Transplantationschirurgie
Klinikum Köln-Merheim, Universitätsklinik der
Universität Witten/Herdecke
Ostmerheimer Straße 200
51109 Köln

PD Dr. med. Peter Thuss-Patience

Medizinische Klinik m.S. Hämatologie,
Onkologie und Tumorimmunologie
Charité Universitätsmedizin Berlin, Campus
Virchow-Klinikum
Augustenburger Platz 1
13353 Berlin

Dr. med. Christoph Treese

Medizinische Klinik m.S. Gastroenterologie,
Infektiologie und Rheumatologie
Charité Universitätsmedizin Berlin, Campus Benjamin
Franklin
Hindenburgdamm 30
12200 Berlin

Prof. Dr. med. Alexis Ulrich

Klinik für Allgemein, Viszeral- und
Transplantationschirurgie
Universitätsklinikum Heidelberg
Im Neuenheimer Feld 110
69120 Heidelberg

Prof. Dr. med. Arved Weimann M.A.

Klinik für Allgemein-, Viszeral- und Onkologische
Chirurgie
Klinikum St. Georg gGmbH
Delitzscher Str. 141
04129 Leipzig

Abkürzungsverzeichnis

ACE	Angiotensin-Converting-Enzym		FISH	Fluoreszenz-in-situ-Hybridisierung
ADC	apparenter Diffusionskoeffizient		FKJ	Feinnadelkatheterjejunostomie
ADCC	antikörperabhängige zellulare Zytotoxizität		FNA	Feinnadelaspiration
AEG	Adenokarzinom des ösophagogastralen Übergangs		FNP	Feinnadelbiopsie
			5-FU	5-Fluoruracil
AIO	Arbeitsgemeinschaft Internistische Onkologie		GAPPS	Adenokarzinom mit proximaler Polyposis des Magens, „gastric adenocarcinoma and proximal polyposis of the stomach"
APC	Argon-Plasma-Koagulation			
ASA	American Society of Anesthesiologists		GCP	„good clinical practice"
ASPEN	American Society of Parenteral and Enteral Nutrition Guidelines		GIP	gastrininhibitorische Peptid
			GIST	gastrointestinale Stromatumoren
BIA	bioelektrische Impedanzanalyse		GLP-1	Glukagon-like-Peptid
BMI	Body Mass Index		GOOSS	Gastric Outlet Obstruction Scoring System
			GS	genomisch stabil
CC0	Komplette Zytoreduktion			
CCK	Cholezystokinin		Hb	Hämoglobin
CDH1	E-Cadherin		HD	„high density"
CE-EUS	„contrast-enhanced endoscopic ultrasonography"		HDGC	hereditäres diffuses Magenkarzinom, „hereditary diffuse gastric cancer"
CHO	Kohlenhydrat		HER2	„human epidermal growth factor receptor 2"
CI	Konfidenzintervall		HGF	„hepatocellular growth factor"
CIN	chromosomal instabile Neoplasie		HIPEC	„hyperthermic intraperitoneal chemotherapy"
COPD	„chronic obstructive pulmonary disease"			
CRP	C-reaktives Protein		HNPCC	„hereditary non-polyposis colon cancer"
CRS	„cytoreductive surgery"		HR	Hazard-Ratio
CT	Computertomografie		HU	Hounsfield-Einheit
3-D-CRT	3-dimensionale konformale Strahlentherapie		ICH	Immunhistochemie
DGHO	Deutsche Gesellschaft für Hämatologie und medizinische Onkologie		IEN	intraepitheliale Neoplasie
			IL	Interleukin
DGVS	Deutsche Gesellschaft für Gastroenterologie, Verdauungs- und Stoffwechselkrankheiten		IMRT	intensitätsmodulierten Strahlentherapie
			INS	intensive perioperative Ernährungstherapie
DW-MRT	diffusionsgewichtete Magnetresonanztomografie		IORT	intraoperative Strahlentherapie
			JGCA	Japanese Gastric Cancer Association
EBRT	„external beam radiotherapy"		JÜR	Jahres-Überlebensrate
EBV	Epstein-Barr-Virus			
ECL-Zelle	Enterochromaffin-like-Zelle		KHK	koronare Herzkrankheit
EGFR	„epidermal growth factor receptor"			
EMR	endoskopische Mukosadissektion		LFS	Li-Fraumeni-Syndrom
ER	endoskopische Resektion			
ERAS	„enhanced recovery after surgery"		MDCT	Multidetektor-Computertomografie
ESD	endoskopische Submukosadissektion		MI	Maruyama-Index
ESGE	European Society of Gastrointestinal Endoscopy		MIC	minimalinvasive Chirurgie
			MLPA	„multiplex ligation-dependent probe amplification"
ESMO	European Society for Medical Oncology			
ESSO	European Society of Surgical Oncology		MRT	Magnetresonanztomografie
ESTRO	European Society of Radiotherapy and Oncology		MSI	mikrosatelliteninstabil
EUS	Endosonografie		NGS	„next generation sequencing"
			NHL	Non-Hodgkin-Histiozytenzellen-Lymphom
FAP	familiäre adenomatöse Polypose			
FDG-PET	Fluordesoxyglucose-Positronenemissionstomografie		NIPS	neoadjuvante intraabdominelle Chemotherapie
FFMI	Fettfreie-Masse-Index		NRS	Nutritional Risk Screening
FICE	Fujinon Intelligent Color Enhancement			
FIGS	familiäres intestinales Magenkarzinom, „familial intestinal gastric cancer"		ÖGD	Ösophagogastroduodenoskopie
			OTSC	Over-the-scope-Clips

PAND	Dissektion paraaortaler Lymphknoten
pAVK	periphere arterielle Verschlusskrankheit
PCI	Peritonealkarzinoseindex, Peritoneal-Cancer-Index
PD-1	Programmed-death-Rezeptor 1
PEG	perkutane endoskopische Gastrostomie
PET	Positronenemissionstomografie
PGSAS	Postgastrectomy Syndrome Assessment Scale
PRSC	Prognosescore
QOL	Lebensqualität
RILD	„radiation induced liver disease"
RTOG	Radiation Therapy Oncology Group
SLN	Sentinel-Lymphknoten
SSI	„surgical site infections"
SUV_{max}	„standardized uptake value"
TNF	Tumornekrosefaktor
TPN	totale parenterale Ernährung, „total parenteral nutrition"
TRG	Tumorregressionsgrad
UEGW	United European Gastroenterology Week
VEGF	„vascular endothelial growth factor"

Grundlagen und Primärdiagnostik

Grundlagen der Anatomie und Physiologie von Magen und Kardia

C.H. Kamphues

© Springer-Verlag GmbH Deutschland 2017
M.E. Kreis, H. Seeliger (Hrsg.), *Moderne Chirurgie des Magen- und Kardiakarzinoms*,
DOI 10.1007/978-3-662-53188-4_1

Die genaue Kenntnis der anatomischen Strukturen des Oberbauches stellt eine grundsätzliche Voraussetzung für eine erfolgreiche Chirurgie des Magenkarzinoms dar. Um die Risiken und Auswirkungen, die durch chirurgische Eingriffe am Magen herbeigeführt werden, genau einschätzen zu können, ist zudem ein Überblick über die Physiologie des Magens für den Operateur essenziell.

1.1   Lage und makroskopischer Aufbau

Der Magen liegt im mittleren und linken Oberbauch und grenzt kranial an das Zwerchfell sowie kaudal an das Colon transversum. Er wird vollständig vom Peritoneum viscerale bedeckt und ist somit komplett intraperitoneal gelegen. Bei der Projektion von ventral stellt sich der Hauptteil des Magens in der Regio hypochondriaca sinistra unterhalb des linken Rippenbogens dar. Die Form des Magens ist zum einen interindividuell variabel, kann aber auch aufgrund unterschiedlicher Füllungszustände sowie bei

veränderter Körperstellung bei ein und demselben Individuum variieren.

Am Magen werden eine Vorder- und eine Hinterwand (Pars anterior und posterior) unterschieden, welche an den sog. Kurvaturen ineinander übergehen. Die kleine Kurvatur, Curvatura gastrica minor, stellt dabei den Ansatzpunkt des kleinen Netzes, Omentum minus, dar. Diese Peritonealduplikatur bildet als Verbindung des Magens mit dem Leberunterrand und den oberen Teilen des Duodenums die vordere Begrenzung der Bursa omentalis und wird nach rechts hin durch des Lig. hepatoduodenale begrenzt. Von der großen Kurvatur, Curvatura gastrica major, gehen das Lig. gastrocolicum und das Lig. gastrosplenicum ab, welche ihrerseits in das vom Colon transversum nach dorsal ziehende Omentum majus einstrahlen (◘ Abb. 1.1).

Aus funktioneller Sicht wird der Magensack in die folgenden Abschnitte unterteilt, welche fließend von proximal nach distal ineinander übergehen: Pars cardiaca, Fundus gastricus, Corpus gastricum und Pars pylorica (◘ Abb. 1.2). Die Pars cardiaca beschreibt dabei die Region

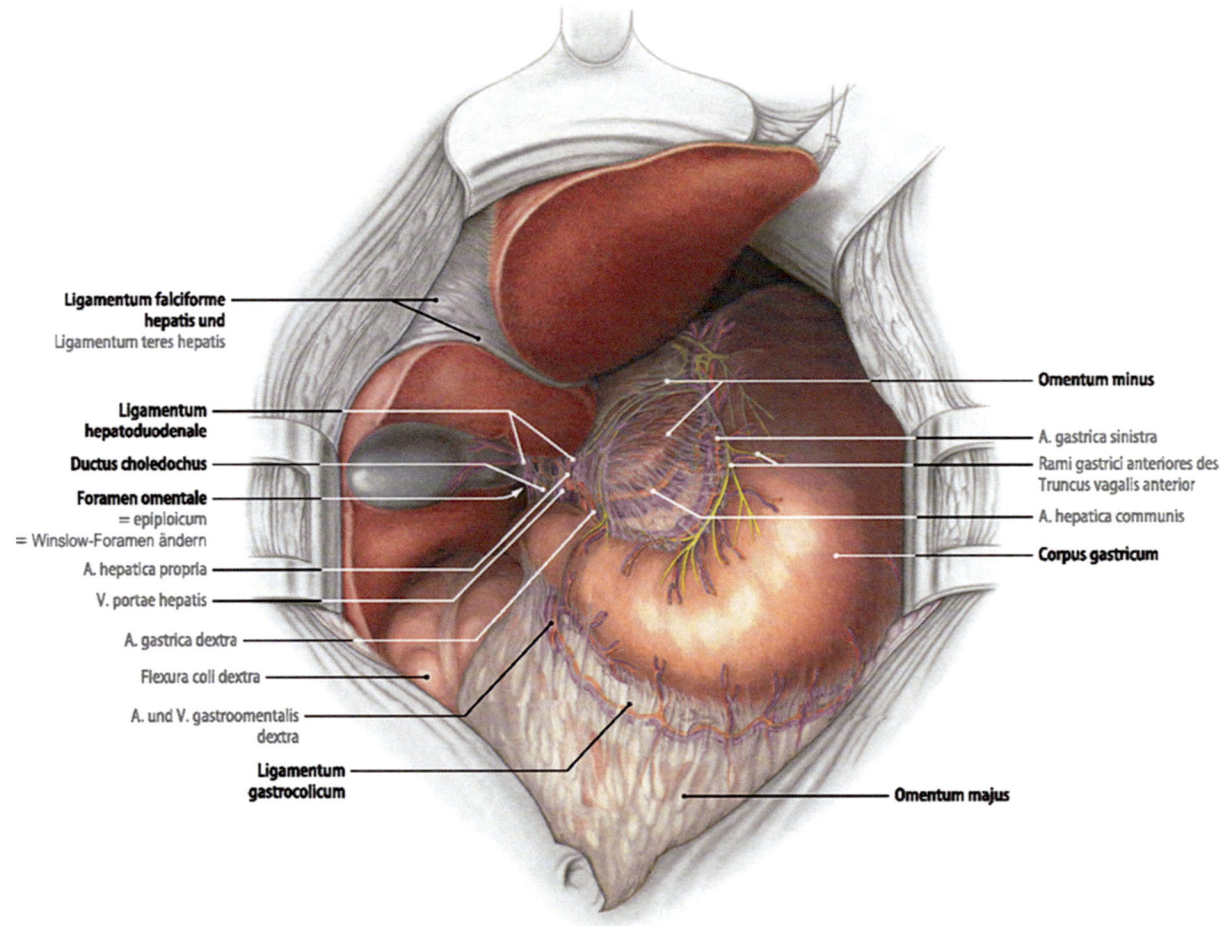

◘ **Abb. 1.1**   Oberbauchsitus. (Aus Tillmann 2010)

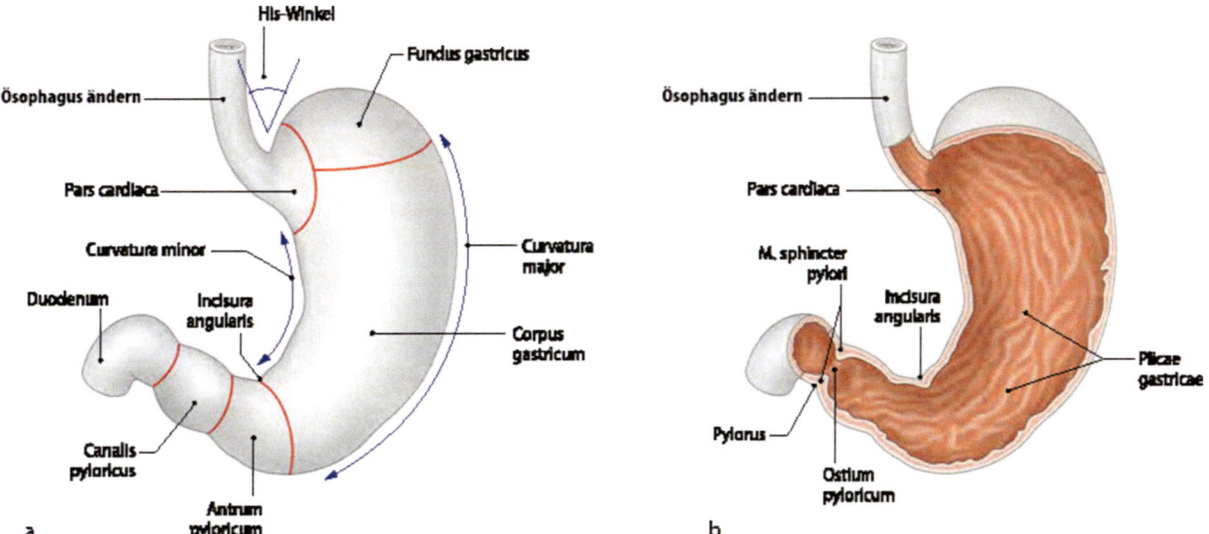

◘ **Abb. 1.2a,b**   Magen **a** Form und Gliederung, **b** Innenansicht. (Aus Zilles u. Tillmann 2001)

der Ösophagusmündung in den Mageneingang (Ostium cardiacum). Von der Kardia ausgehend schließt sich als nächstes der Magenfundus an, welcher sich kuppelförmig unterhalb des Zwerchfells vorwölbt. Zwischen Magenfundus und Ösophagus ergibt sich hier ein spitzer Winkel, der sog. His-Winkel, welcher durch die Incisura cardiaca bedingt ist und im Normalfall beim Erwachsenen ca. 63° beträgt. Im Anschluss an den Magenfundus stellt der Corpus gastricum den Hauptteil des Magens dar. Durch eine weitere Einkerbung im Bereich der kleinen Kurvatur, der Incisura angularis, wird der Übergang des Corpus gastricum in die Pars pylorica markiert. Dieser Abschnitt des Magens kann nochmals in die Anteile Antrum pyloricum und Canalis pyloricus unterteilt werden. Der eigentliche Magenpförtner (Pylorus) umgibt das Ostium pyloricum am Ende des Canalis pyloricus und stellt den eigentlichen Magenausgang dar, hinter dem das Duodenum mit der Pars superior beginnt.

1.2 Muskelwand und Magenschleimhaut

Die Dicke der Magenwand ist mit nur wenigen Millimetern sehr dünn und besteht von außen nach innen aus folgenden für den Aufbau der Darmwand typischen Schichten: Tunica serosa, Tela subserosa, Tunica muscularis, Tela submucosa und Tunica mucosa. Eine besondere Bedeutung für die Motorik des Magens kommt dabei der komplex aufgebauten Tunica muscularis zu. Glatte Muskelfasern, welche sich vom Ösophagus auf den Magen fortsetzen bilden das Stratum longitudinale, die äußerste längsverlaufende Schicht der Tunica muscularis. Vor allem im Bereich der Kurvaturen sind diese Muskelfasern besonders kräftig ausgebildet. Nach

innen schließt sich die Ringmuskelschicht, Stratum circulare, an. Diese zirkulär verlaufenden Muskelfasern sind im gesamten Magen gleichmäßig verteilt und bilden im Bereich des Magenausgangs den M. sphincter pylori. Die innerste Muskelschicht der Tunica muscularis wird gebildet aus den schräg verlaufenden Fibrae obliquae. Ausgehend von der Incisura cardiaca ziehen diese glatten Muskelfasern gestreckt nach kaudal und setzen sich bogenförmig zur großen Kurvatur hin fort, während die kleine Kurvatur von diesen Fasern ausgespart bleibt. Das kaudale Ende der Fibrae obliquae beschreibt funktionell den Abschluss des Verdauungssacks, Saccus digestorius, und somit den Beginn des Austreibungskanals, Canalis egestorius.

Die innerste Schicht der Magenwand wird aus der eigentlichen Magenschleimhaut, der Tunica mucosa gebildet. Diese nur etwa 1–2 mm dicke Schicht ist im gesamten Magen in stabile Schleimhautfalten, Plicae gastricae, aufgeworfen und von einer Schleimschicht bedeckt. Auf der Oberfläche der Schleimhautfalten, bei denen die Lamina muscularis mucosae mit aufgeworfen ist, ist eine beetartige Felderung der Oberfläche zu erkennen, die Areae gastricae. Diese mit einschichtigem hochprismatischem Oberflächenepithel bedeckten Schleimhauthügel dienen der Vergrößerung der Schleimhautoberfläche, sezernieren ihrerseits hochviskösen neutralen Schleim und werden durch die Mündungen der mikroskopisch kleinen Magengrübchen, Foveolae gastricae, unterbrochen. Diese trichterförmigen Einsenkungen, welche ebenfalls mit einschichtigem hochprismatischem Foveolaepithel bedeckt sind, stellen die Ausführungsgänge der in der Tiefe der Lamina propria mucosae gelegenen Magendrüsen dar.

Bei den Magendrüsen handelt es sich um verzweigte, tubulöse Drüsen, die aufgrund ihres unterschiedlichen

Aufbaus in verschiedenen Zonen des Magens in 3 Drüsenbereiche unterteilt werden können: Kardiadrüsen, Hauptdrüsen und Pylorusdrüsen.

Die Kardiadrüsen (Glandulae cardiacae) treten in einem schmalen Streifen am Übergang von Ösophagus zum Magen auf und besitzen typischerweise tief verzweigte tubulöse Drüsengänge mit teilweise zystischen Auftreibungen. Die einheitlichen Drüsenzellen (homokrine Drüsen) produzieren und sezernieren alkalische Schleimstoffe, welche der Abpufferung der Magensäure am Ösophaguseingang dienen. Aufgrund der Schleimproduktion werden die Kardiadrüsen histochemisch als mukoide Drüsen klassifiziert. Neben den Muzinen sind Kardiadrüsen auch zur Sezernierung von Lysozym befähigt, einem bakeriolytischen Enzym.

Die Hauptdrüsen (Glandulae gastricae propriae) sind nur wenig verzweigte tubulöse Drüsen, welche im Fundus und Corpus ventriculi auftreten. Die nur ca. 1,5 mm langen Drüsenschläuche werden in die 3 Abschnitte Isthmus (Übergang zwischen Foveolae und Drüsenschlauch), Zervix (Halsteil) und Pars principalis (Hauptteil) unterteilt und sind mit einem einschichtigen Epithel ausgekleidet. Beim Drüsenepithel werden 3 unterschiedliche Zelltypen unterschieden, die Nebenzellen, die Parietal- oder Belegzellen und die Hauptzellen. Bei den Nebenzellen, die sich hauptsächlich im Isthmus und Zervix des Drüsenschlauches befinden, handelt es sich um kleine vielgestaltige Zellen, die einen muzinösen Schleim sowie Bikarbonat absondern und damit dem Schutz des Epithels gegenüber der Magensäure dienen.

Die Parietal- oder Belegzellen sind große pyramidenförmige Zellen, die in allen Abschnitten der Drüsenschläuche, vor allem jedoch im Zervixbereich, vorkommen und die mittels einer intramembranösen H^+-Pumpe für die Herstellung der Salzsäure im Magensaft verantwortlich sind. Als Nebenprodukt geben sie zudem Bikarbonat in die Blutgefäße der Lamina propria mucosae ab, welches dann zur Schleimhautprotektion an die Epitheloberfläche transportiert wird. Ein weiteres Produkt der Parietalzellen ist der sog. Intrinsic-Faktor, ein Glykoprotein, das für die Aufnahme des Vitamin B_{12} (Cobalamin) im terminalen Ileum essenziell ist.

Die vor allem in der Pars principalis der Drüsenschläuche vorkommenden Hauptzellen sind iso- bis hochprismatische Zellen, die für die Bildung des inaktiven Proenzyms Pepsinogen verantwortlich sind. Auf Anreiz eines Stimulus geben die Hauptzellen Pepsinogen in das Drüsenlumen ab, wo dieses durch die Wirkung von HCl in die aktive Form, das Pepsin, umgewandelt wird. In seiner aktiven Form ist dieses Enzym in der Lage, mit der Nahrung aufgenommene Proteine in kurze Peptide zu spalten.

Die dritte Form der Magendrüsen stellen die Pylorusdrüsen dar. Diese unterscheiden sich histologisch und funktionell nur gering von den Kardiadrüsen. Die Foveolae sind hier regelmäßiger, jedoch zeigen sich auch hier weitlumige, homokrine Drüsenschläuche. Die Drüsenzellen der Pylorusdrüsen ähneln denen der Kardia bzw. den Nebenzellen der Hauptdrüsen und sind für die Produktion von Muzin, Bikarbonat und Lysozym verantwortlich. Neben der exokrinen Funktion der Magendrüsen sind in der Magenschleimhaut auch eine Reihe endokriner Zellen verteilt, die vor allem für die Bildung der Hormone Gastrin (G-Zellen), Somatostatin (D-Zellen), Histamin (ECL-Zellen) und Serotonin (EC-Zellen) verantwortlich sind. Während im Epithel der mukoiden Epithelzellen des Antrum und Pylorus vor allem G-Zellen zu finden sind, kommen die Somatostatin produzierenden D-Zellen ubiquitär im Magen vor. Die Enterochromaffin-like(ECL)-Zellen sind vornehmlich im Korpus- und Fundusbereich angesiedelt, während die EC-Zellen Serotonin vorzugsweise im distalen Magen abgeben (◘ Tab. 1.1).

◘ **Tab. 1.1** Drüsen des Magens

Region	Magendrüsen	Drüsenzellen	Produkte
Kardia	Kardiadrüsen	Mukoide Zellen	Muzin, Lysozym, Bikarbonat
		Endokrine Zellen	Serotonin, Somatostatin
Fundus/Korpus	Hauptdrüsen	Nebenzellen	Muzine, Lysozym
		Parietalzellen	Salzsäure, Intrinsic-Faktor
		Hauptzellen	Pepsinogen
		Endokrine Zellen	Histamin, Serotonin, Somatostatin, Glucagon-like-Peptide
Pylorus	Pylorusdrüsen	Mukoide Zellen	Muzin, Lysozym, Bikarbonat
		Endokrine Zellen	Gastrin, Somatostatin, Serotonin

1.3 Gefäßversorgung

1.3.1 Arterielle Versorgung

Die arterielle Versorgung des Magens wird durch alle 3 Hauptäste des Truncus coeliacus, die A. hepatica communis, die A. gastrica sinistra und die A. lienalis, gewährleistet (■ Abb. 1.3). In seltenen Ausnahmenfällen können auch Zuflüsse aus Ästen der A. mesenterica superior vorliegen.

Die A. hepatica communis teilt sich in ihre Endäste, die A. hepatica propria, die die arterielle Leberversorgung herstellt, sowie die A. gastroduodenalis auf. Letztere verläuft hinter dem Pylorus zum Duodenum und Pankreaskopf und teilt sich wiederum in ihre beiden Endäste, A. pancreaticoduodenalis superior und A. gastroomentalis dextra auf. Während die erstere zur arteriellen Versorgung von Pankreas und Duodenum beiträgt, verläuft die A. gastroomentalis dextra entlang der großen Kurvatur im Lig. gastrocolicum. Nach Abgabe kleinerer Rr. gastrici und Rr. omentales verbindet sich diese mit der A. gastroomentalis sinistra zur Gefäßarkade der großen Kurvatur. Oberhalb des Bulbus duodeni zweigt aus der A. hepatica propria zudem die A. gastrica dextra. Diese verläuft vom Pylorus aufwärts steigend entlang der kleinen Kurvatur und trifft dort auf die A. gastrica sinistra. Somit ergibt sich auch im Bereich der

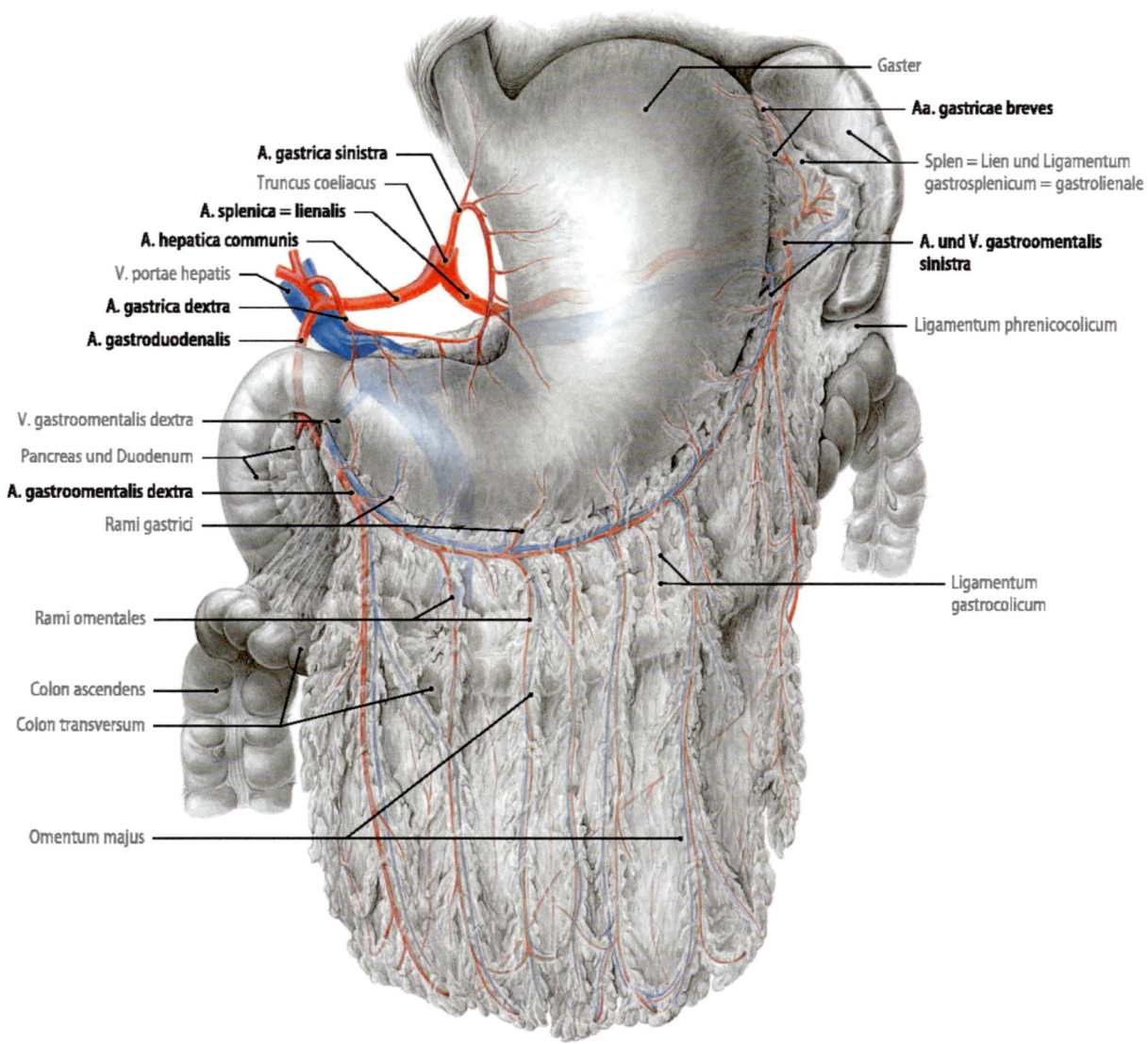

■ **Abb. 1.3** Arterielle und venöse Gefäßversorgung des Magens. (Aus Tillmann 2010)

kleinen Kurvatur eine Gefäßarkade, von der Rr. gastrici zur Vorder- und Hinterwand des Magens ziehen.

Die A. gastrica sinistra als eines der 3 Hauptgefäße des Truncus coeliacus verläuft in der Plica gastropancreatica zur Kardia und läuft dann nach Abgabe einiger kranial verlaufender Rr. oesophagei bogenförmig entlang der kleinen Kurvatur bis zur bereits beschriebenen Gefäßanastomose mit der A. gastrica dextra. In ihrem Verlauf speisen einige Äste die Vorder- und Hinterwand des proximalen Magens.

Der dritte Ast des Truncus coeliacus, die A. lienalis (splenica), verläuft parallel zum Pankreasoberrand in Richtung Milzhilus. In ihrem distalen Verlauf entspringt aus der A. lienalis die A. gastroomentalis sinistra, welche im Lig. gastrocolicum verlaufend die Gefäßarkade der großen Kurvatur speist. Zudem gibt die A. lienalis am Milzhilus die Aa. gastricae breves ab, die durch das Lig. gastrosplenicum verlaufend vor allem für die Versorgung der Hinterwand des Magenfundus verantwortlich sind.

1.3.2 Venöse Versorgung

Das venöse Blut des Magens wird über die parallel zu den Arterien verlaufenden Venen abgeleitet, die entsprechend den im Gefäßbündel liegenden Arterien benannt werden. Im Bereich der kleinen Kurvatur bildet sich ein Gefäßbogen aus V. gastrica sinistra und V. gastrica dextra, welche in die V. portae hepatis münden. Dieses Gefäßkonvolut wird im klinischen Alltag häufig auch V. coronaria ventriculi genannt. Großkurvaturseitig wird das Blut über die V. gastroomentalis dextra zur V. mesenterica superior geleitet, während die V. gastroomentalis sinistra in die V. lienalis Ablauf findet. Auf diese Weise münden alle Magenvenen entweder direkt oder indirekt über die V. lienalis oder V. mesenterica superior in die V. portae hepatis. Einzige Ausnahme bilden einige kleine Venen am ösophagogastralen Übergang, die Anschluss an die Vv. oesophageae und damit an die V. azygos und V. hemiazygos und letzten Endes an die V. cava superior finden. Bei einer portalen Hypertension können diese Venen durch eine Flussumkehr im portalen Kreislauf stark erweitert werden, sodass Ösophagusvarizen entstehen.

1.4 Lymphabfluss

Die Lymphe der Magenschleimhaut wird zunächst in mukösen und submukösen Lymphknotenplexus gesammelt und von hier in einen subserösen Plexus weitergeleitet, der ubiquitär die Magenwand umschließt. Der Abfluss zu den zentralen Lymphbahnen erfolgt dann über die folgenden 3 großen Lymphabflussgebiete:
- Kardia und kleine Kurvatur: Die Lymphe aus der Kardia und großen Teilen der kleinen Kurvatur

gelangt über die Nodi cardiaci und Nodi gastrici sinistri in Lymphbahnen entlang der A. gastrica sinistra zu den Nodi coeliaci. Von hier aus mündet die Lymphe in den Truncus intestinalis oder Truncus lumbalis.
- Fundus und oberer linker Quadrant: Der Abfluss der Lymphe aus dem Magenfundus sowie den angrenzenden Korpusabschnitten erfolgt über die im Milzhilus gelegenen Nodi lienales sowie zu den am Pankreasoberrand gelegenen Nodi pancreatici superiores. Von hier aus mündet die Lymphflüssigkeit in die Nodi coeliaci.
- Untere zwei Drittel der großen Kurvatur und Pylorus: Von den Lymphknoten der großen Kurvatur, den Nodi gastroomentales dextri et sinistri, fließt die Lymphe zu den Nodi pylorici. Von diesen wird die Lymphe über Lymphwege entlang der A. hepatica communis (Nodi hepatici) zu den Nodi coeliaci geleitet. Ein Teil der Lymphknoten der großen Kurvatur kann auch über kaudal vom Pankreas gelegene Nodi mesenterici superiores abgeleitet werden.

Auf die Bedeutung der Lymphknotenstationen und das Thema der Lymphknotendissektion im Rahmen des operativen Vorgehens wird in ▸ Kap. 12 explizit und ausführlich eingegangen.

1.5 Innervation

Der Magen wird sowohl sympathisch als auch parasympathisch innerviert. Die sympathischen Nervenfasern verlaufen entlang der Blutgefäße und entstammen dem Plexus coeliacus. Die Perikaryen der autonom-efferenten Fasern sind im Seitenhorn der Rückenmarkssegmente Th5–Th9 gelegen. Von dort gelangen die Fasern über den Grenzstrang in die Nn. splanchnici, bevor im Ganglion coeliacum eine Umschaltung auf postganglionäre Neurone erfolgt. Neben diesen efferenten Fasern verlaufen auch afferente Fasern, vor allem Schmerzfasern, in den sympathischen Nervensträngen. Eine Aktivierung des Sympathikus bewirkt eine Hemmung der Magensäuresekretion und Peristaltik sowie eine verminderte Durchblutung.

Die parasympathische Innervierung des Magens entstammt dem N. vagus, der sich an der Vorder- bzw. Hinterseite des Ösophagus aus dem Plexus oesophageus in einen Truncus vagalis anterior und posterior aufzweigt (◻ Abb. 1.4). Die vorwiegend aus dem linken N. vagus stammenden Fasern des Truncus vagalis anterior verlaufen entlang der kleinen Kurvatur und versorgen über die Rr. gastrici die Magenvorderwand. Zudem werden in Richtung Leber die Rr. hepatici abgegeben, die angrenzende Teile

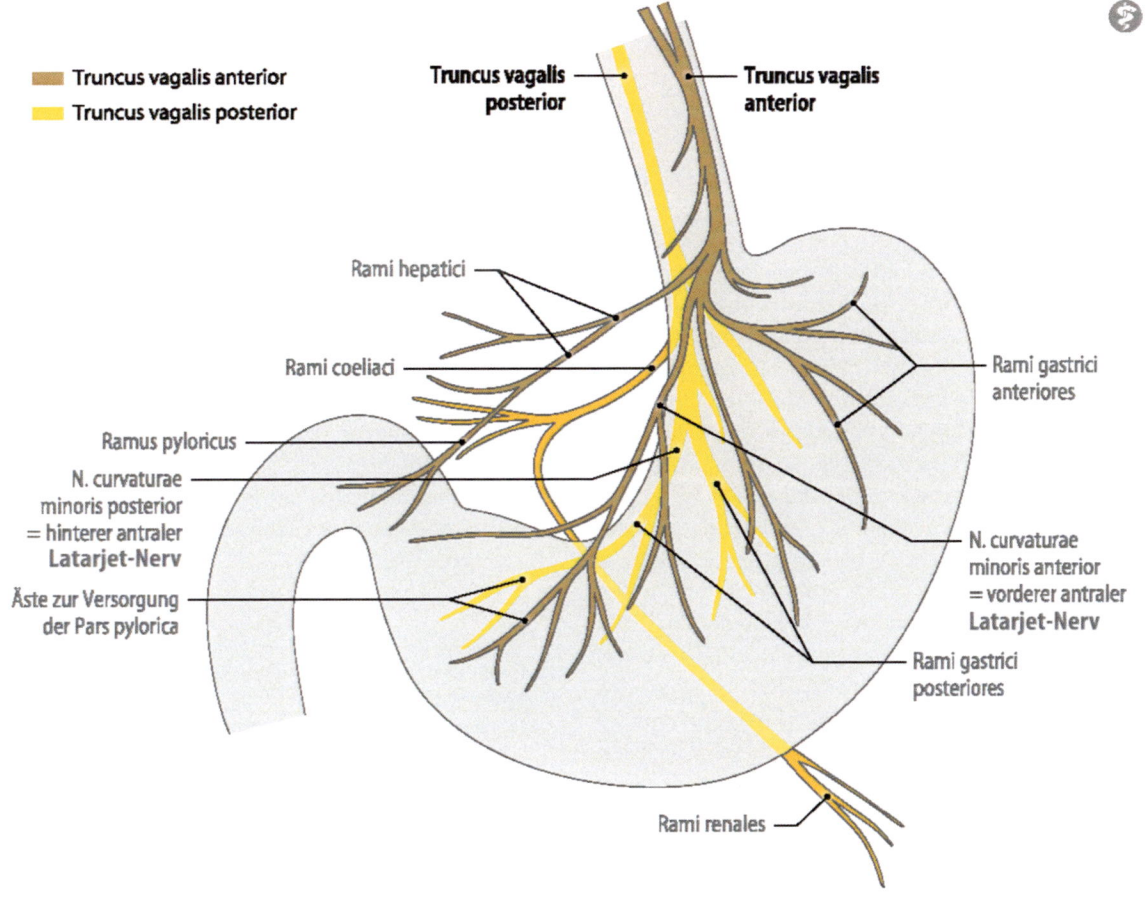

Truncus vagalis anterior
Truncus vagalis posterior

Truncus vagalis posterior

Truncus vagalis anterior

Rami hepatici

Rami coeliaci

Ramus pyloricus

N. curvaturae minoris posterior = hinterer antraler **Latarjet-Nerv**

Äste zur Versorgung der Pars pylorica

Rami gastrici anteriores

N. curvaturae minoris anterior = vorderer antraler **Latarjet-Nerv**

Rami gastrici posteriores

Rami renales

◻ Abb. 1.4   Darstellung der parasympathischen Innervation des Magens. (Aus Tillmann 2010)

des Magens bis zum Pylorus sowie Teile des Duodenums innervieren. Der Truncus vagalis posterior, dessen Fasern vornehmlich dem rechten N. vagus entspringen, verläuft an der Rückseite der kleinen Kurvatur und versorgt die Magenhinterwand. Zudem gibt der Truncus vagalis posterior häufig einen kräftigen Ast zum Ganglion coeliacum ab, sodass sich dort sympathische und parasympathische Fasern zum Plexus coeliacus vermischen. Ausgehend vom Plexus coeliacus strahlen Nervenfasern in weitere Nervengeflechte entlang der Arterienäste des Truncus coeliacus aus und gelangen so mit den versorgenden Gefäßen an die große Kurvatur und den Magenfundus. Entgegen der Sympathikuswirkung induziert eine Aktivierung des Parasympathikus eine Stimulation der Magensäuresekretion, eine verstärkte Peristaltik sowie eine vermehrte Durchblutung des Magens.

1.6   Physiologie

Der Magen erfüllt zwei Hauptfunktionen, die für die Verdauung der Speisen von essenzieller Bedeutung sind. Zum einen werden im Magenreservoir die Speisen durchmischt

und durch die Motilität des Magens weitertransportiert. Zum anderen übernimmt die Magenschleimhaut durch die Bildung des Magensaftes eine entscheidende Rolle bei der Zerkleinerung und Spaltung der Nahrungsbestandteile. Beide Funktionen unterliegen verschiedenen Steuerungsmechanismus, die im Folgenden zusammengefasst dargestellt werden sollen:

1.6.1   Magenmotilität

Die Motilität des Magens entsteht durch ein Zusammenspiel der funktionell unterschiedlichen Bereiche des sog. Magenspeichers und der sog. Magenpumpe. Der Magenspeicher wird durch den Magenfundus und große Teile des Korpus gebildet und dient in erster Linie als Reservoir. Während des Schluckaktes kommt es aufgrund vagovagaler Reflexe zu einer Muskelrelaxierung des proximalen Magens (rezeptive Relaxation). Die zunehmende Füllung des Magenspeichers bewirkt dann über Dehnungssensoren in der Magenwand eine zusätzliche Erschlaffung der Magenmuskulatur (adaptive Relaxation), sodass auch bei voluminösen Mahlzeiten der Mageninnendruck nicht ansteigt und so eine verlängerte Speicherung der Nahrung mit konsekutiv verlängerter Verdauungszeit resultiert. Die Entleerung des Magenspeichers wird durch tonische Kontraktionen der Wandmuskulatur erreicht, die zu einer Erhöhung des intragastralen Drucks führen, jedoch keine peristaltischen Wellen erzeugen. Durch die Erhöhung des intragastralen Drucks im proximalen Magen wird der Mageninhalt in den Bereich der Magenpumpe geschoben. Durch sog. Schrittmacherzellen, die in der Tunica muscularis der Magenwand des oberen Korpusbereiches gelegen sind, werden dort peristaltische Kontraktionswellen generiert, die vom Antrum in Richtung auf den Pylorus wandern. Die Aktionen der Magenpumpe lassen sich in die drei Phasen Propulsion, Entleerung und Retropulsion unterscheiden. Bei der Propulsion wird der im Antrum ankommende Speisebrei durch peristaltische Wellen zum Pylorus transportiert. In der Phase der Entleerung erschlafft der M. sphincter pylori, sodass Flüssigkeiten und kleinere Nahrungspartikel bereits in das Duodenum übertreten können. Der restliche Chymus wird dann in der Phase der Retropulsion durch eine Kontraktion des M. sphincter pylori erneut in das Antrum zurückgeworfen. Die so entstehenden retropulsiven Bewegungen erhöhen die Durchmischung der Nahrung und ermöglichen eine Feinzermahlung fester Nahrungsbestandteile. Eine Entleerung fester Bestandteile erfolgt dadurch in der Entleerungsphase erst nach Zerkleinerung in kleine Partikel oder in der Phase der Verdauungsruhe durch kräftige Antrumkontraktionen. Die Passagezeit des Magens variiert sehr stark und kann zwischen wenigen Minuten und mehr als 1 h betragen. Eine Steigerung der Motilität ergibt sich durch den Einfluss des Parasympathikus sowie durch das Vorhandensein gastrointestinaler Hormone wie Gastrin oder Motilin. Eine hemmende Wirkung wird dementgegen durch die Aktivierung des Sympathikus sowie durch Hormone wie z. B. Gukagon-like-Peptid 1 oder Sekretin erreicht.

1.6.2 Steuerung der Magensaftsekretion

Der Magensaft setzt sich aus hauptsächlich aus den Bestandteilen Schleim, Pepsin, Salzsäure, Lysozym, Intrinsic-Faktor sowie Elektrolyten und Zelltrümmern der Epithelien zusammen. Zu diesen Sekreten kommen kontinuierlich aus den Speicheldrüsen sezernierte Stoffe, wie Enzyme oder Wachstumsfaktoren, sodass insgesamt täglich ca. 2–3 l Magensekret produziert werden. Im Normalfall besteht ein Gleichgewicht zwischen den für die Zersetzung der Nahrung notwendigen aggressiven Sekreten (Salzsäure, Pepsin) und den schleimhautprotektiven Substanzen Muzin und Bikarbonat. Der pH-Wert des Magensekrets kann durch stimulierende Sekretion auf etwa 1,0 absinken, wodurch neben einer bakteriziden Wirkung eine Denaturierung der Proteine sowie eine Aktivierung des Pepsinogens erreicht werden.

Die Sekretion des Magensaftes unterliegt verschiedenen Phasen. Während in der kephalen Phase durch den Anblick, Geruch oder schließlich Geschmack der Nahrung über vagale Impulse (Gastrinfreisetzung) die Sekretion der Verdauungssekrete stimuliert wird, leitet die Dehnung des Magens infolge der Nahrungsaufnahme die gastrale Phase ein. Hierbei kommt es über vagale Afferenzen infolge der Magenwanddehnung sowie durch Gastrinfreisetzung infolge chemischer Reize (Eiweißabbauprodukte, Alkohol, Kaffee etc.) zu einer vermehrten Stimulation der Sekretfreisetzung. In der intestinalen Phase, die mit Ankunft des Speisebreis im Duodenum beginnt, wird durch die Dehnung der Darmwand erst eine Aktivierung der Sekretion bewirkt. Der Übertritt des sauren und stark fetthaltigen Speisebreis in das Duodenum jedoch bewirkt dort eine Sekretinfreisetzung, die zu einer verminderten Säureproduktion führt und somit einen Rückkopplungsmechanismus darstellt.

Literatur

Tillmann B (2010) Atlas der Anatomie des Menschen, 2. Aufl. Springer, Berlin Heidelberg
Zilles K, Tillmann B (2010) Anatomie. Springer, Berlin Heidelberg

Histopathologie des Magen- und Kardiakarzinoms

C. Röcken

© Springer-Verlag GmbH Deutschland 2017
M.E. Kreis, H. Seeliger (Hrsg.), *Moderne Chirurgie des Magen- und Kardiakarzinoms*,
DOI 10.1007/978-3-662-53188-4_2

Das Karzinom der Kardia und des Magens ist in Deutschland die 5.- bzw. 6.-häufigste krebsbedingte Todesursache und nimmt bei der Inzidenz den 8. (Männer) und 9. (Frauen) Rang ein. Trotz einer generell rückläufigen Inzidenz liegt die 5-Jahres-Überlebensrate weiterhin nur bei 35 % (Männer) bzw. 31 % (Frauen). Karzinome der Kardia und des Magens sind meistens Adenokarzinome, die sporadisch, familiär und hereditär auftreten können. Zu den Vorläuferläsionen zählen intraepitheliale Neoplasien und Adenome. Umfassende molekulare Untersuchungen beschreiben aktuell 4 verschiedene molekulare Subtypen des Magenkarzinoms (chromosomal instabiles Magenkarzinom, genomisch stabiles Magenkarzinom, Epstein-Barr-Virus-assoziiertes Magenkarzinom und mikrosatelliteninstabiles Magenkarzinom). Außer der TNM-Klassifikation gibt es zurzeit keinen anderen in der täglichen Diagnostik validierten Prognosemarker. In der Palliation ist die Bestimmung des HER2-Status bislang der einzige validierte prädiktive Biomarker.

Tab. 2.1 WHO-Klassifikation der Karzinome des Magens (Lauwers et al. 2010)

Epitheliale Tumoren	ICD-O M
Adenokarzinom	8140/3
– Papilläres Adenokarzinom	8260/3
– Tubuläres Adenokarzinom	8211/3
– Muzinöses Adenokarzinom	8480/3
– Gering kohäsives Karzinom (einschließlich Siegelringzellkarzinom und anderer Varianten)	8490/3
– Gemischtes Adenokarzinom	8255/3
Adenosquamöses Karzinom	8560/3
Karzinom mit lymphoiden Stroma (medulläres Karzinom)	8512/3
Hepatoides Adenokarzinom	8576/3
Plattenepithelkarzinom	8070/3
Undifferenziertes Karzinom	8020/3

2.1   Epidemiologie

Nach Angaben der Gesundheitsberichterstattung des Bundes, herausgegeben vom Robert-Koch-Institut in Berlin, müssen wir in Deutschland jedes Jahr mit 16.000 Neuerkrankungen rechnen, davon entfallen 9200 Fälle auf Männer. Die altersstandardisierte Inzidenz ist zwischen 1990 und 2004 bei Frauen um 38 % und bei Männern um 30 % zurückgegangen. Noch deutlicher war in dieser Zeit der Rückgang der Mortalität um jeweils 45 % (Caspritz et al. 2015). Die 5-Jahres-Überlebensrate hat sich seit 1980 verbessert und liegt bei 35 % (Männer) bzw. 31 % (Frauen). Trotz dieser generell positiven Tendenz hat das Magenkarzinom allgemein eine schlechte Prognose. Jedes Jahr versterben noch ca. 10.000 Menschen am Magenkarzinom. Es ist vor allem eine Erkrankung des Alters. Die altersspezifischen Erkrankungsraten nehmen kontinuierlich mit dem Alter zu und erreichen bei Männern und Frauen den Gipfel erst jenseits des 85. Lebensjahres. Im internationalen Vergleich liegt die Erkrankungs- und Sterberate an zweiter Stelle hinter Polen und Tschechien (Caspritz et al. 2015).

Adenokarzinome der Kardia werden in der Gesundheitsberichterstattung des Bundes nicht separat aufgeführt. Sie sind vermutlich sowohl bei den Karzinomen des Magens (C16.0) als auch bei denen des Ösophagus (C15.9) enthalten, wenn bei fortgeschrittenem Tumorleiden die Zuordnung zum Ausgangspunkt nicht mehr möglich ist.

2.2   Histologie

Im Jahr 2010 hat die Weltgesundheitsorganisation (WHO) eine neue Klassifikation der malignen Tumoren des Gastrointestinaltraktes herausgegeben (Lauwers et al. 2010). Dabei gab es Neuerungen für das Magenkarzinom, die auch für die Tumoren der Kardia gelten (Tab. 2.1). Bei den Adenokarzinomen wurde das gering kohäsive Magenkarzinom eingeführt (einschließlich des Siegelringzellkarzinoms), das gemischte Adenokarzinom als Untergruppe der Adenokarzinome aufgeführt, das Karzinom mit lymphoidem Stroma (medulläres Karzinom) und das hepatoide Adenokarzinom aufgenommen. Besonders erwähnenswert ist, dass keine Empfehlung für die Verwendung historischer Klassifikationssysteme ausgesprochen wurde (Lauwers et al. 2010). Trotzdem findet die Laurén-Klassifikation in der aktuellen Literatur und in zahlreichen Studien immer noch eine breite Anwendung. Die Laurén-Klassifikation unterscheidet das Karzinom vom intestinalen Typ, vom diffusen Typ, das gemischte und das unklassifizierbare Karzinom (Lauren 1965).

Zu den selteneren Tumorentitäten zählen die neuroendokrinen Neoplasien des Magens (NEN), die entweder im Rahmen einer atrophisierenden Korpusgastritis (Typ 1), einer multiplen endokrinen Neoplasie (Typ 2) oder sporadisch (Typ 3) auftreten können. Zu den primär im Magen auftretenden Weichteiltumoren gehört vor allem der gastrointestinale Stromatumor. Andere Weichteiltumoren sind eine Seltenheit im Magen.

2.3 Ätiopathogenese

Das Magenkarzinom tritt sporadisch, familiär und hereditär auf. Im Jahre 1988 beschrieb Correa erstmals sein Modell für die Karzinogenese des sporadischen Magenkarzinoms: Eine chronische atrophisierende Gastritis führt zu einer intestinalen Metaplasie, dem Auftreten von Epitheldysplasien und schließlich zum Karzinom (Correa 1988). Im initialen Modell wurden eine salzhaltige Kost und Medikamente als wesentliche Ursachen für die Entstehung der Magenschleimhautentzündung aufgeführt. Später wurde das Modell revidiert, nachdem Barry J. Marshall und J. Robin Warren Helicobacter (H.) pylori als Auslöser der chronischen bakteriellen (Typ-B-)Gastritis identifiziert hatten (Correa 1992). Inzwischen liegen epidemiologische, tierexperimentelle und therapeutische Beweise für den Kausalzusammenhang zwischen einer chronischen H.-pylori-assoziierten Gastritis und dem Auftreten von Magenkrebs vor. H. pylori wurde 1994 von der International Agency on Cancer zu einem humanen Karzinogen der Gruppe 1 erklärt. Die chronische Besiedlung des Magens durch H. pylori kann zu unterschiedlichen Phänotypen der Magenschleimhautentzündung führen. Bei der Antrum-prädominanten Gastritis können Magen- und Duodenalulzera auftreten, ohne dass ein erhöhtes Entartungsrisiko vorliegt. Die Korpus-prädominante Gastritis prädisponiert zur Schleimhautatrophie mit Hypazidität und ist mit einem deutlich erhöhten Entartungsrisiko verbunden (Uemura et al. 2001). Die indolente Form der H.-pylori-assoziierten Gastritis führt weder zu Ulzera, noch ist sie mit einem erhöhten Entartungsrisiko verknüpft.

Ein Teil der familiär gehäuft auftretenden Magenkarzinome ist auf gemeinsame Risikofaktoren zurückzuführen (H.-pylori-Infektion, Ernährungsgewohnheiten, risikobehaftete Genpolymorphismen z. B. in pro- und antiinflammatorischen Zytokingenen). Bei ca. 5–10 % der Patienten liegt eine Keimbahnmutation zugrunde und damit ein hereditäres Magenkarzinom (Oliveira et al. 2015). Bei 30–40 % der Fälle mit einem hereditären Magenkarzinom vom diffusen Typ findet sich eine Mutation im *CDH1*-Gen, das für E-Cadherin kodiert. Es wurden über 50 verschiedene Mutationen des *CDH1*-Gens beschrieben, die auf dem gesamten Gen verteilt vorkommen. Weitere potenzielle Kandidatengene für das hereditäre Magenkarzinom vom diffusen Typ sind *α-E-Catenin* (Majewski et al. 2013), der Insulinrezeptor (*INSR*), F-Box-Protein 24 (*FBXO24*) und DOT1-ähnliches Histon H3K79 Methyltransferase (*DOT1L*) (Donner et al. 2015).

Kürzlich gelang die Beschreibung eines hereditären Magenkarzinoms vom intestinalen Typ bei Patienten mit proximaler Polypose (Worthley et al. 2012). Die zugrunde liegende Mutation ist bislang unbekannt.

Weiterhin können Magenkarzinome bei anderen hereditären Tumorleiden auftreten, wie z. B. der familiären adenomatösen Polypose (*APC*), dem Lynch-Syndrom (*hMLH1, hMLH2*), dem Cowden-Syndrom (*PTEN*), der juvenilen Polypose, dem Li-Fraumeni-Syndrom (*TP53*), der MUTYH-assoziierten adenomatösen Polypose (*MUTYH*), dem Peutz-Jeghers-Syndrom (*STK11*), und bei hereditärem Brust- und Eierstockkrebs (*BRCA1/2*) (van der Post et al. 2015).

2.4 Vorläuferläsionen

Im Correa-Modell wird die intraepitheliale Neoplasie (ehemals Dysplasie) als Vorläuferläsion des Magenkarzinoms aufgeführt. Grundsätzlich unterscheidet die WHO die intraepitheliale Neoplasie vom intestinalen und vom gastrischen Typ. Mischformen (intestinal und gastrisch) kommen vor. Die Graduierung unterscheidet die Low-grade- von der High-grade-intraepithelialen Neoplasie. Die intraepithelialen Neoplasien können polypoid, flach oder eingesunken sein. Der Begriff Adenom wird im europäischen Raum seltener verwendet als im asiatischen. In der aktuellen Leitlinie zum Magenkarzinom finden sich noch keine Handlungsempfehlungen bei Nachweis einer intraepithelialen Neoplasie (Moehler et al. 2011). Bei fortgeschrittenem Magenkarzinom sind oft keine Reste einer Vorläuferläsion mehr nachweisbar.

Zu den Adenomen der Magenschleimhaut zählt das „pyloric gland adenom", das häufig *GNAS*-, *KRAS*- und *APC*-Mutationen aufweisen kann und in Einzelfällen auch eine Progression zu einem Magenkarzinom (Hashimoto et al. 2015, Matsubara et al. 2013). Der häufigste benigne Tumor der Magenschleimhaut ist der hyperplastische Magenschleimhautpolyp. Auch wenn es meist gutartige Läsionen sind, können Dysplasien auftreten und Mutationen (z. B. *TP53* oder *PIK3CA*) nachweisbar sein (Salomao et al. 2015). Eine Progression zum Magenkarzinom ist möglich. Der Fundusdrüsenpolyp („fundic gland polyp") gilt allgemein als gutartiger Tumor der Magenschleimhaut und findet sich auch gehäuft bei Patienten mit familiärer adenomatöser Polypose (FAP). Kürzlich publizierte Fallserien bestätigen das meist gutartige Verhalten (Wood et al. 2014). Aber auch bei Fundusdrüsenpolypen lassen sich Mutationen nachweisen, weshalb sie echte Neoplasien sein können (Hashimoto et al. 2015).

Der Nachweis und die korrekte Klassifikation von Polypen, Adenomen und intraepithelialen Neoplasien der

Magenschleimhaut hat somit klinische und prognostische Relevanz. Bei Biopsien sollte die Sicherheit des Nachweises einer intraepithelialen Neoplasie angegeben werden. Die modifizierte Wien-Klassifikation unterscheidet 5 Kategorien (Stolte 2003):

Wien-Klassifikation der Neoplasien des Magens
- Kategorie 1: Fehlender Nachweis einer intraepithelialen Neoplasie
- Kategorie 2: Befunde, die als unsicher eingestuft werden
- Kategorie 3: Ein sicherer Nachweis einer intraepithelialen Neoplasie („low grade")
- Kategorie 4: Hochgradige intraepitheliale Neoplasie der Schleimhaut wird unterteilt in
  - 4.1 High-grade-Adenom/intraepitheliale Neoplasie
  - 4.2 Nichtinvasives Karzinom
  - 4.3 Verdacht auf invasives Karzinom
  - 4.4 Intramukosales Karzinom
- Kategorie 5: Submukosal invasiv wachsende Karzinome

▫ Tab. 2.2 Umfassende molekulare Untersuchungen beschreiben vier verschiedene molekulare Subtypen des Magenkarzinoms (Cancer Genome Atlas Research 2014)

Chromosomal instabiles Magenkarzinom	Intestinaler Phänotyp
	TP53-Mutation
	Rezeptortyrosinkinase-RAS-Aktivierung
Genomisch stabiles Magenkarzinom	Diffuser Phänotyp
	CDH1-, *RHOA*-Mutation
	CLDN18-ARHGAP-Fusion
	Zelladhäsion
Epstein-Barr-Virus-assoziiertes Magenkarzinom	*PIK3CA*-Mutation
	PD-L1/2-Überexpression
	Epstein-Barr-Virus-CpG-Insel-Methylierungsphänotyp
	CDKN2A-Inaktivierung
	Immunzellsignalgebung
Mikrosatelliteninstabiles Magenkarzinom	Hypermutation
	Magen-CpG-Insel-Methylierungsphänotyp
	MLH1-Inaktivierung
	Mitotischer-Pathway

Magenfrühkarzinome sind invasiv wachsende Tumoren (Wien-Kategorie 4.4 und 5), die unabhängig vom Nodalstatus auf die Mukosa bzw. Mukosa und Submukosa beschränkt sind. Sie weisen in der Regel einen Durchmesser von 2–5 cm auf.

2.5   Vom Phänotyp zum Genotyp

Vor 2 Jahren wurde eine umfassende molekulare Untersuchung von 295 Magenkarzinomen veröffentlicht (Cancer Genome Atlas Research 2014), die 4 verschiedene molekulare Subtypen des Magenkarzinoms beschreibt: das chromosomal instabile (CIN), das genomisch stabile (GS), das Epstein-Barr-Virus-assoziierte (EBV) und das mikrosatelliteninstabile (MSI) Magenkarzinom (▫ Tab. 2.2; ▫ Abb. 2.1). Diese Studie schlägt erstmal eine Brücke zwischen verschiedenen molekularen Genotypen des Magenkarzinoms und seinen Phänotypen und schafft gleichzeitig neue Ansätze für die Therapie des Magenkarzinoms (Cancer Genome Atlas Research 2014). Die 10 häufigsten Mutationen im sporadischen Magenkarzinom sind *TP53, CDH1, SMAD4, PIK3CA, RHOA, ARIDA1A, KRAS, MUC6* und *APC* (Cancer Genome Atlas Research 2014). Bei etwa einem Drittel der Magenkarzinome finden sich Amplifikation in Genen, die für Tyrosinkinaserezeptoren kodieren (Deng et al. 2012).

Erste Validierungsstudien zeigen jedoch auch, dass die 4 Subtypen durchaus Überschneidungen aufweisen können. So kann ein Magenkarzinom mikrosatellitenstabile und -instabile

Areale eng verwoben nebeneinander aufweisen (Mathiak et al. 2015). *RHOA*-Mutation finden sich nicht nur bei Magenkarzinomen vom diffusen Typ, sondern auch bei Magenkarzinomen vom intestinalen Typ (Röcken et al. 2016). Amplifikationen des *HER2*- und *MET*-Gens können aufgeteilt auf verschiedene Tumorzellklone nebeneinander im selben Tumor vorliegen (Metzger et al. 2016). Diese Studienergebnisse weisen auf das Problem der Tumorheterogenität beim Magenkarzinom hin. Ungefähr 30 % der Magenkarzinome sind heterogen und erschweren die molekulare Klassifikation in der Diagnostik und die daraus abzuleitenden Therapieentscheidungen.

Bislang wird der Phänotyp des Magenkarzinoms nur sehr begrenzt genutzt, um daraus eine individualisierte/personalisierte Therapieentscheidung abzuleiten. Lediglich für das Magenkarzinom vom diffusen Typ ist belegt, dass dieses seltener *HER2*/neu überexprimiert als das Magenkarzinom vom intestinalen Typ (s. unten). Trotzdem wird hier häufig noch eine *HER2*/neu-Diagnostik angefordert und der Morphologie nicht der Vorrang gegeben.

2.6   TNM-Klassifikation

Eines der wichtigsten Grundlagen für Therapieentscheidungen solider Tumoren ist die TNM-Klassifikation. Auch wenn sie kein prädiktives Diagnoseverfahren ist, stellt sie den einzigen international verbindlichen Standard für die Dokumentation eines Tumorstadiums dar. Sie soll dem Kliniker

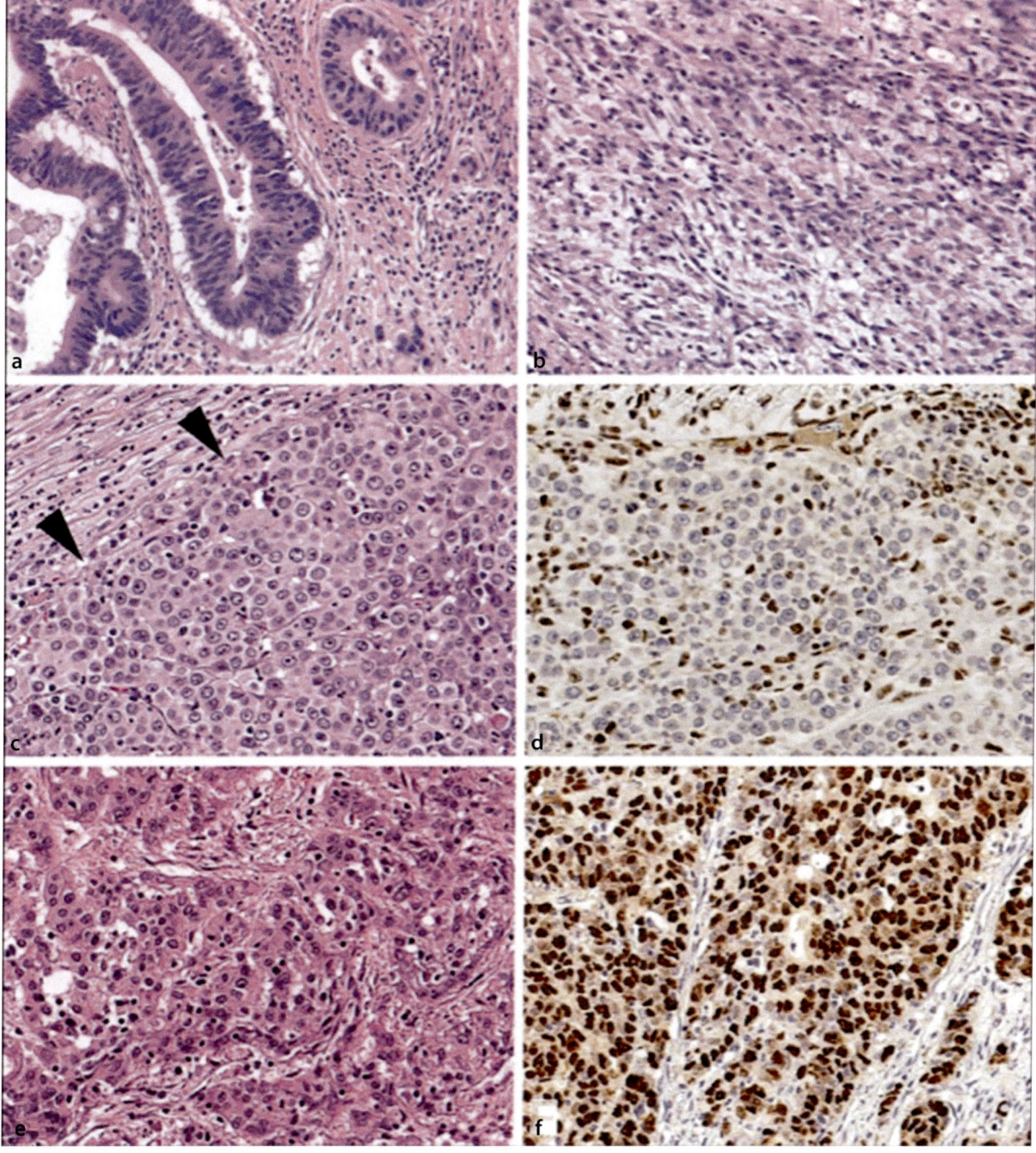

■ **Abb. 2.1a-f**   4 verschiedene molekulare Subtypen des Magenkarzinoms. **a** Chromosomal instabiles Magenkarzinom mit einem prädominant intestinalem Phänotyp, **b** genomisch stabiles Magenkarzinom mit einem gering kohäsiven/diffusen Phänotyp, **c** mikrosatelliteninstabiles Magenkarzinom, **d** hier mit Verlust der Expression von *MLH1*, **d** Epstein-Barr-Virus-(EBV)-assoziiertes Magenkarzinom **e** mit Nachweis von EBER in den Tumorzellkernen. Beachte das Entzündungsinfiltrat und die „pushing margin" beim mikrosatelliteninstabilen Magenkarzinom (**c**; *Pfeilspitzen*). (Cancer Genome Atlas Research 2014)

bei der Behandlungsplanung helfen, Hinweise auf die Prognose geben, zur Auswertung der Behandlungsergebnisse
beitragen, den Informationsaustausch erleichtern und zur
Kontrolle von Krebserkrankungen beisteuern, z. B. über
das Führen klinischer und epidemiologischer Krebsregister

(Sobin et al. 2009). In der 7. Auflage der TNM-Klassifikation zählt das Magenkarzinom zu den wenigen Krebsarten, bei der die meisten Änderungen vorgenommen wurden
(■ Tab. 2.3). Mit der Einführung der 7. Auflage sind aus
ehemals 7 nun 9 verschiedene Stadien entstanden. Beim

	Tab. 2.3 TNM-Klassifikation des Magenkarzinoms im Überblick		
	5. Edition (1997)	**6. Edition (2002)**	**7. Edition (2010)**
Primärtumor kann nicht beurteilt werden	TX	TX	TX
Kein Anhalt für Primärtumor	T0	T0	T0
Intraepithelialer Tumor ohne Infiltration der Lamina propria (CIS)	Tis	Tis	Tis
Tumor infiltriert Lamina propria oder Submukosa	T1	T1	
Tumor infiltriert Lamina propria oder Muscularis mucosae			T1a
Tumor infiltriert Submukosa			T1b
Tumor infiltriert Muscularis propria oder Subserosa	T2		
Tumor infiltriert Muscularis propria		T2a	T2
Tumor infiltriert Subserosa		T2b	T3
Tumor perforiert Serosa	T3	T3	T4a
Tumor infiltriert benachbarte Strukturen	T4	T4	T4b
Regionäre Lymphknoten können nicht beurteilt werden	NX	NX	NX
Keine regionären Lymphknotenmetastasen	N0	N0	N0
Metastasen in 1 bis 6 regionären Lymphknoten	N1	N1	
Metastasen in 1 bis 2 regionären Lymphknoten			N1
Metastasen in 7 bis 15 regionären Lymphknoten	N2	N2	
Metastasen in 3 bis 6 regionären Lymphknoten			N2
Metastasen in mehr als 15 regionären Lymphknoten	N3	N3	
Metastasen in 7 bis 15 regionären Lymphknoten			N3a
Metastasen in 16 oder mehr regionären Lymphknoten			N3b
Stadium 0	Tis	N0	M0
Stadium IA	T1	N0	M0
StadiumIB	T1	N1	M0
	T2 a/b	N0	M0
Stadium II/Stadium IIA (7. Edition)	T1	N2	M0
	T2 a/b	N1	M0
	T3	N0	M0
Stadium IIIA/Stadium IIB (7. Edition)	T2 a/b	N2	M0
	T3	N1	M0
	T4 a	N0	M0
	T1	N3	M0
Stadium IIIB/Stadium IIIA (7. Edition)	T3	N2	M0
	T4a	N1	M0
	T2	N3	M0
Stadium IV/Stadium IIIB (7. Edition)	T4	N1,N2,N3	M0
	T4b	N0,N1	M0
	T4a	N2	M0
	T3	N3	M0
	T1,T2,T3	N3	M0
	Jedes T	Jedes N	M1
Stadium IIIC (7. Edition)	T4a	N3	M0
	T4b	N2,N3	M0
Stadium IV (7. Edition)	Jedes T	Jedes N	M1

Wechsel von der 6. in die 7. Auflage unterliegen zwischen 32 und 65 % der Patienten einer Stadienmigration (Fang et al. 2011, Reim et al. 2013, Röcken u. Behrens 2015, Warneke et al. 2011).

Dies wirft 2 Fragen auf: Auf der Grundlage welcher Evidenzen wird eine TNM-Klassifikation erstellt oder revidiert und warum ist die Resonanz auf die Änderungen so verhalten? Die erste Frage kann nicht beantwortet werden, da anders, als bei der Erarbeitung von S3-Leitlinien, bei der Veröffentlichung der TNM-Klassifikation die Entscheidungsgrundlagen nicht mitveröffentlicht werden. Die seit der Veröffentlichung der 7. Auflage durchgeführten Validierungsstudien können in 2 Gruppen unterteilt werden: Asiatische Studien (Ahn et al. 2010, Fang et al. 2011, Kim et al. 2011, Qiu et al. 2011, Sun et al. 2012) und europäische Studien (Marrelli et al. 2012, Reim et al. 2013, Warneke et al. 2011). Asiatische Studien belegen mit beeindruckenden Patientenzahlen weitgehend den großen prognostischen Wert der neuen Stadieneinteilung (Ahn et al. 2010, Fang et al. 2011, Kim et al. 2011, Qiu et al. 2011, Sun et al. 2012). Europäische Studien kommen zu differenzierteren Aussagen (Marrelli et al. 2012, Reim et al. 2013). Asiatische Studien beinhalten fast zu 61 % (Sun et al. 2012) adjuvant behandelte Patienten und können damit streng genommen nicht für die Validierung einer Klassifikation herangezogen werden, die dem Zwecke der Prognoseabschätzung (vor der medikamentösen Therapie) dient.

Zwei retrospektive europäische Studien kommen zu dem Ergebnis, dass die seit der 5. Auflage verwendeten Stadieneinteilung des Magenkarzinoms den in der Einleitung ausgewiesenen Prinzipien der TNM-Klassifikation widersprechen und bereits in den Tumorstadien I und II metastasierte Magenkarzinome einschließen und damit Patienten mit einer guten und einer schlechten Prognose miteinander vermischen (Marrelli et al. 2012, Warneke et al. 2011). Eine dritte retrospektive Studie aus Deutschland validiert zwar die prognostische Aussagekraft der 7. Auflage, kommt aber auch zu dem Schluss, dass eine Vereinfachung der komplexer gewordenen Stadieneinteilung wünschenswert sei (Reim et al. 2013). Auch in dieser Studie waren bereits 25,6 % der Patienten adjuvant oder perioperativ chemotherapiert worden (Reim et al. 2013). Die perioperative Chemotherapie des Magenkarzinoms steigert die 5-Jahres-Überlebensrate hochsignifikant von 23 auf 36 % (Cunningham et al. 2006). Eine retrospektive Auswertung von 6136 Magenkarzinompatienten aus der amerikanischen SEER-Datenbank bestätigt die schlechte Trennschärfe der aktuellen Stadieneinteilung (insbesondere der Stadien IIB, IIIA, IIIB und IIIC), wenn die onkologische Therapie und der Umfang der Lymphknotenresektion explizit berücksichtigt werden (Röcken u. Behrens 2015).

Das als Will-Rogers-Phänomen bezeichnete Problem der Mittelwertverschiebung bei der Zusammenführung nodal-positiver und nodal-negativer Magenkarzinome im selben Tumorstadium (◘ Tab. 2.3) scheint aber bislang keine Bedeutung für die Therapie des Magenkarzinoms gehabt zu haben. Die Gründe sind einfach:

- Anders als beim Kolonkarzinom war bis 2006 die Chemotherapie des Magenkarzinoms in Europa kein Standard. Beim Kolonkarzinom dient das Stadium II (keine Lymphknotenmetastasen) und das Stadium III (mit Lymphknotenmetastasen) als Trennlinie für die Entscheidung für oder gegen eine adjuvante Chemotherapie.
- Die gängigen Verfahren zur präoperativen Entscheidung über das Vorliegen/Fehlen einer Lymphknotenmetastase sind unbefriedigend (Moehler et al. 2011).
- Die Resektion des Magens stellt einen schwerwiegenderen Eingriff dar, als die Resektion eines Kolonteilstücks. Eine substanzielle Zahl von Patienten ist nach der Magenresektion nicht mehr imstande, eine adjuvante Chemotherapie durchzustehen. Somit kommt die schwache Trennschärfe einzelner Tumorstadien des Magenkarzinoms im klinisch-onkologischen Alltag nicht zum Tragen.

2.7 Prognosemarker

Prognosemarker zählen zu den wichtigsten klinischen Instrumenten bei der Wahl einer geeigneten onkologischen Therapie und der Vorhersage der Patientenprognose vor Therapie. Beim Magenkarzinom ist die TNM-Klassifikation immer noch eines der wichtigsten und verbreitetsten Instrumente zur Prognoseabschätzung. Auch wenn die Stadieneinteilung nur eine begrenzte Trennschärfe aufweist (Patel et al. 2013, Röcken u. Behrens 2015, Yoon et al. 2012), so sind einzelne individuelle Kategorien der TNM-Klassifikation unstrittig von prognostischer Aussagekraft. Hierzu zählen das lokale Tumorwachstum (T-Kategorie), der Nodalstatus (N-Kategorie) und die Vollständigkeit der Resektion (R-Kategorie). Die Genauigkeit der Bestimmung des Nodalstatus hängt von der Anzahl der resezierten Lymphknoten ab und birgt bei einer zu geringen Zahl resezierter Lymphknoten das Risiko der **Understaging**.

Weiterhin korreliert die Prognose des Magenkarzinoms mit dem Tumortyp (diffus vs. intestinal), dem Mikrosatellitenstatus und zahlreichen anderen klinisch-pathologischen Charakteristika. Im klinischen Alltag hat sich bislang kein Serum- oder Gewebe-basierter Surrogatmarker zur Prognoseabschätzung etablieren können. Dies schließt Ki67 ein, einen der am häufigsten in der klinischen Pathologie verwendeten Prognosemarker für maligne Tumoren. Eine kürzlich veröffentlichte eigene Studie konnte keinen

Zusammenhang zwischen dem am Resektat bestimmten Ki67-Index und dem Patientenüberleben herstellen (Böger et al. 2016).

2.8   Regressionsgrading des Magenkarzinoms

Nur eine vollständige Resektion des Magenkarzinoms im frühen Stadium bietet die größte Chance einer kurativen Behandlung. Im Stadium pT1a N0 M0 kann die endoskopische Resektion eines gut bis mittelgradig differenzierten Magenkarzinoms vom erhabenen (Durchmesser der Läsion <2 cm) oder flachen (Durchmesser der Läsion <1 cm) Typ erwogen werden (Moehler et al. 2011). Bei darüber hinaus gehenden, potenziell resektablen Tumorstadien stellt die chirurgische Resektion des Magenkarzinoms die einzige Möglichkeit zur kurativen Behandlung und damit die Standardtherapie dar (Moehler et al. 2011). Die Resektion zusammen mit den regionären Lymphknoten von Kompartiment I und II (D2-Lymphadenektomie) zielt auf die vollständige Entfernung des Karzinoms ab.

Seit der Veröffentlichung der MAGIC-Studie im Jahre 2006 (Cunningham et al. 2006) hat sich in Deutschland und Europa die perioperative Chemotherapie als weiteres Therapieverfahren beim Magenkarzinom etabliert. Bei lokalisierten Adenokarzinomen kann (Kategorie uT2) oder sollte (Kategorie uT3 oder resektable Kategorie uT4) eine präoperative Chemotherapie durchgeführt und postoperativ fortgesetzt werden. Diese weist nach 4 Jahren eine Verbesserung des Gesamtüberlebens um 7,4 % und eine extrapolierte Verbesserung des Gesamtüberlebens nach 5 Jahren um 12,5 % (36 vs. 23 %) auf. Eine präoperative Radiochemotherapie wird beim Magenkarzinom nicht empfohlen. Ebenso wenig liegt in Deutschland eine S3-Leitlinien-basierte Empfehlung für eine adjuvante Chemotherapie des primär R0-resezierten, lokal fortgeschrittenen Magenkarzinoms vor. Allerdings kann sie erwogen und angeboten werden (Moehler et al. 2011). Hier unterscheidet sich die europäische von der asiatischen Behandlungsstrategie. In Asien ist die adjuvante Behandlung mit 5-FU-basierten Schemata ein Standard.

Mit der Etablierung der adjuvanten und perioperativen Chemotherapie hat auch die Evaluation des Therapieansprechens beim Magenkarzinom eine Bedeutung erlangt. Dazu haben Becker et al. 2003 einen Vorschlag erarbeitet, der 4 Tumorregressionsgrade unterscheidet. Ein vollständiges Ansprechen ohne Nachweis residuellen Tumorgewebes entspricht einem Tumorregressionsgrad (TRG) 1a. Bei TRG1b nehmen die residuellen Tumorinfiltrate <10 % des originären Tumorbetts ein, bei TRG2 10–50 % und bei TRG3 >50 % (Becker et al. 2003).

In zwei groß angelegten, prospektiven Nachfolgestudien konnten Becker et al. den prognostischen Wert des Tumorregressionsgrades eindrucksvoll belegen (Becker et al. 2011, 2012). Der Tumorregressionsgrad und der postoperative Nodalstatus erwiesen sich als unabhängige Prognosefaktoren für das Patientenüberleben (Becker et al. 2011) nach adjuvanter oder perioperativer Chemotherapie. Bei dem multifaktoriellen Prognosescore (PRSC) wurden 2 weitere Tumorparameter (ypT und ypN) aufgenommen und differenziert Patientengruppen mit signifikant unterschiedlichen Überlebenskurven (Becker et al. 2012). Bei einer umfassenden, 2 Standorte übergreifenden Auswertung von 850 neoadjuvant behandelten ösophagogastralen Adenokarzinomen bestätigte sich das Tumorregressionsgrading allerdings nicht als unabhängiger Prognosefaktor (Schmidt et al. 2014).

2.9   Prädiktive Diagnostik beim Magenkarzinom

In zunehmendem Maße kommen bei der Behandlung von Krebspatienten stufendiagnostische Verfahren an Biopsiegewebe zum Einsatz. Dies gilt insbesondere in der palliativen Situation. Dies wirft eine Reihe grundlegender neuer Probleme auf, die auch für das Magenkarzinom gelten. Das Magenkarzinom ist besonders durch seine Heterogenität gekennzeichnet. Dies lässt sich schon am Hämatoxylin/Eosin-gefärbten Schnittpräparat demonstrieren und hat zur Folge, dass bei der Bestimmung der HER2/neu-Status an der Biopsie ein nicht zu vernachlässigendes Risiko für eine falsch-positive (3 %) und falsch-negative (24 %) Aussage besteht (Warneke et al. 2013). Dieses Problem ist tumorintrinsisch und kann vielleicht durch eine standardisierte Probennahme verringert werden. Solche Standards sind aber bislang weder etabliert noch prospektiv validiert. Hier wurde kürzlich eine Expertenempfehlung erarbeitet. Anzustreben sind 5 tumortragende Biopsien aus verschiedenen Tumorarealen. Wenn die Anzahl der Biopsien für eine verlässliche HER2-Testung nicht ausreicht und/oder bei nicht eindeutigen Fällen (z. B. IHC2+, nicht auswertbares oder grenzwertiges ISH-Ergebnis), ist eine Rebiopsie zu fordern (Baretton et al. 2016).

Aus der HER2/neu-Diagnostik des Magenkarzinoms sind aber noch andere wichtige Lehren zu ziehen. Erkenntnisse, die an einer Tumorentität (z. B. Mammakarzinom oder kolorektales Karzinom) erhoben wurden, können nicht ungeprüft auf eine andere Tumorentität übertragen werden. Das HER2/neu-Scoring-System des Magenkarzinoms weicht vom Scoring-System des Mammakarzinoms ab und trennt außerdem die an einem Resektat und einem

Bioptat anzuwendenden Kriterien (Rüschoff et al. 2012). Die HER2/neu-Forschung am Magenkarzinom hat umfangreiche Ergebnisse hervorgebracht, die sich wie folgt zusammenfassen lassen (Chua u. Merrett 2012):

- Die HER2/neu-Überexpression korreliert signifikant mit der HER2-Genamplifikation
- Die HER2/neu-Überexpression ist im Primärtumor und in der Metastase heterogen
- HER2/neu ist häufiger in proximalen und intestinal differenzierten Tumoren überexprimiert

Es ist zurzeit unmöglich, der Literatur definitive Aussagen zur Bedeutung der HER2/neu-Überexpression und dem Patientenüberleben, dem lokalen Tumorwachstum (T-Kategorie), dem Nodalstatus (N-Kategorie) oder dem Tumorstadium (UICC) zu entnehmen (Chua u. Merrett 2012).

2.10 Danksagung

Die eigenen Studien zum Magenkarzinom werden von der Deutschen Forschungsgemeinschaft unterstützt (Ro 1173/11 und Ro1173/12).

Literaturverzeichnis

Ahn HS, Lee HJ, Hahn S et al. (2010) Evaluation of the seventh American Joint Committee on Cancer/International Union Against Cancer Classification of gastric adenocarcinoma in comparison with the sixth classification. Cancer 116: 5592–5598

Baretton G, Dietel M, Geiser T et al. (2016) HER2-Testungbeim Magenkarzinom – Ergebnisse eines deutschen Expertentreffens. Pathologe 37: 361–366

Becker K, Mueller JD, Schulmacher C et al. (2003) Histomorphology and grading of regression in gastric carcinoma treated with neoadjuvant chemotherapy. Cancer 98: 1521–1530

Becker K, Langer R, Reim D et al. (2011) Significance of histopathological tumor regression after neoadjuvant chemotherapy in gastric adenocarcinomas: a summary of 480 cases. Ann Surg 253: 934–939

Becker K, Reim D, Novotny A et al. (2012) Proposal for a multifactorial prognostic score that accurately classifies 3 groups of gastric carcinoma patients with different outcomes after neoadjuvant chemotherapy and surgery. Ann Surg 256: 1002–1007

Böger C, Behrens HM, Röcken C (2016) Ki67 – An unsuitable marker of gastric cancer prognosis unmasks intratumoral heterogenity. J Surg Oncol 113: 46–54

Cancer Genome Atlas Research (2014) Comprehensive molecular characterization of gastric adenocarcinoma. Nature 513: 202–209

Caspritz SC, Ernst A, Folkerts J et al. (2015) Krebs in Deutschland 2011/12. Berlin, Robert Koch-Institut und die Gesellschaft der epidemiologischen Krebsregister in Deutschland e.V.

Chua TC, Merrett ND (2012) Clinicopathologic factors associated with HER2-positive gastric cancer and its impact on survival outcomes – a systematic review. Int J Cancer 130: 2845–2856

Correa P (1988) A human model of gastric carcinogenesis. Cancer Res 48: 3554–3560

Correa P (1992) Human gastric carcinogenesis: a multistep and multifactorial process – First American Cancer Society Award Lecture on Cancer Epidemiology and Prevention. Cancer Res 52: 6735–6740

Cunningham D, Allum WH, Stenning (2006) Perioperative chemotherapy versus surgery alone for resectable gastroesophageal cancer. N Engl J Med 355: 11–20

Deng N, Goh LK, Wang H et al. (2012) A comprehensive survey of genomic alterations in gastric cancer reveals systematic patterns of molecular exclusivity and co-occurrence among distinct therapeutic targets. Gut 61: 673–684

Donner I, Kiviluoto T, Ristimaki A et al. (2015) Exome sequencing reveals three novel candidate predisposition genes for diffuse gastric cancer. Fam Cancer 14: 241–246

Fang WL, Huang KH, Chen JH et al. (2011) Comparison of the survival difference between AJCC 6th and 7th editions for gastric cancer patients. World J Surg 35: 2723–2729

Hashimoto T, Ogawa R, Matsubara A et al. (2015) Familial adenomatous polyposis-associated and sporadic pyloric gland adenomas of the upper gastrointestinal tract share common genetic features. Histopathology 67: 689–698

Kim SH, Ha TK, Kwon SJ (2011) Evaluation of the 7th AJCC TNM staging system in point of lymph node classification. J Gastric Cancer 11: 94–100

Lauren T (1965) The two histologic main types of gastric carcinoma: Diffuse and so-called intestinal-type carcinoma. Acta Pathol Microbiol Scand 64: 31–49

Lauwers GY, Carneiro F, Graham DY et al. (2010) Tumours of the stomach. In: Bosman FT, Carneiro F, Hruban RH, Theise ND (eds) WHO classification of tumours of the digestive system. Lyon, International Agency for Research on Cancer (IARC), 48–80

Majewski IJ, Kluijt I, Cats A et al. (2013) An alpha-E-catenin (CTNNA1) mutation in hereditary diffuse gastric cancer. J Pathol 229: 621–629

Marrelli D, Morgagni P, de Manzoni G et al. (2012) Italian Research Group for Gastric Cancer (IRGGC). Prognostic value of the 7th AJCC/UICC TNM classification of noncardia gastric cancer: analysis of a large series from specialized Western centers. Ann Surg 255: 486–491

Mathiak M, Warneke VS, Behrens HM et al. (2015) Clinicopathologic characteristics of microsatellite instable gastric carcinomas revisited: urgent need for standardization. Appl Immunohistochem Mol Morphol. Epub 2015 Sep 14

Matsubara A, Sekine S, Kushima R et al. (2013) Frequent GNAS and KRAS mutations in pyloric gland adenoma of the stomach and duodenum. J Pathol 229: 579–587

Metzger ML, Behrens HM, Böger C et al. (2016) MET in gastric cancer – discarding a 10 % cutoff rule. Histopathology 68: 241.253

Moehler et al. (2011) S3-Leitlinie Magenkarzinom – Diagnostik und Therapie der Adenokarzinome des Magens und ösophagogastralen Übergangs. Z Gastroenterol 49: 461–531

Oliveira C, Pinheiro H, Figueiredo J et al. (2015) Familial gastric cancer: genetic susceptibility, pathology, and implications for management. Lancet Oncol 16: e60–70

Patel MI, Rhoads KF, Ma Y et al. (2013) Seventh edition (2010) of the AJCC/UICC staging system for gastric adenocarcinoma: is there room for improvement? Ann Surg Oncol 20: 1631–1638

Post RS von der, Vogelaar IP, Carneiro F et al. (2015) Hereditary diffuse gastric cancer: updated clinical guidelines with an emphasis on germline CDH1 mutation carriers. J Med Genet 52: 361–374

Qiu MZ, Wang ZQ, Zhang DS et al. (2011) Comparison of 6th and 7th AJCC TNM staging classification for carcinoma of the stomach in China. Ann Surg Oncol 18: 1869–1876

Reim D, Loos M, Vogl F et al. (2013) Prognostic implications of the seventh edition of the international union against cancer classification for patients with gastric cancer: the Western experience of patients treated in a single-center European institution. J Clin Oncol 31: 263–271

Röcken C, Behrens HM (2015) Validating the prognostic and discriminating value of the TNM-classification for gastric cancer – a critical appraisal. Eur J Cancer 51: 577–586

Röcken C, Behrens HM, Böger C, Kruger S (2016) Clinicopathological characteristics of RHOA mutations in a Central European gastric cancer cohort. J Clin Pathol 69: 70–75

Rüschoff J, Hanna W, Bilous M et al. (2012) HER2 testing in gastric cancer: a practical approach. Mod Pathol 25: 637–650

Salomao M, Luna AM, Sepulveda JL, Sepulveda AR (2015) Mutational analysis by next generation sequencing of gastric type dysplasia occurring in hyperplastic polyps of the stomach: Mutations in gastric hyperplastic polyps. Exp Mol Pathol 99: 468–473

Schmidt T, Sicic L, Blank S et al. (2014) Prognostic value of histopathological regression in 850 neoadjuvantly treated oesophagogastric adenocarcinomas. Br J Cancer 110: 1712–1720

Sobin LH, Gospodarowicz M, Wittekind C (2009) TNM Classification of Malignant Tumours, 7th ed, Wiley-Blackwell

Stolte M (2003) The new Vienna classification of epithelial neoplasia of the gastrointestinal tract: advantages and disadvantages. Virchows Arch 442: 99–106

Sun Z, Wang ZN, Zhu Z et al. (2012) Evaluation of the seventh edition of American Joint Committee on Cancer TNM staging system for gastric cancer: results from a Chinese monoinstitutional study. Ann Surg Oncol 19: 1918–1927

Uemura N, Okamoto S, Yamamoto S et al. (2001) Helicobacter pylori infection and the development of gastric cancer. N Engl J Med 345: 784–789

Warneke VS, Behrens HM, Hartmann JT et al. (2011) Cohort study based on the seventh edition of the TNM classification for gastric cancer: proposal of a new staging system. J Clin Oncol 29: 2364–2371

Warneke VS, Behrens HM, Böger C et al. (2013) Her2/neu testing in gastric cancer: evaluating the risk of sampling errors. Ann Oncol 24: 725–733

Wood LD, Salaria SN, Cruise MW et al. (2014) Upper GI tract lesions in familial adenomatous polyposis (FAP): enrichment of pyloric gland adenomas and other gastric and duodenal neoplasms. Am J Surg Pathol 38: 389–393

Worthley DL, Phillips KD, Wayte N et al. (2012) Gastric adenocarcinoma and proximal polyposis of the stomach (GAPPS): a new autosomal dominant syndrome. Gut 61: 774–779

Yoon HM, Ryu KW, Nam BH et al. (2012) Is the new seventh AJCC/UICC staging system appropriate for patients with gastric cancer? J Am Coll Surg 214: 88–96

Familiäre Magenkarzinome

J. Schumacher

© Springer-Verlag GmbH Deutschland 2017
M.E. Kreis, H. Seeliger (Hrsg.), *Moderne Chirurgie des Magen- und Kardiakarzinoms*,
DOI 10.1007/978-3-662-53188-4_3

Eine familiäre Häufung von Magenkarzinomen wird bei etwa 5–10 % aller Patienten mit Magenkarzinom beobachtet. Allerdings scheinen nur 1–3 % aller Magenkarzinome monogen erblich zu sein, d. h. dass Mutationen in einem Gen mit hoher Effektstärke bzw. Penetranz einer Erkrankung ursächlich zugrunde liegen. Das einzige bislang sicher identifizierte monogene Magenkarzinomsyndrom ist das autosomal-dominante hereditäre diffuse Magenkarzinom ("hereditary diffuse gastric cancer", HDGC), dem Mutationen im Krankheitsgen *E-Cadherin* (*CDH1*) zugrunde liegen. Es wurde erstmals 1964 an 3 Maori-Familien aus Neuseeland beschrieben und 1998 identifiziert. Weltweit konnten seither viele Familien mit HDGC bzw. *CDH1*-Mutationen detektiert werden. Magenkarzinome können aber auch bei anderen monogen-erblichen Tumorsyndromen auftreten. Hier dominieren aber meist andere Krebserkrankungen.

Unter anderem sind hier das Lynch-Syndrom, das Li-Fraumeni-Syndrom, die familiäre adenomatöse Polyposis (FAP), harmatöse Polyposissyndrome und der erbliche Brust- und Eierstockkrebs zu nennen. Der Diagnose monogener Tumorsyndrome kommt große medizinische Bedeutung zu. Betroffenen und ihren Angehörigen muss nämlich eine klinische Versorgung angeboten werden, die sich von der bei Patienten mit sporadischen Krebserkrankungen unterscheidet und die Zusammenarbeit verschiedener medizinischer Fachrichtungen voraussetzt.

3.1   Klinisches Erscheinungsbild

Das HDGC stellt sich ausnahmslos als diffuses Adenokarzinom dar (Oliveira et al. 2015, Lauren 1965, Fitzgerald et al. 2010). Für die Diagnosestellung kommt neben der Histopathologie der Familienanamnese und dem Manifestationsalter große Bedeutung zu.

Klinische Charakteristika des hereditären diffusen Magenkarzinoms (HDGC)
- Histopathologisch diffuses Adenokarzinom des Magens
- Autosomal-dominante Vererbung mit Mutationen im *CDH1*-Gen
- Ursachen für eine unauffällige Familienanamnese:
  - Unvollständige Penetranz (67–83 % aller *CDH1*-Mutationsträger erkranken am Magenkarzinom)
  - Neumutationen
- Frühes Manifestationsalter: Mehrzahl aller Patienten erkrankt vor dem 40. Lebensjahr

---

- Gehäuftes Auftreten von lobulären Mammakarzinomen (39–52 % aller *CDH1*-Mutationsträgerinnen erkranken an Brustkrebs)
- evtl. gehäuftes Auftreten von kolorektalen Karzinomen

Aufgrund seiner autosomal-dominanten Vererbung zeigt das HDGC oftmals eine familiäre Häufung, wobei beide Geschlechter betroffen sein können und sich das Erkrankungsmuster über mehrere Generationen im Familienstammbaum abbildet (◻ Abb. 3.1). Das Fehlen einer positiven Familienanamnese schließt das Vorliegen eines HDGC allerdings nicht aus. Aufgrund der unvollständigen Penetranz von *CDH1*-Mutationen und dem Auftreten von Neumutationen kann der Familienstammbaum auch unauffällig sein. In diesen Fällen kann das Ersterkrankungsalter für die Diagnosestellung eines HDGC wegweisend sein. Es ist nämlich durch ein vergleichbar frühes Manifestationsalter gekennzeichnet (Oliveira et al. 2015). Dabei liegt das durchschnittliche Erstmanifestationsalter bei 38 Jahren. Allerdings ist das Erkrankungsalter auch bei Betroffenen innerhalb einer Familie variabel (Guilford et al. 1998, Gayther et al. 1998).

Alle bisherigen Daten deuten darauf hin, dass sich die Symptomatik, der Verlauf und die Prognose des HDGC nicht vom sporadischen Magenkarzinom unterscheiden. In frühen Stadien der Erkrankung ist seine Symptomatik unspezifisch. Erst in fortgeschrittenen Stadien der Krankheit bilden sich die typischen Symptome eines Magenkarzinoms aus (Wanebo et al. 1993). Ebenso wie beim sporadischen Magenkarzinom beträgt die 5-Jahres-Überlebensrate des HDGC im Frühstadium etwa 90 %, wohingegen sie im fortgeschrittenem Stadium weniger als 20 % beträgt (Kaurah u. Huntsman 1993). Die Daten begründen die Notwendigkeit prophylaktischer Gastrektomien bei *CDH1*-Mutationsträgern.

Ebenso wie bei vielen anderen erblichen Tumorsyndromen ist die Penetranz des HDGC unvollständig. Das bedeutet, dass nicht jeder *CDH1*-Mutationsträger erkrankt. Die Daten großer Studien zeigen, dass etwa 67 % aller Mutationsträger und 83 % aller Mutationsträgerinnen bis zum 80. Lebensjahr an einem HDGC erkranken (Pharoah et al. 2001).

Von zusätzlicher klinischer Relevanz ist, dass *CDH1*-Mutationsträgerinnen ein stark erhöhtes Risiko für ein lobuläres Mammakarzinom haben. Im Gegensatz zum häufigerem duktalen Mammakarzinom geht das maligne Geschehen dabei von Epithelzellen der Drüsenläppchen (Lobuli) aus. Dabei liegt die Prävalenz des lobulären Mammakarzinoms bei *CDH1*-Mutationsträgerinnen bei 39–52 % (Pharoah et al. 2001, Keller et al. 1999, Oliveira et al. 2002) und das durchschnittliche Erstmanifestationsalter bei 53 Jahren. Damit werden etwa 90 % aller Frauen mit einer *CDH1*-Mutation entweder an einem Magen- oder Mammakarzinom erkranken (Pharoah et al. 2001). Weiterhin ungeklärt ist, ob kolorektale Karzinome häufiger bei Patienten mit *CDH1*-Mutationen als in der Allgemeinbevölkerung auftreten (Fitzgerald et al. 2010). Da dies zum gegenwärtigen Zeitpunkt nicht auszuschließen ist, sollten *CDH1*-Mutationsträgern regelmäßige Koloskopien angeboten werden.

3.2   Diagnostisches Vorgehen

Die klinischen Kriterien für eine molekulargenetische HDGC-Abklärung bzw. *CDH1*-Mutationsanalyse, die vom International Gastric Cancer Linkage Consortium (IGCLC) erstellt wurden (Fitzgerald et al. 2010), sind der folgenden Übersicht zu entnehmen.

> **Kriterien für die Diagnose eines HDGC nach den Leitlinien des IGCLC**
> ▬ Zwei Betroffene mit Magenkrebs in einer Familie, wobei bei einer der beiden Personen die Diagnose eines diffusen Magenkarzinoms histopathologisch bestätigt und das Erstmanifestationsalter dieser Person unter 50 Jahre ist
> ▬ Drei erst- oder zweitgradig verwandte Personen mit histopathologisch bestätigtem diffusen Magenkarzinom in einer Familie unabhängig vom Erstmanifestationsalter
> ▬ Eine Person mit histopathologisch bestätigtem diffusen Magenkarzinom und eine Person mit lobulärem Mammakarzinom in einer Familie, wobei eine der beiden Karzinome vor dem 50. Lebensjahr aufgetreten ist
> ▬ Eine Person mit histopathologisch bestätigtem diffusen Magenkarzinom und lobulärem Mammakarzinom, wobei eine der beiden Karzinome vor dem 50. Lebensjahr aufgetreten ist
> ▬ Ein Einzelfall mit histopathologisch bestätigtem diffusen Magenkarzinom in einer Familie, der vor dem 40. Lebensjahr erkrankt ist

Neben der ausführlichen Aufarbeitung der Krankengeschichte des Indexpatienten (inkl. Histopathologie des Tumors) sollte hierfür ein Familienstammbaum über 3 Generationen erhoben werden (◘ Abb. 3.1).
Aufgrund der unvollständigen Penetranz von *CDH1*-Mutationen und dem Auftreten von Neumutationen bei Betroffenen kann die Familienanamnese allerdings unauffällig sein. Dem trägt das IGCLC Rechnung, indem auch

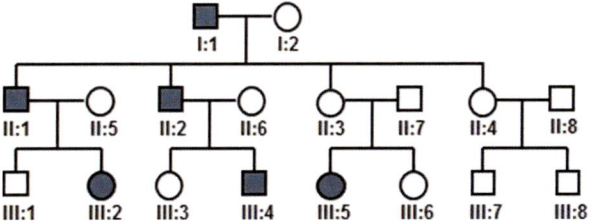

◘ **Abb. 3.1**   Autosomal-dominanter Erbgang des HDGC. Da nur eines der paarig angelegten *CDH1*-Gene eine Mutation aufweisen muss, um zu erkranken, und man nur jeweils ein *CDH1*-Gen an seine Kinder weitergibt, beläuft sich das Krankheitsrisiko für Kinder eines Erkrankten auf jeweils 50 %. Daher sind Personen aufeinanderfolgender Generationen im Familienstammbaum typischerweise betroffen. Bei autosomal-dominanten Erkrankungen spielt das Geschlecht keine Rolle, d. h. sowohl Frauen als auch Männer können die *CDH1*-Mutation geerbt haben und weitervererben. Ursachen für eine „unregelmäßige" dominante Vererbung im Familienstammbaum sind eine unvollständige Penetranz (s. Person II:3) und Neumutationen. Wird in der abgebildeten Familie bei einem Betroffenen (ausgefülltes Stammbaumsymbol) eine *CDH1*-Mutation identifiziert, sollten II:4, III:1, III:3 und III:6 eine humangenetische Beratung und ggf. prädiktive Testung angeboten werden. Formalgenetisch haben sie ein Risiko von 50 %, die *CDH1*-Mutation geerbt zu haben. II:3 (s. oben) sollte ebenfalls eine humangenetische Beratung und ggf. prädiktive Testung angeboten werden. Aufgrund der Erkrankung von III:5 ist aber davon auszugehen, dass er obligater Anlageträger der *CDH1*-Mutation ist

Einzelfällen in Familien mit einem Erstmanifestationsalter vor dem 40. Lebensjahr eine molekulargenetische *CDH1*-Abklärung empfohlen wird.
E-Cadherin (CDH1) auf Chromosom 16q22 ist das einzig bislang bekannte Gen, in denen Mutationen zum HDGC führen (Kaurah u. Huntsman 1993). *CDH1* besteht aus 16 Exons, die einen genomischen Bereich von über 100 kb umfassen. Beim Genprodukt handelt es sich um ein Transmembranprotein, das u. a. an Zell-Zell-Adhäsionsprozessen beteiligt ist (Oliveira et al. 2015).
Bis heute wurden über 100 *CDH1*-Mutationen in Familien mit HDGC identifiziert (Oliveira et al. 2015). In der überwiegenden Mehrzahl handelt es sich um trunkierende Veränderungen. Sie führen zu einem verkürzten Genprodukt auf Proteinebene. Seltener werden Missense-Mutationen in *CDH1* gefunden (Oliveira et al. 2015). Sie sind durch den Austausch einzelner Aminosäuren im Protein gekennzeichnet. Im Gegensatz zu trunkierenden Mutationen ist die Beurteilung ihrer Pathogenität oftmals schwierig. Nach Identifikation einer Missense-Mutation können sich in diesen Fällen sog. Segregationsanalysen anschließen, sofern weitere Angehörige in einer Familie von einem HDGC betroffen sind. Dabei wird untersucht, ob die identifizierte Veränderung bei allen HDGC-Patienten innerhalb einer Familie vorliegt. Dies wird als Hinweis auf die Pathogenität einer Missense-Veränderung gewertet. Demgegenüber werden aufwendige funktionelle Analysen

zum Mutationsnachweis von *CDH1*-Veränderungen mit unklarer pathologischer Relevanz gewöhnlich nur auf Forschungsbasis angeboten. Nach heutigem Kenntnisstand liegen keine sog. „mutation hot spots" in *CDH1* vor. Es handelt sich um Genabschnitte, in denen Mutationen gehäuft auftreten. Dies ist für viele andere monogene Krankheiten typisch. Labortechnisch hat das Fehlen von Mutation Hot Spots zur Folge, dass sämtliche Abschnitte des *CDH1*-Gens für die molekulargenetische Sicherung eines HDGC untersucht werden müssen.

Je nach klinischen Einschlusskriterien für eine molekulargenetische *CDH1*-Testung liegt die Mutationsdetektionsrate bei 30–50 % (Oliveira et al. 2006, 2009, Kaurah et al. 2007). Dabei wird die weit überwiegende Mehrzahl der Mutationen durch Sequenzierung der exonischen und angrenzenden intronischen Genbereiche identifiziert. Etwa 4 % aller *CDH1*-Mutationen entgehen diesem Verfahren. In diesen Fällen handelt es sich um Deletionen oder Duplikationen (Verluste oder Zugewinne von genetischem Material), die durch andere Untersuchungsmethoden identifiziert werden können, wie z. B. der MLPA („multiplex ligation-dependent probe amplification"). Demgegenüber wird in 50–70 % aller klinisch definierten HDGC-Fälle mit allen bislang zur Verfügung stehenden Techniken keine Mutation in *CDH1* identifiziert (Oliveira et al. 2015). Sofern es sich bei diesen Fällen bzw. Familien tatsächlich um eine monogen-erbliche Krankheit handelt, muss davon ausgegangen werden, dass die Mutationen in Bereichen von *CDH1* lokalisiert sind, die mit den bislang zur Verfügung stehenden Techniken nicht untersucht werden können. Alternativ könnten auch andere bislang nicht bekannte Krankheitsgene für das HDGC existieren.

Wenn eine Mutation identifiziert wurde, sollten allen Familienangehörigen im Rahmen einer humangenetischen Beratung eine prädiktive bzw. vorhersagende Testung empfohlen werden. Diese sollte ab dem 16. Lebensjahr durchgeführt werden (Syngal et al. 2015), da eine sehr frühe HDGC-Manifestation nicht ausgeschlossen werden kann.

3.3   Klinisches Management

Wird bei einem Patienten mit diffusem Magenkarzinom eine *CDH1*-Mutation nachgewiesen und die Diagnose HDGC damit molekulargenetisch bestätigt, sollte eine totale Gastrektomie durchgeführt werden, sofern das Ausmaß der Erkrankung oder andere klinische Aspekte nicht alternative Therapieverfahren sinnvoller erscheinen lassen. Wie allen *CDH1*-Mutationsträgern sind den Betroffenen zudem regelmäßige gynäkologische und koloskopische Vorsorgeuntersuchungen zu empfehlen (s. unten). Aufgrund des autosomal-dominanten Erbgangs hat der Nachweis einer

CDH1-Mutationen aber auch für die gesunden Familienangehörigen eines Patienten unmittelbare Konsequenzen (◘ Abb. 3.1). Im Rahmen einer humangenetischen Beratung ist ihnen eine prädiktive Diagnostik zu empfehlen. Sie hat den Mutationsnachweis oder -ausschluss bei gesunden Angehörigen von Patienten zum Ziel.

Sollte die prädiktive Diagnostik zum Ausschluss einer in der Familie diagnostizierten *CDH1*-Mutation führen, hat die getestete Person das gleiche Risiko für ein Magenkarzinom wie die Allgemeinbevölkerung. Sollte die prädiktive Diagnostik zum Nachweis der familiären *CDH1*-Mutationen führen, ist der getesteten Person eine prophylaktische totale Gastrektomie zu empfehlen. Aufgrund der hohen Penetranz von *CDH1*-Mutationen, der eingeschränkten Aussagekraft von endoskopischen Kontrolluntersuchungen und der schlechten Prognose eines fortgeschrittenen HDGC wird sie ab dem 20. Lebensjahr empfohlen (Fitzgerald et al. 2010, Syngal et al. 2015, Oliveira et al. 2013). Gesunde *CDH1*-Mutationsträger, die eine prophylaktische Gastrektomie ablehnen oder andere Gründe gegen diesen Eingriff sprechen, sollten in regelmäßigem Abstand von 6–12 Monaten endoskopisch überwacht werden. Die Endoskopien mit Entnahme multipler Gewebsbiospien aus dem Magen müssen mit großer Sorgfalt durchgeführt werden und sollten in einem Lebensalter beginnen, das 5–10 Jahre vor dem jüngsten Manifestationsalter in der Familie liegt (Fitzgerald et al. 2010, Syngal et al. 2015, Oliveira et al. 2013). Die endoskopischen Kontrolluntersuchungen sind auch gesunden Familienangehörigen von HDGC-Patienten zu empfehlen, bei denen keine *CDH1*-Mutationen im Rahmen der molekulargenetischen Abklärung des Indexpatienten oder bei denen *CDH1*-Veränderungen mit unklarer klinischer Relevanz identifiziert wurden (Fitzgerald et al. 2010, Oliveira et al. 2013).

Betroffenen und gesunden *CDH1*-Mutationsträgerinnen werden aufgrund des hohen Risikos eines lobulären Mammakarzinoms zudem gynäkologische Vorsorgeuntersuchungen empfohlen. Sie sollten ab dem 35. Lebensjahr durchgeführt werden und eine jährliche Mammografie, jährliche MRT-Untersuchung und halbjährliche klinische Brustuntersuchung umfassen (Fitzgerald et al. 2010, Syngal et al. 2015). Eine prophylaktische Mastektomie stellt für einige Frauen eine Option dar. Allerdings ist die bisherige Datenlage unzureichend, um sie als Vorsorge zu empfehlen (Fitzgerald et al. 2010, Oliveira et al. 2013). Auch wenn bislang unklar ist, ob kolorektale Karzinome ebenfalls häufiger bei *CDH1*-Mutationsträgern auftreten, empfehlen einige Studienzentren regelmäßige Koloskopien als Vorsorgemaßnahme ab einem Alter von 40 Jahren (Syngal et al. 2015).

Detaillierte Informationen zum klinischen Management von Patienten mit HDGC und ihren Familienangehörigen können dem International Gastric cancer Linkage Consortium (Fitzgerald et al. 2010), dem American College of Gastroenterology (Syngal et al. 2015) und der Clinical Utility Gene Card for HDGC entnommen werden (Oliveira et al. 2013).

3.4 Andere Tumorsyndrome mit gehäuftem Auftreten von Magenkarzinomen

Neben dem HDGC gibt es andere monogene Tumorsyndrome, bei denen Magenkarzinome bei Mutationsträgern gehäuft auftreten. Aufgrund der Notwendigkeit intensivierter Vor- und Nachsorgeuntersuchungen, spezieller Therapiemaßnahmen und des erhöhten Krebsrisikos für gesunde Familienangehörige von Betroffenen ist ihre Diagnose von großer Bedeutung. Allerdings gehört das Magenkarzinom bei diesen Syndromen nicht zur dominierenden Tumorentität. Daher erlaubt eine sorgfältige Eigen- und Familienanamnese mit dem Fokus auf andere onkologische Krankheiten in der Regel die Differenzialdiagnose zum HDGC. Da das diffuse Magenkarzinom bei diesen Tumorsyndromen nicht den histopathologischen Prägnanztyp darstellt, kommt der Histopathologie ebenfalls große differenzialdiagnostische Bedeutung zu. Das diagnostische Prozedere (inkl. der Kriterien für die molekulargenetische Abklärung) und das klinische Management dieser Tumorsyndrome sind den Empfehlungen des American College of Gastroenterology zu entnehmen (Syngal et al. 2015).

3.4.1 Lynch-Syndrom

Beim Lynch-Syndrom oder HNPCC („hereditary non-polyposis colon cancer") handelt es sich um ein autosomal-dominantes Tumorsyndrom, bei dem Mutationen in einem der mismatch repair Gene (MLH1, MSH2, MSH6, PMS1, PMS2, EPCAM) mit relativ hoher Penetranz zur Entstehung kolorektaler Karzinome führen (Rahner et al. 2013). Neben anderen Krebsentitäten, die gehäuft bei HNPCC auftreten, entwickeln etwa 1,6 % aller HNPCC-Mutationsträger ein Magenkarzinom (Capelle et al. 2010). Damit stellt das Magenkarzinom die dritthäufigste Krebserkrankung beim HNPCC dar. Der vorherrschende histopathologische Subtyp beim HNPCC ist allerdings das Magenkarzinom vom intestinalen Typ (Capelle et al. 2010, Lynch et al. 2005). Aufgrund des erhöhten Magenkarzinomrisikos werden HNPCC-Mutationsträgern regelmäßige gastroskopische Vorsorgeuntersuchungen empfohlen (Capelle et al. 2010).

3.4.2 Li-Fraumeni-Syndrom (LFS)

Das Spektrum onkologischer Krankheiten, an denen Patienten mit dem autosomal-dominant erblichen LFS erkranken, ist äußerst vielfältig. Ursächlich sind Mutationen im *TP53*-Gen (Li u. Fraumeni 1969, Malkin et al. 1990). Die Häufigkeit von Magenkarzinomen in Familien mit *TP53*-Mutationen wird auf 1,8–4,9 % beziffert (Olivier et al. 2002, Masciari et al. 2011). Das durchschnittliche Erstmanifestationsalter liegt dabei bei 43 Jahren, wobei auch extrem frühe Erkrankungsfälle beobachtet werden (Masciari et al. 2011). Die LFS-assoziierten Magenkarzinome zeigen keine bevorzugte histopathologische Ausprägungsform, d. h. diffuse und intestinale Typen treten etwa gleich häufig auf (Keller et al. 2004, Oliviera et al. 2004). Aufgrund des erhöhten Magenkarzinomrisikos werden *TP53*-Mutationsträgern regelmäßige gastroskopische Vorsorgeuntersuchungen empfohlen Masciari et al. 2011).

3.4.3 Familiäre adenomatöse Polyposis (FAP)

Beim FAP handelt es sich um ein autosomal-dominantes Tumorsyndrom, das durch Mutationen in dem Gen *APC* und durch das Auftreten von über 100 kolorektalen Adenomen charakterisiert ist (Lipton u. Tomlinson 2006, Vasen et al. 2008). Aufgrund des hohen Entartungsrisikos der Adenome wird bei *APC*-Mutationsträgern bereits in jungen Lebensjahren eine prophylaktische Kolektomie durchgeführt. Adenome und Polypen können auch im Magen Betroffener auftreten und dort entarten. Das Magenkarzinomrisiko liegt dabei bei ca. 0,6 % (Jagelman et al. 1988). Entsprechend werden *APC*-Mutationsträgern regelmäßige gastroskopische Vorsorgeuntersuchungen empfohlen.

3.4.4 Erblicher Brust- und Eierstockkrebs

Beim erblichen Brust- und Eierstockkrebs handelt es sich um ein autosomal-dominantes Tumorsyndrom, das durch Mutationen in den Genen *BRCA1* und *BRCA2* verursacht wird. Zum Tumorspektrum des erblichen Brust- und Eierstockkrebs zählt auch das Magenkarzinom (Easton et al. 1999)). Einer Metaanalyse von mehr als 30 Studien zufolge liegt das Risiko für Mutationsträger bei 1,69 %, ein Magenkarzinom zu entwickeln (Friedenson 2005). Damit zählt das Magenkarzinom zu einer der häufigsten Tumorentitäten beim erblichen Brust- und Eierstockkrebs. Ob bestimmte histopathologische Subtypen des Magenkarzinoms bei Trägern von *BRCA1*- oder *BRCA2*-Mutationen häufiger auftreten, ist weiterhin unklar (Jakubowska et al. 2003).

Ebenso wie bei den anderen monogenen Tumorsyndromen, sind Anlageträgern mit *BRCA1*- und *BRCA2*-Mutationen regelmäßige gastroskopische Kontrolluntersuchungen zu empfehlen.

3.4.5 Peutz-Jeghers-Syndrom

Das Peutz-Jeghers-Syndrom beschreibt ein hochpenetrantes autosomal-dominantes Tumorsyndrom, das durch mukokutane Pigmentanomalien und eine hamartomatöse Polyposis des Gastrointestinaltrakts charakterisiert ist sowie durch Mutationen im Gen *STK11* verursacht wird. Der Krankheitsverlauf wird durch Bildung intestinaler und extraintestinaler Tumoren bestimmt, wobei kolorektale Karzinome, Magenkarzinome und Mammakarzinome am häufigsten sind (Utsunomiya et al. 1975, van Lier et al. 2010). Einer Metaanalyse zufolge beträgt das Risiko für ein Magenkarzinom bei *STK11*-Mutatinsträgern bis zum Alter von 65 Jahren 29 %. Aufgrund dieses Risikos werden Patienten endoskopische Kontrolluntersuchungen im Abstand von 2–5 Jahren ab dem 20. Lebensjahr empfohlen (van Lier et al. 2010).

3.4.6 Juvenile Polyposis

Bei der juvenilen Polyposis handelt es sich um ein autosomal-dominantes Tumorsyndrom, das durch hamartomatöse Polypen im Gastrointestinaltrakt charakterisiert ist und durch Mutationen in den Genen *SMAD4* und *BMPR1A* verursacht wird (Allen u. Terdiman 2003, Howe et al. 2004). Magenkarzinome wurden bei 21 % der Patienten beobachtet, die von Polypen im Magen betroffen waren. Endoskopische Kontrolluntersuchungen werden ab einem Alter von 15 Jahren empfohlen und sollten in Abhängigkeit der Anzahl von Magenpolypen alle 1–3 Jahre wiederholt werden (Howe et al. 2004).

3.5 Aussicht

Durch die technischen Fortschritte mit dem „next generation sequencing" (NGS) ist die Komplettsequenzierung des humanen Genoms möglich geworden. Hierdurch werden weitere Krankheitsgene identifiziert werden, die monogenen Tumorsyndromen ursächlich zugrunde liegen. Entsprechend konnte kürzlich ein vielversprechendes Kandidatengen für das HDGC identifiziert werden. Es handelt sich um *Alpha-E-Catenin (CTNNA1)* auf Chromosom 5q31, in dem autosomal-dominant erbliche Mutationen bei 2 HDGC-Familien identifiziert wurden (Majewski et al. 2013). Allerdings muss die Bedeutung von *CTNNA1*

für die Entstehung eines HDGC an weiteren betroffenen Familien bestätigt werden. Zudem konnte kürzlich gezeigt werden, dass Mutationen im Gen *ATM serine/threonine kinase (ATM)* auf Chromosom 11q22 unterschiedlichen histopathologischen Subtypen des Magenkarzinoms ursächlich zugrunde liegen. Die Mutationen zeigten eine autosomal-dominante Vererbung, stark reduzierte Penetranz und wurden auch bei Patienten mit Pankreas-, Prostata-, Mamma- und kolorektalen Karzinomen gefunden (Helgason et al. 2015). *ATM*-Mutationen führen im autosomal-rezessivem Vererbungsmodus zum seltenen Erkrankungsbild der Ataxia teleangiectatica (Louis-Bar-Syndrom), das durch eine zerebelläre Ataxie, Teleangiektasien, Immundefekte und eine Disposition für maligne Tumore gekennzeichnet ist. Zukünftige Untersuchungen müssen klären, inwieweit *ATM*-Mutationen das diagnostische und therapeutische Vorgehen bei Patienten und ihren gesunden Familienangehörigen beeinflussen.

Das NGS wird auch klären, inwieweit sich klinisch definierte Magenkarzinomsyndrome molekulargenetisch bestätigen lassen, die familiär auftreten und in der jüngeren Vergangenheit beschrieben wurden. Hier sind vor allem das Adenokarzinom mit proximaler Polyposis des Magens („gastric adenocarcinoma and proximal polyposis of the stomach", GAPPS) und das familiäre intestinale Magenkarzinom („familial intestinal gastric cancer", FIGC) zu nennen (Oliveira et al. 2015). Trotz intensiver Forschungsbemühungen konnten für diese Syndrome bislang keine zugrunde liegenden Krankheitsgene gefunden werden.

Auf der anderen Seite erlaubt das NGS auch zunehmend die Charakterisierung des Tumorgewebes auf den Ebenen des Genoms, Transkriptoms und Methyloms. Hierdurch wird sich zukünftig die molekulare Pathophysiologie monogener Tumorsyndrome immer besser verstehen lassen. Durch ihre Translation in die Klinik werden zukünftig neue Marker für die Prävention entwickelt und neue Ansatzpunkte für ihre Therapie identifiziert werden. Somit ist die Hoffnung groß, dass die Integration der unterschiedlichen Forschungsansätze zukünftig zur individualisierten Medizin von monogen-erblichen Magenkarzinomen beitragen wird.

Literatur

Allen BA, Terdiman JP (2003) Hereditary polyposis syndromes and hereditary non-polyposis colorectal cancer. Best Pract Res Clin Gastroenterol 17(2): 237–258

Capelle LG, Van Grieken NC, Lingsma et al. (2010) Risk and epidemiological time trends of gastric cancer in Lynch syndrome carriers in the Netherlands. Gastroenterology 138(2): 487–492

Easton D, Thompson D, McGuffog L et al., Breast Cancer Linkage Consortium (1999) Cancer risks in BRCA2 mutation carriers. J Natl Cancer Inst 91(15): 1310–1316

Fitzgerald RC, Hardwick R, Huntsman D et al. (2010) Hereditary diffuse gastric cancer: updated consensus guidelines for clinical management and directions for future research. J Med Genet 47(7): 436–444

Friedenson B (2005) BRCA1 and BRCA2 pathways and the risk of cancers other than breast or ovarian. Med Gen Med 7(2): 60

Gayther SA, Gorringe KL, Ramus SJ et al. (1998) Identification of germline E-cadherin mutations in gastric cancer families of European origin. Cancer Res 58(18): 4086–4089

Guilford P, Hopkins J, Harraway J et al. (1998) E-cadherin germline mutations in familial gastric cancer. Nature 392(6674): 402–405

Helgason H, Rafnar T, Olafsdottir HS et al. (2015) Loss-of-function variants in ATM confer risk of gastric cancer. Nat Genet 47(8): 906–910

Howe JR, Sayed MG, Ahmed AF (2004) The prevalence of MADH4 and BMPR1A mutations in juvenile polyposis and absence of BMPR2, BMPR1B, and ACVR1 mutations. J Med Genet 41(7): 484–491

Jagelman DG, DeCosse JJ, Bussey HJ (1988) Upper gastrointestinal cancer in familial adenomatous polyposis. Lancet 1(8595): 1149–1151

Jakubowska A, Scott R, Menkiszak J et al. (2003) A high frequency of BRCA2 gene mutations in Polish families with ovarian and stomach cancer. Eur J Hum Genet 11(12): 955–958

Jones EG (1964) Familial Gastric Cancer. N Z Med J 63: 287–296

Kaurah P, Huntsman DG (1993) Hereditary Diffuse Gastric Cancer. PMID 20301318

Kaurah P, MacMillan A, Boyd N et al. (2007) Founder and recurrent CDH1 mutations in families with hereditary diffuse gastric cancer. JAMA 297(21): 2360–2372

Keller G, Vogelsang H, Becker I et al. (1999) Diffuse type gastric and lobular breast carcinoma in a familial gastric cancer patient with an E-cadherin germline mutation. Am J Pathol 155(2): 337–342

Keller G, Vogelsang H, Becker I et al. (2004) Germline mutations of the E-cadherin(CDH1) and TP53 genes, rather than of RUNX3 and HPP1, contribute to genetic predisposition in German gastric cancer patients. J Med Genet 41(6): e89

Lauren P (1965) The two histological main types of gastric carcinoma: diffuse and so-called intestinal-type carcinoma. An attempt at a histo-clinical classification. Acta Pathol Microbiol Scand 64: 31–49

Li FP, Fraumeni JF Jr (1969) Rhabdomyosarcoma in children: epidemiologic study and identification of a familial cancer syndrome. J Nat Cancer Inst 43(6): 1365–1373

Lipton L, Tomlinson I (2006) The genetics of FAP and FAP-like syndromes. Fam Cancer 5(3): 221–226

Lynch HT, Grady W, Suriano G, Huntsman D (2005) Gastric cancer: new genetic developments. J Surg Oncol 90(3): 114–133; discussion 133

Majewski IJ, Kluijt I, Cats A et al. (2013) An alpha-E-catenin (CTNNA1) mutation in hereditary diffuse gastric cancer. J Pathol 229(4): 621–629

Malkin D, Li FP, Strong LC (1990) Germ line p53 mutations in a familial syndrome of breast cancer, sarcomas, and other neoplasms. Science 250(4985): 1233–1238

Masciari S, Dewanwala A, Stoffel EM et al. (2011) Gastric cancer in individuals with Li-Fraumeni syndrome. Genet Med 13(7): 651–657

Oliveira C, Bordin MC, Grehan N et al. (2002) Screening E-cadherin in gastric cancer families reveals germline mutations only in hereditary diffuse gastric cancer kindred. Hum Mutat 19(5): 510–517

Oliveira C, Ferreira P, Nabais S et al. (2004) E-Cadherin (CDH1) and p53 rather than SMAD4 and Caspase-10 germline mutations contribute to genetic predisposition in Portuguese gastric cancer patients. Eur J Cancer 40(12): 1897–1903

Oliveira C, Seruca R, Carneiro F (2006) Genetics, pathology, and clinics of familial gastric cancer. Int J Surg Pathol 14(1): 21–33

Oliveira C, Senz J, Kaurah P et al. (2009) Germline CDH1 deletions in hereditary diffuse gastric cancer families. Hum Mol Genet 18(9): 1545–1555

Oliveira C, Seruca R, Hoogerbrugge N et al. (2013) Clinical utility gene card for: Hereditary diffuse gastric cancer (HDGC). Eur J Hum Genet 21(8), doi: 10.1038/ejhg.2012.247

Oliveira C, Pinheiro H, Figueiredo J et al. (2015) Familial gastric cancer: genetic susceptibility, pathology, and implications for management. Lancet Oncol 16(2): e60–70

Olivier M, Eeles R, Hollstein M (2002) The IARC TP53 database: new online mutation analysis and recommendations to users. Hum Mutat 19(6): 607–614

Pharoah PD, Guilford P, Caldas C (2001) Incidence of gastric cancer and breast cancer in CDH1 (E-cadherin) mutation carriers from hereditary diffuse gastric cancer families. Gastroenterology 121(6): 1348–1353

Rahner N, Steinke V, Schlegelberger B et al. (2013) Clinical utility gene card for: Lynch syndrome (MLH1, MSH2, MSH6, PMS2, EPCAM) – update 2012. Eur J Hum Genet 21(1), doi: 10.1038/ejhg.2012.164.

Syngal S, Brand RE, Church JM et al. (2015) ACG clinical guideline: Genetic testing and management of hereditary gastrointestinal cancer syndromes. Am J Gastroenterol 110(2): 223–262; quiz 263

Utsunomiya J, Gocho H, Miyanaga T et al. (1975) Peutz-Jeghers syndrome: its natural course and management. Johns Hopkins Med J 136(2): 71–82

van der Post RS, Vogelaar IP, Carneiro F et al. (2015) Hereditary diffuse gastric cancer: updated clinical guidelines with an emphasis on germline CDH1 mutation carriers. J Med Genet 52(6): 361–374

van Lier MG, Wagner A, Mathus-Vliegen EM et al. (2010) High cancer risk in Peutz-Jeghers syndrome: a systematic review and surveillance recommendations. Am J Gastroenterol 105(6): 1258–1264; author reply 1265

Vasen HF, Moslein G, Alonso A et al. (2008) Guidelines for the clinical management of familial adenomatous polyposis (FAP). Gut 57(5): 704–713

Wanebo HJ, Kennedy BJ, Chmiel J et al. (1993) Cancer of the stomach. A patient care study by the American College of Surgeons. Ann Surg 218(5): 583–592

Zanghieri G, Di Gregorio C, Sacchetti C et al. (1990) Familial occurrence of gastric cancer in the 2-year experience of a population–based registry. Cancer 66(9): 2047–2051

Endoskopische Primärdiagnostik des Magen- und Kardiakarzinoms

S. Hollerbach

© Springer-Verlag GmbH Deutschland 2017
M.E. Kreis, H. Seeliger (Hrsg.), *Moderne Chirurgie des Magen- und Kardiakarzinoms*,
DOI 10.1007/978-3-662-53188-4_4

Dysphagiebeschwerden treten mit zunehmendem Alter gehäuft auf und betragen etwa 7–10 % bei Erwachsenen >50 Jahre, 25 % bei Krankenhauspatienten und bis zu 30–40 % bei Insassen von Pflegeheimen (Palmer et al. 2000). Anamnese und klinische Untersuchung geben häufig schon wichtige Hinweise auf neurogene, degenerative, pharyngeale oder medikamentös getriggerte Schluckstörungen, Störungen im HNO-Bereich, rezidivierende Aspiration/Pneumonien, psychogene Syndrome und andere, nichttumorös bedingte dysphagische Beschwerden wie Refluxösophagitis, Hiatushernien, Ringe, eosinophile Ösophagitis, Divertikel (inkl. Zenker-Divertikel), subepitheliale Tumoren (Leiomyome, GIST) oder seltene Prozesse. Weltweit wird daher als „good clinical practice" (GCP) bei Patienten mit sog. Warn- oder Alarmsymptomen (progrediente/ rezidivierende Dysphagie, GI-Blutung, Gewichtsabnahme, rezidivierendes Erbrechen, rezidivierende Aspirationspneumonie, Inappetenz) frühzeitig zu einer hochauflösenden Videoendoskopie des oberen Verdauungstraktes mit Biopsie geraten.

Vorteile der hochauflösenden ÖGD (Ösophagogastroduodenoskopie) sind die direkte Visualisierung und Lokalisierung mit Größenangabe suspekter Läsionen, Entnahme von Biopsien, die Oberflächenanalyse gesehener Veränderungen und die Einsatzmöglichkeit zusätzlicher optischer Verbesserungsverfahren (einschließlich HDTV-Auflösung, Vergrößerungsendoskopie, Chromoendoskopie sowie computerbearbeitete virtuelle Chromoendoskopieverfahren). Diese Diagnostikmethode ist breit verfügbar und die Sicherheit heute hoch: die Gesamtkomplikationsrate (inkl. Sedierung) diagnostischer ÖGD-Verfahren beträgt maximal etwa 1 ‰, die Letalität liegt maximal bei <0, 1 ‰ (Behrens et al. 2013). Die ÖGD besitzt die höchste Sensitivität und Spezifität für den Nachweis von Neoplasien aller Stadien im oberen Verdauungstrakt. ◘ Abb. 4.1 und ◘ Abb. 4.2 zeigen ÖGD-Befunde von Malignomen der Speiseröhre und der Kardia. Bei hochgradig stenosierenden, hochsitzenden Tumoren kann ein dünnkalibriges Spezialendoskop (4–5 mm Durchmesser) hilfreich sein, um passagebedingte Komplikationen bei der ÖGD (Perforation, Blutungen) zu vermeiden.

4.1   Endoskopische Primärdiagnostik

Zum Nachweis eines Ösophagus- und/oder Kardiakarzinoms ist heute die videoendoskopische Untersuchung mit gezielter Biopsie obligat (◘ Abb. 4.1 und ◘ Abb. 4.2). Bei Vorliegen einer hochgradigen – auch mit einem Pädiater-Gastroskop nicht passierbaren – malignen Stenose ist die Zangenbiopsie aus dem proximalen Tumorbereich – ggf. in Kombination mit einer Bürstenzytologie – zum

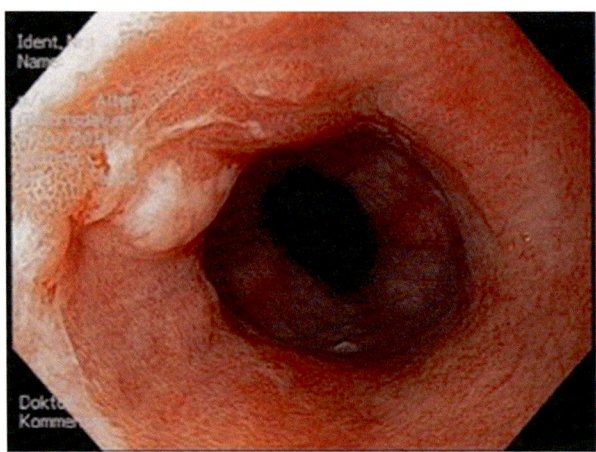

◘ **Abb. 4.1**   Frühkarzinom bei einem Barrett-Ösophagus, gastroskopisches Videobild

Karzinomnachweis sinnvoll. Beim Plattenepithelkarzinom kann durch topische Färbung mit Lugol-Lösung (Jodalkali) die Ausbeute neoplastischer Läsionen um ca. 30 % erhöht werden (neoplastisches Gewebe ist glykogenarm und wird somit nicht angefärbt). Gerade bei Hochrisikopatienten (Alkoholiker, starke Raucher) und Patienten mit bereits bekannten Plattenepithelkarzinomen im Mund-Nasen-Rachenraum (hohes Risiko synchroner Läsionen im Ösophagus) ist die Chromoendoskopie nützlich (Hori et al. 2011, Qumseya et al. 2013, Curvers et al. 2010). Hierbei muss jedoch berücksichtigt werden, dass neben malignen Veränderungen auch entzündliche Schleimhautveränderungen von der Färbung ausgespart bleiben, die Spezifität der Chromoendoskopie mit Lugol-Lösung folglich relativ niedrig ist.

Andere endoskopisch einsetzbare digitale Filterverfahren wie das Narrow-Band-Imaging (Uedo et al. 2011) – oder von anderen Herstellern verwendete, digitale „Post-processing-Verfahren" wie FICE (Fujinon Intelligent Color Enhancement) und iSCAN – zielen darauf ab, durch digitale Änderung des Farbspektrums eine bessere Darstellung von Oberflächen oder Kapillargefäßen zu ermöglichen und somit die im Rahmen der Karzinogenese auftretende Neovaskularisierung als diagnostisches Kriterium zur Detektion früher Neoplasien zu nutzen („virtuelle Chromoendoskopie"). Studien mit hohem Evidenzgrad belegen, dass fortgeschrittene endoskopische Darstellungsverfahren (Chromoendoskopie, virtuelle Chromoendoskopie) die diagnostische Ausbeute für die Erkennung fortgeschrittener Dysplasien/IEN (intraepitheliale Neoplasien) und von Frühkarzinomen signifikant verbessern können (Qumseya et al. 2013, Curvers et al. 2010). Ein Einsatz dieser Verfahren wird daher in der Praxis durchaus empfohlen.

Weitere, neue endoskopische Verfahren wie die Endozytoskopie, die konfokale Laserscanning-Endomikroskopie

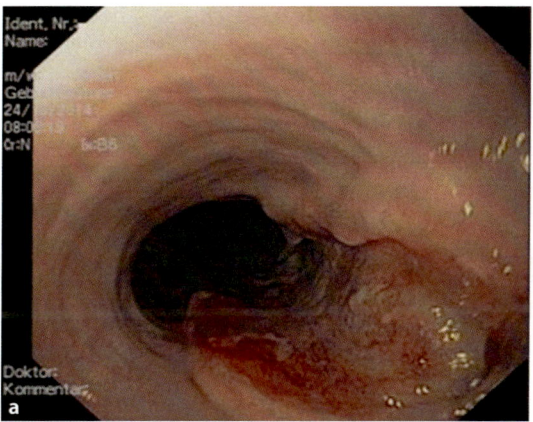
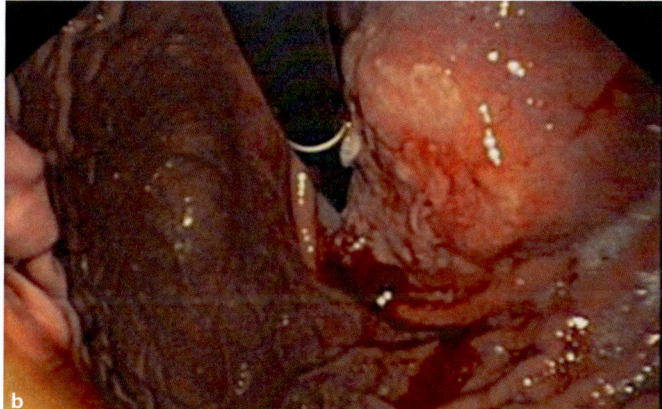

■ Abb. 4.2   a Ösophaguskarzinom: Lokal fortgeschrittenes, schüsselförmiges Plattenepithelkarzinom, **b** ein vorwiegend submuköse wachsendes Kardiakarzinom vom Typ EG III

oder die optische Kohärenztomografie (u. a.) ermöglichen – zumindest theoretisch – eine starke Vergrößerung der oberen Schleimhautschichten mit der Möglichkeit einer In-vivo-Bilddarstellung und einer Auflösung, die vergleichbar mit einer konventionellen Histologie ist. Bisher sind die hierfür verwandten Systeme jedoch wenig verbreitet, sehr teuer, meist nicht praktikabel und die „Evidenz" für ihren Einsatz stammt aus wenigen Studien einzelner Zentren. Daher sind klinische Erfahrungen mit diesen Methoden noch limitiert und die Ergebnisse mit entsprechend hoher Patientenselektion wenig auf die Allgemeinheit übertragbar. Weitere randomisierte, kontrollierte Studien sind daher zur Einschätzung des praktischen Nutzens dieser Verfahren notwendig. Eine feste Empfehlung hierzu kann derzeit nicht getroffen werden.

4.2   Endoskopisches Staging des Kardiakarzinoms

Die Prognose des Kardiakarzinoms ist insgesamt schlecht, da der Tumor sich sehr früh lymphatisch und vaskulär ausbreitet und bereits ab der Infiltration der tiefen Submukosa (sm-2) ein deutlich erhöhtes Risiko für eine lymphatische Ausbreitung aufweist: die Mehrzahl der Tumoren der Staging-Kategorien cT2-T3 N0 M0 (prätherapeutisch) hatten in einer Analyse bei der OP bereits Lymphknotenmetastasen (Stiles et al. 2011). Daher wird ein möglichst genaues, prätherapeutisches Staging zur Therapiesteuerung immer wichtiger. Den neuesten Staging-Algorithmus der DGVS-S3-Leitline sehen sie dazu in der ■ Abb. 4.3. Die Prognose der Patienten korreliert mit der lokalen Tumorinfiltrationstiefe

■ Abb. 4.3   Staging-Algorithmus des Kardiakarzinoms (entspricht der deutschen DGVS S3-Leitlinie 2015)

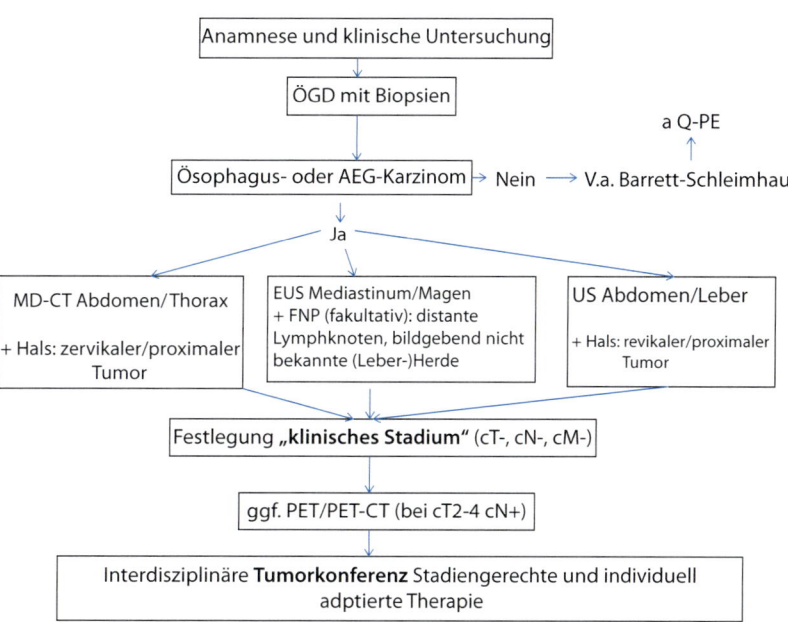

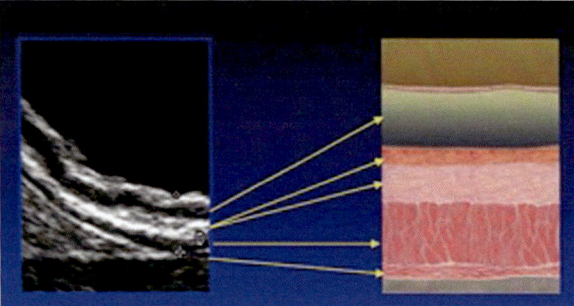

🔲 **Abb. 4.4** Darstellung der Wandschichten der Gastrointestinalwand und Korrelation zu den endosonografisch darstellbaren Wandschichten

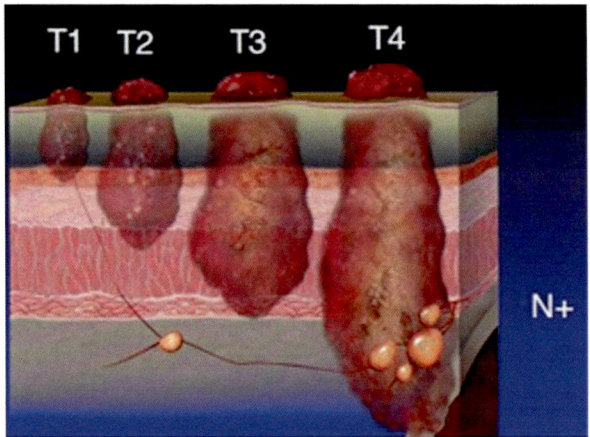

🔲 **Abb. 4.5** Staging-Kategorien: Übersicht über die lokalen Staging-Parameter (T- und N-Stadium) beim Ösophaguskarzinom

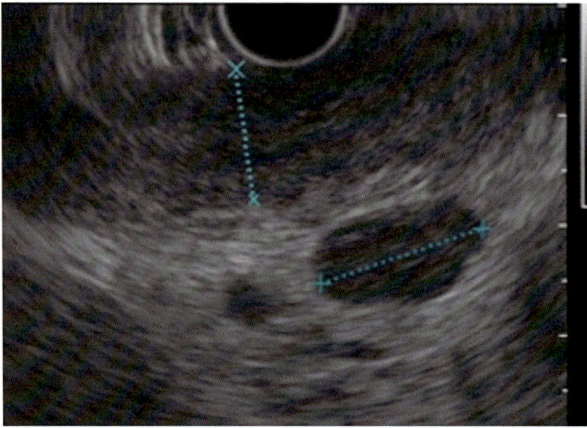

🔲 **Abb. 4.6** Plattenepithelkarzinom-Lymphknoten: Echoarme Wandverdickung des Ösophagus im Tumorbereich mit Aufhebung der normalen Schichtung, wandüberschreitendem Tumorwachstum und lokaler Lymphknotenmetastase

(T-Kategorie) und dem Grad der lymphatischen Aussaat (N-Kategorie). Das endoskopische Staging beginnt daher bereits mit einer möglichst genauen Primäreinschätzung der Tumorgröße und möglichen lokalen Ausbreitung bei der ÖGD, da sehr frühe und weit fortgeschrittene Stadien bereits bei der ersten Endoskopie recht genau eingeschätzt werden (🔲 Abb. 4.1 und 🔲 Abb. 4.2).

Die Endosonografie (EUS) hat aufgrund ihrer hohen lokalen Ortsauflösung die höchste Treffsicherheit aller Verfahren zur Beurteilung der lokalen Infiltrationstiefe (T-Kategorie) und ist geeignet zur Beurteilung von Metastasen in regionären Lymphknoten (LK) bei Adenokarzinomen des ösophagogastralen Übergangs (AEG-Tumoren). Dies ist in den Abbildungen (🔲 Abb. 4.4, 🔲 Abb. 4.5) übersichtlich dargestellt. Aufgrund ihrer mittleren Treffsicherheit von 83 % (53–94 %) für die T-Kategorie (🔲 Abb. 4.6, 🔲 Abb. 4.7) und von 76 % (54–94 %) für die N-Kategorie ist sie das lokale, bildgebende Staging-Verfahren der ersten Wahl. Bessere lokale Verfahren existieren nicht, leider aber auch bisher keine aktuellen Studien mit modernsten Geräten, welche

wahrscheinlich wesentlich bessere Ergebnisse für die EUS ergeben würden als die Daten aus den 1990er Jahren, die in den Metaanalysen immer noch führen (Thosani 2012, Puli et al. 2008, van Vliet et al. 2008, Porschen et al. 2015).

Die 🔲 Tab. 4.1 zeigt eine Übersicht über die Staging-Ergebnisse des endoskopischen Ultraschalls für die T-Kategorie und das nodale Staging (N-Kategorie) von Ösophaguskarzinomen in vorhandenen Metaanalysen (Thosani 2012, Puli et al. 2008, van Vliet et al. 2008, Porschen et al. 2015). Die zusätzliche Verwendung von EUS-gesteuerten Feinnadelbiopsien (FNP) kann die nodale Staging-Genauigkeit erhöhen, besonders bei der Abklärung zöliakaler, kleinkurvaturseitiger abdomineller LK-Metastasen (Sensitivität 93–98 %, Spezifität bis 100 %). Dies ist in 🔲 Abb. 4.8 dargestellt. Diese Staging-Ergebnisse haben erheblichen Einfluss auf das Patientenmanagement. Leider haben bisher nur wenige Studien die EUS-FNP systematisch untersucht und die wenigen vorhandenen Studien weisen eine erhebliche Heterogenität auf. Die EUS stellt aber neben der Computertomografie das Verfahren der Wahl zum Staging des Kardiakarzinoms dar. Sie beeinflusst das Patientenmanagement und sollte – trotz bestehender Limitationen – großzügig eingesetzt werden, um frühzeitig eine Selektion von Patienten für eine endoskopische, primär operative, primär neoadjuvante oder primär palliative Therapie zu ermöglichen. Die vergleichende und interdisziplinäre Interpretation der Ergebnisse von EUS und Computertomografie verbessern die Staging-Aussage gegenüber den Einzelbefunden.

Einschränkungen bestehen zum einen durch die Untersucher-Abhängigkeit, zum anderen ist die Unterscheidbarkeit kleiner, mukosaler Prozesse methodisch begrenzt und die EUS-Diagnostik bei hochgradig stenosierenden Tumoren nur eingeschränkt möglich. Letzteres Problem ist klinisch zumeist zu vernachlässigen, da nicht passierbare

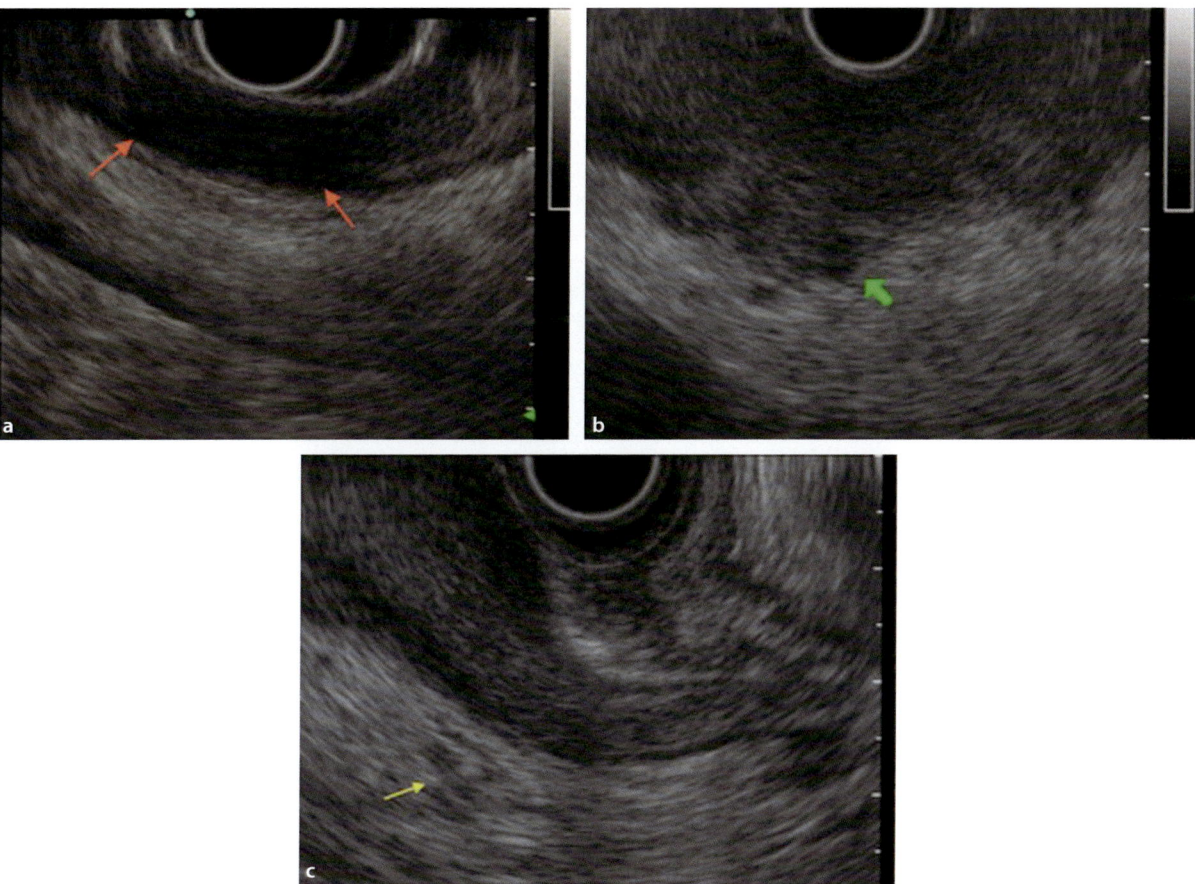

□ **Abb. 4.7a–c**   Staging des Kardiakarzinoms, **a** Kategorie I, **b** Kategorie II, **c** Kategorie III: die *Pfeile* zeigen jeweils die Wandüberschreitung des Tumors über die Muscularis propria hinaus an – sowie eine peritumorale Karzinose neben einem fortgeschrittenen Karzinom bei der Kategorie III

□ **Tab. 4.1** Übersicht über die Staging-Ergebnisse des endoskopischen Ultraschalls (EUS) für die T- und N-Kategorien von Kardia-/ Ösophaguskarzinomen (Metaanalysen: Palmer et al. 2000, Behrens et al. 2013, Hori et al. 2011, Qumseya et al. 2013, Curvers et al. 2010): Sensitivität/Spezifität durch EUS/EUS-FNP

Metaanalyse EUS	Patienten/Studien	Sensitivität/Spezifität T-Kategorie	Sensitivität/Spezifität N-Kategorie
Thosani et al. 2012	1019/19	Frühe Karzinome[a] (T1a/T1b): T1a: 85 %/87 % T1b: 86 %/86 %	–
Puli et al. 2008	2585/49	T1: 82 %/96 % T2: 81 % /94 % T3: 91 %/94 % T4: 92 %/97 %	EUS: 85 %/85 % EUS-FNP: 97 %/96 %
Van Vliet 2008	1841/31 5 Studien zu zöliakalen Lymphknoten	–	EUS: 80 %/70 % Zöliakale Lymphknoten (früher „M1a"): 85 %/96 %
Tranchemontagne 2009	n.a./n.a.	<T2: –/**75 %** ≥ T2: 97 %/- T4: –/99 %	76 %/67 % Zöliakale Lymphknoten (früher „M1a"): 75 %/94 %

[a] In dieser Literaturarbeit ist die Treffsicherheit für frühe Karzinome angegeben.
n.a. nicht angegeben

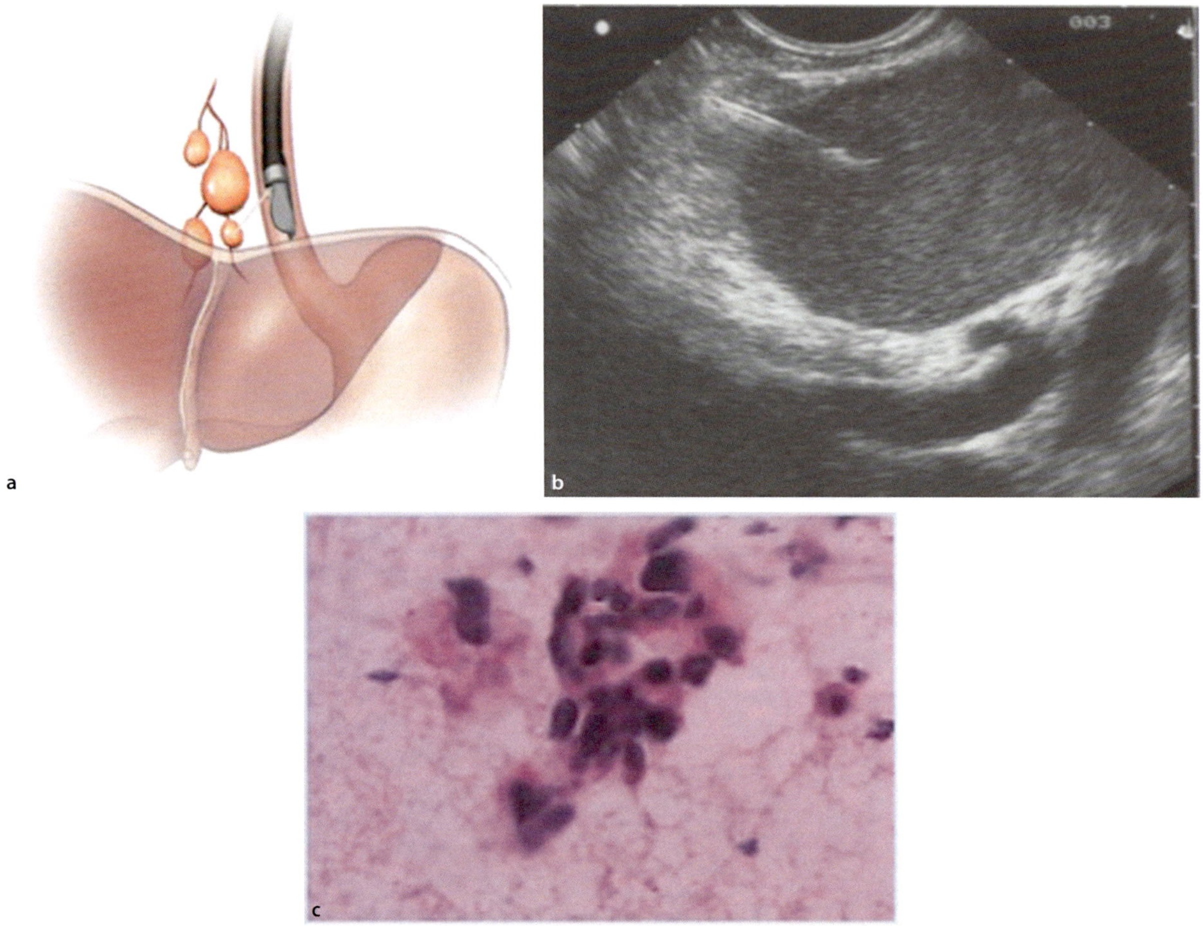

a

b

c

■ **Abb. 4.8a–c**   Zöliakale, kleinkurvaturseitige abdominelle Lymphknotenmetastasen, **b** Feinnadelbiopsie, **c** Zytologie

Tumoren fast immer fortgeschrittenen (≥T3-) Karzinomen entsprechen. Die vorhandenen Studien weisen eine hohe Heterogenität durch Verwendung verschiedenster Geräte, Prozessorgenerationen und Techniken auf (mechanische und digitale Radial- und Longitudinalscanner, Minisonden, nur wenige Studien mit Feinnadelpunktionen EUS-FNP), was die Vergleichbarkeit einschränkt. Die T-Kategorie wird im EUS ähnlich wie in der CT etwas häufiger überschätzt (Median EUS 10,6 %; CT 9,4 %) als unterschätzt (Median EUS 7,6 %; CT 6,7 %). Schwierigkeiten gibt es v.a. beim lokalen Staging von T2-Karzinomen, bei denen aufgrund von peritumoralen, entzündlichen Prozessen in bis zu 12,5 % ein Overstaging beobachtet wird.

Der EUS kann nicht zwischen HG-IEN und mukosalen Frühkarzinomen unterscheiden, da eine peritumorale Entzündung ultraschall-morphologisch identisch aussehen kann (■ Abb. 4.9). Sie kann aber bei dieser Fragestellung vor geplanter endoskopischer Resektion (ER): EMR (endoskopische Mukosadissektion) oder ESD (endoskopische Submukosadissektion) zum Ausschluss bisher nicht vermuteter, wandüberschreitender Tumorprozesse bei vermeintlichem Frühkarzinom und ggf. zur Diagnostik von – bei Frühkarzinomen sehr seltenen – regionären Lymphknotenmetastasen eingesetzt werden. In bis zu 8–12 % der

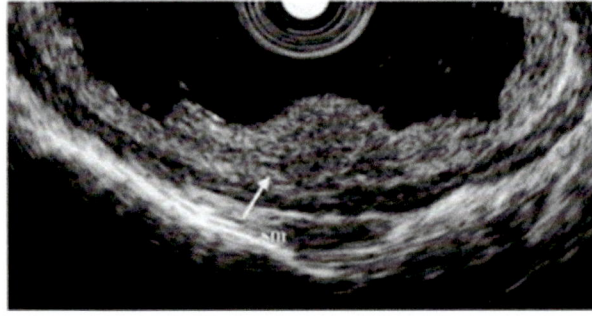

■ **Abb. 4.9**   Endoskopischer Ultraschall mit Minisonden. Frühkarzinom bei einem Barrett-Ösophagus im lokalen Stadium uT1 N0

□ **Tab. 4.2** Direkter Vergleich der eingesetzten Staging-Verfahren bei der Aufdeckung von Lymphknotenmetastasen (Metaanalysen: Palmer et al. 2000, Behrens et al. 2013, Hori et al. 2011, Qumseya et al. 2013, Curvers et al. 2010)

TEST	Gepoolte Sensitivität (95 % CI)	Gepoolte Spezifität (95 % CI)	Gepoolte Treffsicherheit (95 % CI)
EUS-FNP	81 % (0,76–0,85)	73 % (0,63–0,80)	77 % (0,72–0,81)
MD-CT	54 % (0,48–0,61)	87 % (0,79–0,92)	65 % (0,60–0,70)
FDG-PET	52 % (0,44–0,60)	82 % (0,65–0,92)	69 % (0,60–0,77)

CI Konfidenzintervall

Fälle in der Praxis kann man mittels EUS bildgebend bisher unbeschriebener, „okkulter" Leberherde im linken Leberlappen sowie andere suspekte pathologische Befunde wie Aszites oder Pleuraverdickungen erkennen und teilweise mittels EUS-FNP weiter abklären. Fakultativ können „distante" (tumorferne) LK-Metastasen paraaortal oder parathyreoidal mittels EUS-FNP gesichert werden, vor allem zöliakale LK-Metastasen beim Plattenepithelkarzinom (□ Abb. 4.8). Der Einsatz der KM(Kontrastmittel)-Endosonografie (CE-EUS, „contrast-enhanced endoscopic ultrasonography") und der Ultraschall-Elastografie sind neue Methoden, okkulte und kleine Metastasen verbessert zu erkennen und ggf. die FNP zu verbessern, größere Datensammlungen (bzw. „Evidenz") liegen hierzu noch nicht vor.

Die N-Kategorie ist also ein weiterer wichtiger prognostischer Parameter beim Ösophaguskarzinom. Die EUS-FNP sollte daher großzügig zur Diagnostik aller distanten, unklaren Lymphknoten in der Praxis eingesetzt werden. □ Tab. 4.2 zeigt hierzu eine Übersicht der Leistungsfähigkeit des nodalen Stagings für verschiedene Verfahren. Allerdings ist hier zu bemerken, dass alle hierin eingegangenen Studien bisher die alte UICC-Klassifikation von 2002 verwendeten, die distante „zöliakale" Lymphknoten als Fernmetastasen („M1a") wertete, was bei der aktuellen UICC-Version 7 von 2009 geändert wurde. Außerdem finden Arbeiten mit technisch verbesserten Geräten sowie dem Einsatz neuer Verfahren (z. B. Kontrastmittel-EUS, Low-MI-EUS, Elastografie) bei diesen Analysen bisher keine Berücksichtigung.

Interessanterweise zeigt eine ganz neue Studie (Wani et al. 2015), dass eine genaue Staging-Diagnostik mittels Endosonografie (EUS) und/oder PET-CT sogar mit einem verbesserten Überleben der betroffenen Patienten einhergeht. Hintergrund ist dabei, dass ein genaueres Staging sich wohl in einer differenzierten Patientenindividualisierung für die Therapie übersetzt. So lassen sich Patientengruppen finden, die von einer individuell besser angepassten Therapie profitieren und dann länger überleben. Zusammenfassend sollte die EUS daher großzügig zum lokalen Tumor-Staging eingesetzt werden, wenn die Ergebnisse einen Einfluss auf das weitere klinische Vorgehen haben und der Patient durch die Untersuchung nicht gefährdet wird.

Literatur

Behrens A et al. (2013) How safe is sedation in gastrointestinal endoscopy? A multicentre analysis of 388,404 endoscopies and analysis of data from prospective registries of complications managed by members of the Working Group of Leading Hospital Gastroenterologists (ALGK). Z Gastroenterol 51(5): 432–436

Curvers WL, Alvarez Herrero L, Wallace MB et al. (2010) Endoscopic tri-modal imaging is more effective than standard endoscopy in identifying early-stage neoplasia in Barrett's esophagus. Gastroenterol 139(4): 1106–1114

Hori K, Okada H, Kawahara Y et al. (2011) Lugol-voiding lesions are an important risk factor for a second primary squamous cell carcinoma in patients with esophageal cancer or head and neck cancer. Am J Gastroenterol 106(5): 858–866

Palmer JB et al. (2000) Evaluation and treatment of swallowing impairments. Am Fam Physician 61(8): 2453–2462

Porschen R, Buck A, Fischbach W et al. (2015) S3-Leitlinie Diagnostik und Therapie der Plattenepithelkarzinome und Adenokarzinome des Ösophagus. Z Gastroenterol 53(11): 1288–1347. doi: 10.1055/s-0041-107381

Puli SR, Reddy JB, Bechtold ML et al. (2008) Staging accuracy of esophageal cancer by endoscopic ultrasound: a meta-analysis and systematic review. World J Gastroenterol 14(10): 1479–1490

Qumseya BJ, Wang H, Badie N et al. (2013) Advanced imaging technologies increase detection of dysplasia and neoplasia in patients with Barrett´s esophagus: a meta-analysis and systematic review. Clin Gastroenterol Hepatol 11: 1562–1570

Stiles BM, Mirza F, Coppolino A et al. (2011) Clinical T2-T3N0M0 esophageal cancer: the risk of node positive disease. Ann Thorac Surg 92: 491–496

Thosani N (2012) Diagnostic accuracy of EUS in differentiating mucosal versus submucosal invasion of superficial esophageal cancers: a systematic review and meta-analysis. Gastrointest Endosc 75(2): 242–253

Tranchemontagne J (2009) Stadification initiale du cancer de l'oesophage: revue systematique sur la performance des methodes diagnostiques. Initial staging of oesophageal cancer: systematic

review of the performance of diagnostic methods. Agence d'evaluation des technologies et des modes d'intervention en sante
(AETMIS). ETMIS 5 (6) Montreal

Uedo N et al. (2011) Role of narrow band imaging for diagnosis of
early-stage esophago-gastric cancer: current consensus of
experienced endoscopists in Asia-Pacific region. Dig Endosc 23:
1443–1661

van Vliet EP, Heijenbrok-Kal MH, Hunink MG et al. (2008) Staging
investigations for oesophageal cancer: a metaanalysis. Br J Cancer
98(3): 547–557. doi: 10.1038/sj.bjc.6604200

Wani S, Das A, Rastogi A et al. (2015) Endoscopic ultrasonography in
esophageal cancer leads to improved survival rates: results from
a population-based study. Cancer 121 (2):c194–201. doi: 10.1002/
cncr.29043

Radiologische Primär- und Ausbreitungsdiagnostik des Magen- und Kardiakarzinoms

M. Kolb, R. Aydin, M. Notohamiprodjo, R. Marcus

© Springer-Verlag GmbH Deutschland 2017
M.E. Kreis, H. Seeliger (Hrsg.), *Moderne Chirurgie des Magen- und Kardiakarzinoms*,
DOI 10.1007/978-3-662-53188-4_5

Sowohl in der Lokaldiagnostik als auch in der Ausbreitungsdiagnostik spielt die radiologische Bildgebung eine wichtige Rolle in der diagnostischen Aufarbeitung des Magenkarzinoms. In der Lokaldiagnostik ist die konventionelle Röntgendiagnostik weitestgehend durch die Endoskopie abgelöst worden, allerdings liegt die Stärke der Schnittbildgebung in der Bestimmung des wandüberschreitenden Wachstums und somit in der Bestimmung des vor allem fortgeschrittenen T-Stadiums. In der Ausbreitungsdiagnostik können lokoregionäre und distante Lymphknoten- und hämatogene Metastasen diagnostiziert werden, welches einen wichtigen Einfluss auf Outcome und Therapie hat. Letztendlich dient die Bildgebung auch zur Kontrolle des Therapieerfolgs. In diesem Kapitel soll zunächst eine Übersicht über verfügbare bildgebende Techniken gegeben werden und danach die Rolle in der Lokal- und Ausbreitungsdiagnostik diskutiert werden.

5.1   Radiologische Untersuchungstechniken

5.1.1   Konventionelle Röntgendiagnostik

Die konventionelle Röntgendiagnostik war lange Zeit die zentrale primäre Bildgebung des Gastrointestinaltrakts. Hierbei wird durch Gabe von Kontrastmittel (Barium oder Jod) eine Füllung der Hohlorgane erzielt. Durch gleichzeitige Gabe von Kontrastmittel und Gas konnte eine Distension des Gastrointestinaltrakts mit einem entsprechenden Wandbeschlag durch das Kontrastmittel erreicht werden. Die konventionelle Bildgebung des Magenkarzinoms ist aber mittlerweile größtenteils von der Computertomografie (CT) und Endoskopie verdrängt worden. Der Doppelkontrast-Bariumschluck ist daher noch bei Misserfolg der Endoskopie durch Hiatusherniation oder Magenvolvulus oder bei Karzinomverdacht im Bereich der Kardia als primäre Bildgebung indiziert und wird in diesem Kapitel nur noch der Vollständigkeit halber beschrieben.

Für die Gabe von Barium sind der Verdacht auf Perforation sowie kürzlich erfolgte Operationen und Biopsien eine absolute Kontraindikation, da freies Barium zur akuten Mediastinitis und Peritonitis führt. Alternativ bieten sich niederosmolare nichtionische Jodlösungen an, welche auch bei Verdacht auf rezidivierende Aspirationen angewendet werden sollen, allerdings eine geringere Dichte und Wandadhäsion aufweisen. Insgesamt werden für die Doppelkontrastuntersuchung ca. 70 ml Kontrastmittelbrei appliziert. Zur Distension des Magens und zur besseren Abgrenz- und Beurteilbarkeit der Magenschleimhaut durch Doppelkontrast wird handelsübliches Brausepulver oder CO_2-Granulat verwendet. Um einen homogenen Wandbeschlag

zu erreichen, ist die unterschiedliche Positionierung, d. h. Drehen des Patienten um die eigene Achse entscheidend. Die Untersuchung kann zusätzlich mit Glukagon (Kontraindikation: Phäochromozytom und Insulinom) oder Buscopan (Kontraindikation: Glaukom und KHK) zur Spasmolyse und Passageverlangsamung erweitert werden. Diese Technik der konventionellen Bildgebung ist durch die emittierende Röntgenstrahlung mit einer Dosis von ungefähr 0,5–1,5 mSv assoziiert, was einer ungefähren Dosis von ca. 25–75 Thoraxröntgenuntersuchungen entspricht (Ware et al. 1999).

Nach wie vor einen wichtigen klinischen Stellenwert hat die postoperative röntgenologische Kontrolle der Dichtigkeit der Anastomosen und der Magendarmpassage. Diese kann dynamisch mit Einfachkontrast durch jodhaltige Kontrastmittel dargestellt werden. Hierbei wird aber auf die Gabe des Brausepulvers verzichtet.

5.1.2   Computertomografie

Die Verdrängung der konventionellen Bildgebung zur Primärdiagnostik des Magenkarzinoms ist der zunehmenden Etablierung des endoskopischen Ultraschalls sowie der großen Verbreitung der Multidetektor-Computertomografie (MDCT) geschuldet. Bei der Computertomografie kommen mittlerweile bis zu 2 Röntgenröhren und bis zu 384 Detektorzeilen zum Einsatz. Spasmolytika sind zur Beurteilung des Magens daher mit moderner Mehrschicht-Computertomografie nicht mehr standardmäßig nötig, da die Untersuchungszeit sehr kurz ist. Durch dünne Schichtdicken (bis zu 0,6 mm) werden multiplanare 3-D-Rekonstruktion in koronarer und sagittaler Ausrichtung mit erhöhter diagnostischer Aussagekraft möglich (Kim et al. 2015). Um eine hohe Bildqualität zu erzielen, ist eine Distension zur optimalen Beurteilung der nun entfalteten Magenwand nötig. Die Literatur ist sich uneins, ob ein oraler Negativkontrast (also Wasser) oder Positivkontrast (Kontrastmittel) zur Füllung des Magens verabreicht werden sollte (Ba-Ssalamah et al. 2003, Kumano et al. 2005, Mani et al. 2001, Kim et al. 2005). Man tendiert jedoch dazu, Wasser als oralen Negativkontrast zu geben, da hiermit eine bessere Abgrenzung von Magenwand und Magenlumen erzielen werden kann. Zudem kann der hohe Kontrast des intraluminalen Kontrastmittels kleinere Magenwandläsionen maskieren und dementsprechend unentdeckt bleiben (Horton u. Fishman 2003). Orales positives Kontrastmittel sollte eher bei Verdacht auf eine Magenabgangsstenose oder eine Fistel verabreicht werden. Die intravenöse Gabe von nichtionischem jodhaltigem Kontrastmittel ist entscheidend, da dadurch der Kontrast der Magenwand, der zuführenden arteriellen und venösen Gefäße sowie der umliegenden Organe bzw. Lymphknoten erhöht und maligne Läsionen erst erkennbar werden. In der arteriellen Phase lassen sich Aussagen über die arterielle Versorgung treffen, was einen hohen Stellenwert in der Operationsplanung hat (Osaki et al. 2015). Die Tumordiagnostik selbst wird in portalvenöser Phase durchgeführt, da zu diesem Zeitpunkt eine optimale Kontrastierung der Organe und Lymphknoten vorliegt.

Bei der sog. virtuellen Gastroskopie/Gastrografie wird der Magen maximal distendiert und eine 3-D-Rekonstruktion ähnlich zur echten Gastroskopie berechnet. Es muss aber erwähnt werden, dass diese Technik mit einem erhöhten Zeitaufwand und zusätzlicher Strahlung, aufgrund einer zusätzlichen Akquisition in der Rechtsseitenlage, assoziiert ist und hier vom Radiologen der Nutzen gegenüber anderen etablierten Techniken wie der endoskopischen Ultrasonografie abgewogen werden sollte. Die Strahlenbelastung dabei ist von Faktoren wie akquirierten Phasen, Größe des Patienten und Modalitätsgeneration abhängig. Dementsprechend ist hier von einer ungefähren Strahlenbelastung von durchschnittlich ca. 8 mSv auszugehen, wobei in der Literatur eine Spannweite zwischen 3,5 und 25 mSv angegeben wird (Mettler et al. 2008).

5.1.3 Positronenemissionstomografie-Computertomografie

Bei der Positronenemissionstomografie (PET) wird dem Patienten ein radioaktiv markierter Tracer injiziert, welcher sich im Körper in bestimmten metabolisch aktiven Geweben anreichert. Hierbei ist die bevorzugte Substanz mit einem Fluorisotop markierte Glukose (18F-2-FDG), da bei Krebserkrankungen sowohl ein gesteigerter Stoffwechsel als auch eine Präferenz für Glukose vorliegen (Atay-Rosenthal et al. 2012).

Die von dem nach Aufnahme ins Gewebe resultierenden Zerfall ausgehende Strahlung wird vom Tomografen erfasst und als 3-dimensionales Bild angezeigt. Diese Form der Bildgebung auf Basis von Stoffwechselunterschieden benachbarter Gewebe prädestiniert die PET-Technik zur Metastasensuche (Hopkins u. Yang 2011), bei welcher sich das 18F-FDG-PET als eine der sensitivsten nichtinvasiven Bildgebungsmodalitäten erweist (Lim et al. 2006, Kinkel et al. 2002). Die Quantifizierung der Glukoseaffinität erfolgt durch den maximalen „standardized uptake value" (SUV_{max}), welcher sehr reproduzierbar, aber zwischen verschiedenen Scannern nicht vergleichbar ist, sodass jede Einrichtung ihre eigenen Grenzwerte bestimmen muss (Hopkins u. Yang 2011). Der SUV-Wert ist das Verhältnis zur injizierten Aktivität und errechnet sich wie folgt:

SUV = Aktivitätskonzentration [Bq/ml] × Normierungswert/applizierte Aktivität [Bq]

Im Unterschied zur CT und MRT kann durch das PET oft auch zwischen reaktiver Hyperplasie und metastatischem Befall von Lymphknoten unterschieden werden. Der hierbei sehr gute positive prädiktive Wert bei der Differenzierung der Dignität hat oft direkte Relevanz auf weitere Therapieentscheidungen (Sun et al. 2008).

Der wesentliche Nachteil der PET-Technik besteht in der auf Zerfallsstrahlung basierenden geringen räumlichen Auflösung. Dieser Malus kann durch die Kombination mit einer weiteren Bildgebungsmodalität in Form einer PET-CT (bzw. PET-MRT) kompensiert werden, wodurch diese eine zunehmende Rolle sowohl im präoperativen Staging als auch im therapeutischen Monitoring einnehmen (Atay-Rosenthal et al. 2012). Obwohl die radioaktiv markierte Glukose eine geringe Halbwertszeit im Bereich von wenigen Stunden aufweist, ist die zusätzliche Strahlenbelastung einer PET-CT im Vergleich zu einer CT in der Größenordnung von einem Fünftel bis zur Hälfte gesteigert, mit einer zusätzlichen Dosis von ca. 10 mSv, entsprechend der 3-fachen jährlichen natürlichen Strahlenexposition (Huang et al. 2009).

Um diese Akkumulation an Strahlenbelastung zu vermeiden, geht in einer noch relativ jungen Entwicklung ein Trend hin zur Kombination der PET und Magnetresonanztomografie(MRT)-Modalitäten in Form von PET-MRT-Hybridgeräten. Diese führen die PET- und MRT-Bildgebung entweder parallel (um Fehler durch eine Repositionierung zu minimieren) oder sequenziell durch. Für beide Varianten ist allerdings zu konstatieren, dass aufgrund der im Vergleich zur PET-CT wesentlich längeren Akquisitionsdauer und dem höheren technischen (Korrektur von Bewegungsartefakten und Fusionierung mit den PET-Aufnahmen) und personellen Aufwand die klinische Realisierbarkeit als Standardverfahren noch unklar erscheint (Pépin et al. 2014, Hamill et al. 2008, Callahan et al. 2011). Insbesondere zur standardisierten Metastasensuche des Magenkarzinoms ist daher damit zu rechnen, dass PET-MRT-Verfahren auf absehbare Zeit nicht an die Bedeutung der CT und PET-CT-Technik heranreichen werden.

5.1.4 Magnetresonanztomografie

Die Magnetresonanz- oder Kernspintomografie (MRT) ist eine Alternative zur CT-Diagnostik. Die große Stärke der MRT ist der hohe Weichteilkontrast, jedoch ist sie insgesamt empfindlich für Bewegungsartefakte und Kosten und Verfügbarkeit sind ungünstiger im Vergleich zur CT.

Für die Magnetresonanztomografie sind die Protonen des Wasserstoffatoms im Wasser relevant (Plewes u. Kucharczyk 2012). Bei der Akquisition werden Radiofrequenzimpulse eingestrahlt. Hierdurch kommt es zur Auslenkung des eigenen Magnetfelds der Protonen und zur sog. Magnetresonanz. Diese kann durch Oberflächenspulen wieder aufgenommen und verarbeitet werden. Durch die Fourier-Transformation der Frequenz- und

Phasenkodierung kann die räumliche Information wieder rekonstruiert werden.

Bei der primären Untersuchung des Magens kann stilles Wasser oder Ananassaft als orales Kontrastmittel verwendet werden. Analog zur konventionellen Bildgebung wird eine intravenöse Buscopangabe analog zur Durchleuchtung zur Motilitätsreduktion verwendet. Typischerweise werden T1- und T2-gewichtete Sequenzen vor allem in axialer Schichtführung und T1-gewichtete Sequenzen nach gadoliniumhaltiger Kontrastmittelgabe verwendet. Die Verwendung fettgesättigter Sequenzen erhöht die Abgrenzbarkeit wandüberschreitender Prozesse. Die diffusionsgewichtete Bildgebung verwendet das körpereigene Wasser als endogenes Kontrastmittel und weist eine hohe Sensitivität für entzündliche und tumoröse Prozesse auf. Der apparente Diffusionskoeffizient (ADC) reflektiert das Ausmaß der Diffusionseinschränkung und weist eine Korrelation zur Zelldichte auf, jedoch spielt auch die Mikrozirkulation eine Rolle (Liang et al. 2015). Der ADC weist jedoch eine große Variabilität zwischen verschiedenen Sequenzen und Scannern auf, sodass die Vergleichbarkeit zwischen verschiedenen Patientenkollektiven derzeit eingeschränkt ist (Donati et al. 2014).

Die Hauptindikation zur Durchführung einer MRT im Kontext eines Magenkarzinoms ist jedoch die Abklärung von möglichen Lebermetastasen. Hier hat die MRT aufgrund ihres hohen Weichteilkontrasts vor allem in Kombination mit hepatospezifischen Kontrastmitteln große Vorteile gegenüber der Sonografie oder CT (Liang et al. 2015). Die Ganzkörper-Magnetresonanztomografie ist weiterhin eine mögliche Alternative zur Ganzkörper-CT, allerdings sind der Untersuchungsaufwand und -kosten bedeutend höher, sodass sie nur vereinzelt zum Einsatz kommt (Malik et al. 2015).

Neben fehlender Strahlenbelastung können auch Allergien gegen CT-Kontrastmittel oder manifeste Hyperthyreosen weitere Gründe für eine Magnetresonanztomografie des Magens sein, wobei auch Allergien gegen gadoliniumhaltige Kontrastmittel vorliegen können. Weiterhin ist eine eingeschränkte Nierenfunktion ein Risikofaktor für eine nephrogene systemische Fibrose, sodass hier Sinn und Nutzen abgewägt werden müssen. Klassische Kontraindikationen sind Platzangst sowie MR-untaugliche Implantate, wobei mittlerweile der Großteil der orthopädisch-unfallchirurgischen MR-tauglich und sogar auch einige spezielle Herzschrittmacher und Schmerzpumpen unter bestimmten Bedingungen zugelassen worden sind. Jedoch handelt es sich bei letzteren Implantaten um eine jeweils zu prüfende Einzelentscheidung.

5.2   Lokale Diagnostik

Die Hauptindikation der radiologischen Bildgebung besteht neben einer möglichst korrekten Diagnose des T-Stadiums nach dem AJCC (American Joint Committee on Cancer,

---

▣ **Tab. 5.1** T-Stadien-Einteilung nach dem AJCC

TX	Primärtumor kann nicht bestimmt werden.
T0	Keine Evidenz für einen Primärtumor
Tis	Carcinoma in situ: Intraepithelialer Tumor ohne Invasion der Lamina propria mucosae
T1a	Infiltration der Mukosa
T1b	Infiltration der Submukosa
T2	Infiltration der Muscularis propria
T3	Infiltration des subserösen Bindegewebes und auch Wachstum entlang des Ligamentum gastrocolicum oder gastrohepaticum, bis das Omentum majus oder minus erreichend ohne Invasion des Serosa
T4a	Infiltration der Serosa
T4b	Infiltration von Nachbarorganen

▣ **Tab. 5.2** Läsionstypen nach Gold

Typ	Merkmal
1	Polypoide Erhöhung
2	Plaqueartiger Charakter
3	Irregulär berandeter ulzerierender Defekt und angrenzend nodulär umkonfigurierte Mukosa

---

Washington 2010, ▣ Tab. 5.1) vor allem in der Einschätzung einer Beteiligung von benachbarten Strukturen und daraus folgend einer möglichen Operabilität/ operativen Strategie. Die Informationen der radiologischen Bildgebung sind komplementär zur Endoskopie und Endosonografie zu sehen.

Bei frühen Magenkarzinomen entspricht der Befund häufig einem Befund, der sich nach Gold in drei Läsionstypen einteilen lässt (Gold et al. 1984, ▣ Tab. 5.2).

5.2.1   Konventionelle Diagnostik

Polypoide Tumoren zeigen häufig eine glatt berandete und lobulierte Ausfüllung. Rein polypoides Wachstum lässt sich bildmorphologisch oft nicht von Non-Hodgkin-Histiozytenzellen-Lymphomen (NHL) unterscheiden. NHL-Manifestationen im Gastrointestinaltrakt machen ca. 3–5 % aller malignen Neoplasien aus und davon kommen ca. 60 % primär im Magen vor (Ferreri u. Montalban 2007). Der Unterschied zwischen nichtmalignem und malignem Ulkus ist im Vergleich zur regulären Mukosa zu suchen. Benigne Ulzerationen sind in der seitlichen Aufnahme durch einen plötzlichen Höhenverlust gekennzeichnet. Maligne Ulzera hingegen besitzen häufig einen heterogen-plastischen Rand mit zentralem Krater. In der Magenvorderwand gibt sich so das Bild eines Doppelrings in Bauchlage, auch „mexican-hat-sign" genannt. Der äußere Ring entspricht der Tumorausdehnung und der innere der Ulzeration. In der kleinen Kurvatur werden die flachen Läsionen mit Randsaum und zentralem Ulkus Carman-Kirkland-Meniskus-Komplex genannt. Rein infiltratives Wachstum mit verdickten Falten, nodulärem Charakter und Spiculae ist meist pylorusnah zu finden. Fortgeschrittene Karzinome zeigen sich heterogen mit polypoiden, ulzerierenden und infiltrativen Komponenten. Der diffuse Befall der Magenwand zeigt sich als Linitis plastica, was auch den Namen „leather-bottle-sign" trägt. Dieses typische starre Bild ohne Motilität entsteht durch das gleichzeitige Vorliegen von ausgeprägter Fibrose und infiltrativem Tumorwachstum.

5.2.2 Computertomografie

Hinsichtlich der Primärdiagnostik stehen vor allem Operabilität und Möglichkeit der Größenreduktion im Vordergrund. Im Gegensatz zu der anatomischen Schichtung der Magenwand in Mukosa, Submukosa, Muscularis propria, Subserosa und Serosa ist in der Computertomografie eine Dreischichtung in deutlich KM-aufnehmende Mukosa, hypodense Submukosa und hyperdense Muskularis darzustellen (Minami et al. 1992). Dies bildet die Grundlage zur

Beurteilung des T-Stadiums. Eine unauffällige distendierte Magenwand sollte nicht mehr als 2–3 mm messen. Fokale Wandverdickungen im Antrum sowie im ösophagogastralen Übergang kommen häufig vor und stellen sich oft als nicht pathologisch dar (Pickhardt u. Asher 2003, Thompson et al. 1984). Analog zum Bariumschluck lassen sich hier bei geringem Tumorstadium die 3 Läsionstypen nach Gold, wie oben angeführt, unterscheiden (Gold et al. 1984).

Die Unterscheidung zwischen T1- und T2-Stadium ist nur durch moderne CT-Geräte möglich. Hier ist theoretisch auch eine Unterscheidung zwischen T1a und T1b möglich, d. h. Infiltration der Lamina propria der Mukosa (T1a) oder Submukosa (T1b; Lee et al. 2010; ☐ Abb. 5.1). Zur Klassifizierung von Tumoren im frühen Stadium hat die CT jedoch nur eine niedrige diagnostische Wertigkeit, welches sich in einer Sensitivität von 23–41 % und Spezifität von 15 % wiederspiegelt (Shimizu et al. 2005, Takao et al. 1998), hier erscheinen endoskopische Methoden überlegen. Die Endosonografie (Botet et al. 1991, Bohle et al. 2011) kann einen T1- von einem T2-Tumor mit einer Sensitivität von 85 % und eine Spezifität von 90 % unterscheiden. Eine Unterscheidung zwischen einem T1a- und T1b-Tumor gelingt mit der Endosonografie mit einer Sensitivität von 87 % und einer Spezifität von 78 % (Mocellin u. Pasquali 2015).

Magenüberschreitendes Wachstum muss bei Aufhebung der den Magen umgebenden Fettlamelle vermutet werden. Die definitive Unterscheidung zwischen T4a und T4b, d. h.

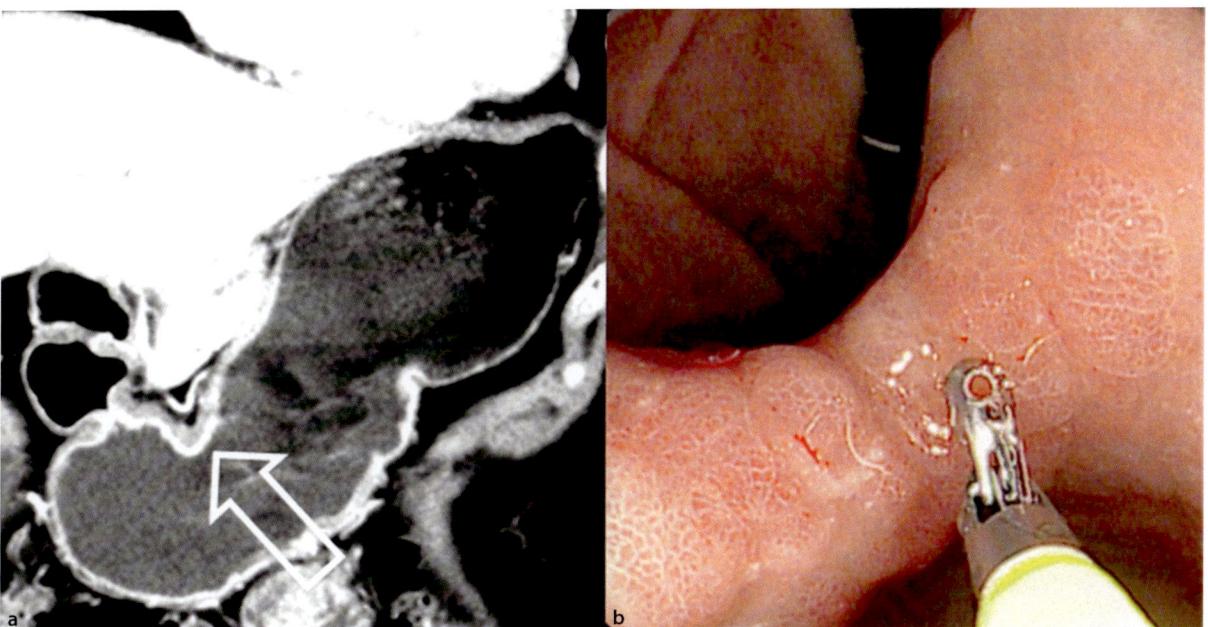

☐ **Abb. 5.1a,b**   Magenkarzinom T1. 74 Jahre alte Patientin mit endoskopisch vermutetem Magenkarzinom mit T1- bis T2-Stadium an der Incisura angularis. **a** In der Computertomografie ist hier in Kenntnis der Endoskopie eine geringe Auftreibung der Mukosa und eine vermehrte Kontrastmittelaufnahme sichtbar (*Pfeil*). **b** Nach Zangenbiopsie des auffälligen Endoskopiebefundes wurde ein Adenokarzinom mit Infiltration der Mukosa nachgewiesen. Insgesamt ergab sich nach Gastrektomie ein T1N0M0-Stadium

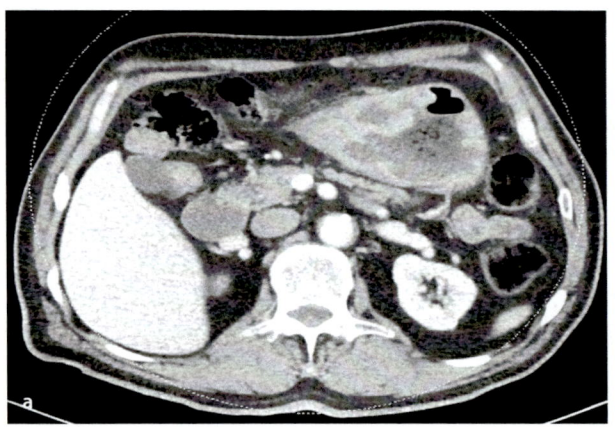
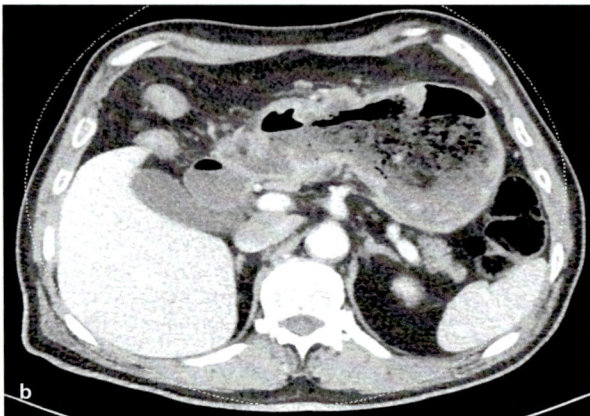

■ **Abb. 5.2a,b**   Magenkarzinom T4a. 64 Jahre alter Patient mit histologisch gesichertem ventral betontem Magenkarzinom mit großem Ulkus an der Magenvorderwand (**a**, *Pfeil*). In der KM-verstärkten Computertomografie ist eine deutliche Unschärfe der Magenwand zum mesenterialen Fettgewebe als Hinweis auf eine beginnende Infiltration der Serosa nachzuweisen, sodass ein T3- bis T4a-Stadium zu vermuten ist. **b** Des Weiteren liegt ein pathologisch vergrößerter Lymphknoten (*kleiner Pfeil*) direkt angrenzend an den Tumor vor. Nach Gastrektomie zeigte sich ein T4aN2M0-Stadium

ob nur die Serosa infiltriert ist (T4a; ■ Abb. 5.2) oder auch angrenzende Strukturen infiltriert sind (T4b; ■ Abb. 5.3), ist CT-morphologisch aufgrund der mangelnden Darstellung der Serosa oft nicht abschließend möglich, obwohl der Einbruch in die Serosa in einer Studie mit 41 Patienten mit einer diagnostische Genauigkeit von 93 % beschrieben worden ist (Kumano et al. 2005, Lee et al. 2012). Jedoch hat die CT im fortgeschrittenen Stadium mit einer Erkennungsrate von 82–96 % einen hohen Stellenwert. Die virtuelle Gastroskopie hat eine hohe diagnostische Genauigkeit auch für kleine Läsionen (Sensitivität und Spezifität >90 %) und kann vor allem in der Differenzierung von T1a und T1b eingesetzt werden (Kim et al. 2005 Hwang et al. 2010). Allerdings hat das Verfahren sich noch nicht als Standard zur primären

Magenbildgebung entwickelt und wird nur an spezialisierten Zentren angeboten.

5.2.3   Magnetresonanztomografie

Die Magnetresonanztomografie wird selten zur radiologischen Lokaldiagnostik verwendet, da die Untersuchungszeiten im Vergleich zur CT deutlich länger sind und daher ein zeitgleiches Staging anderer Organbereiche nur schwer durchführbar ist. Auch ist die Empfindlichkeit gegenüber Bewegungsartefakten groß, der höhere Weichgewebekontrast kann aber zur besseren Tumorabgrenzung nützlich sein. Es wurden bisher nur wenige Studien durchgeführt, welche die Wertigkeit der Magnetresonanztomografie in der Lokaldiagnostik untersuchten. Eine beispielhafte Studie von Maccioni et al. (2010) zeigte, dass die Bestimmung des T-Stadiums aufgrund des höheren Weichgewebskontrast der CT gering überlegen war.

Die diffusionsgewichtete Bildgebung erlaubte in einzelnen Studien eine bessere Abgrenzbarkeit des Primärtumors von der Magenschleimhaut und eine bessere Bestimmung der muralen Invasionstiefe (Liang et al. 2015, Yamada et al. 2015). Das Ausmaß der Diffusionseinschränkung im Primärtumor korreliert mit der histologischen Klassifizierung nach Lauren (Liu et al. 2014) und ist ein unabhängiger prognostischer Faktor hinsichtlich Tumoraggressivität und klinischem Outcome (Giganti et al. 2015).

Die Ganzkörper-FDG-Positronenemissionstomografie ist aufgrund der geringen räumlichen Auflösung zur Beurteilung der lokalen Tumorausdehnung und Eindringtiefe nicht geeignet, sondern hat ihre Rolle eher im Bereich

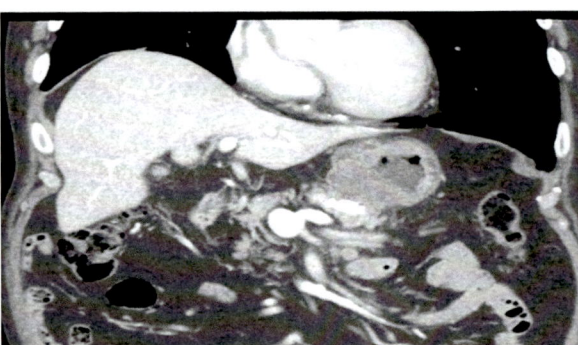

■ **Abb. 5.3**   Magenkarzinom T4b. 70 Jahre alte Patientin mit einem lokal infiltrierendem Magenkarzinom im Bereich der kleinen Kurvatur. Die Computertomografie zeigt, dass die Raumforderung die Magenserosa überschreitet und breitbasig das umgebende mesenteriale Fettgewebe sowie den Pankreaskorpus und die A. lienalis infiltriert (*Pfeil*)

der Ausbreitungsdiagnostik (Smyth u. Shah 2011, Altini et al. 2015, Filik et al. 2015). Anzumerken ist, dass Magenkarzinome vom Siegelringtyp eine verminderte Glukoseaffinität aufweisen und die 18F-FDG-PET-Computertomografie daher falsch negativ ausfallen kann.

5.2.4 Peri- und postoperative Diagnostik

Die transabdominelle Sonografie erlaubt die Untersuchung auf freie oder abgekapselte Flüssigkeitsansammlungen und gibt einen Überblick über die Organverhältnisse. Die postoperativen anatomischen Verhältnisse, die Passage und die Dichtigkeit der Anastomosen können mit der Durchleuchtungsuntersuchung kontrolliert werden. Zur genaueren Darstellung perioperativer Komplikationen ist jedoch die CT am besten geeignet. Blutungen, Fisteln, Anastomoseninsuffizienzen, Perforationen, Passagestörungen und Abszessbildungen können schnell dargestellt werden. Die klinische Fragestellung sollte genau spezifiziert werden, da so das Untersuchungsprotokoll den entsprechenden Bedürfnissen (z. B. arterielle Phase/Positiv- oder Negativkontrast) angepasst werden kann.

5.3 Ausbreitungsdiagnostik

Neben der Bestimmung der lokalen Ausdehnung eines Magenkarzinoms ist die Hauptaufgabe der radiologischen Diagnostik der möglichst genaue Nachweis lokoregionärer (■ Abb. 5.4) oder distanter Metastasen. Hier spielt die

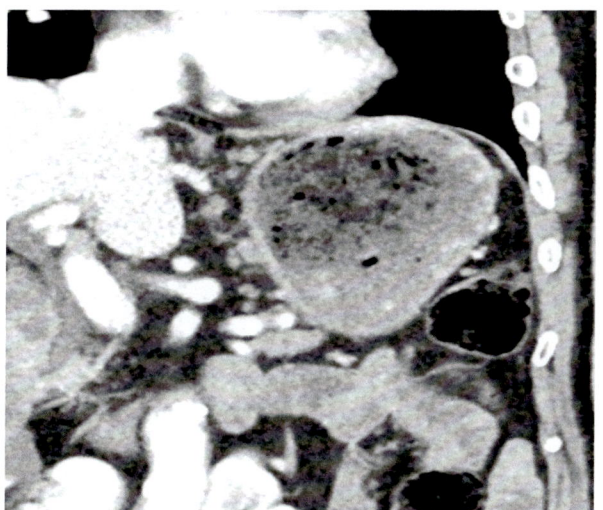

■ **Abb. 5.4** Lokoregionäre Lymphknoten bei Magenkarzinom. 59 Jahre alter Patient mit fortgeschrittenem Magenkarzinom (nicht abgebildet) und lokoregionärer perigastrischer und hepatoduodenaler Lymphknotenmetastasierung (*Pfeile*), welche mit der Computertomografie gut nachgewiesen werden können

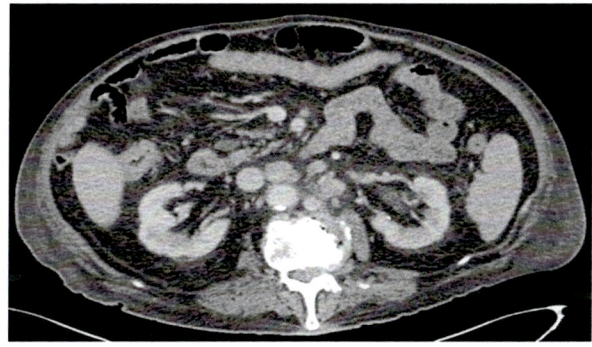

■ **Abb. 5.5** Retroperitoneale Lymphknotenmetastasen. KM-verstärkte Computertomografie eines 77 Jahre alten Patienten mit paraaortalen und interaortokavalen lymphatischen Fernmetastasen (*Pfeile*)

thorakoabdominelle CT die Hauptrolle (■ Abb. 5.5), da sie schnell und kosteneffizient durchführbar sowie mittlerweile nahezu ubiquitär verfügbar ist. Bei unklaren Befunden können die MRT und die PET-CT durchgeführt werden.

5.3.1 Lymphknoten

Der Befall der lokoregionären Lymphknoten wird gemäß N-Stadien-Einteilung der AJCC klassifiziert (Washington 2010, ■ Tab. 5.3).

Als lokoregionäre Lymphknoten gelten hierbei:
- Perigastrische Lymphknoten entlang der kleinen und großen Kurvatur
- Lymphknoten entlang der Aa. gastrica sinistra, hepatica communis, lienalis, coeliaca
- Hepatoduodenale Lymphknoten
- Parakardiale Lymphknoten
- Lymphknoten entlang der Aa. gastrica sinistra und coeliaca
- Diaphragmatische und untere mediastinale paraösophageale Lymphknoten

Metastasen in anderen intraabdominalen Lymphknoten, wie retropankreatischen, mesenterialen und paraaortalen Lymphknoten (früher pN3) werden nach der 6. Neufassung

■ Tab. 5.3 N-Stadien-Einteilung nach dem AJCC	
NX	Befall lokaler Lymphknoten nicht beurteilbar
N0	Keine lokalen Lymphknoten befallen
N1	Metastasen in 1–2 lokalen Lymphknoten
N2	Metastasen in 3–6 lokalen Lymphknoten
N3	Metastasen in 7 oder mehr lokalen Lymphknoten

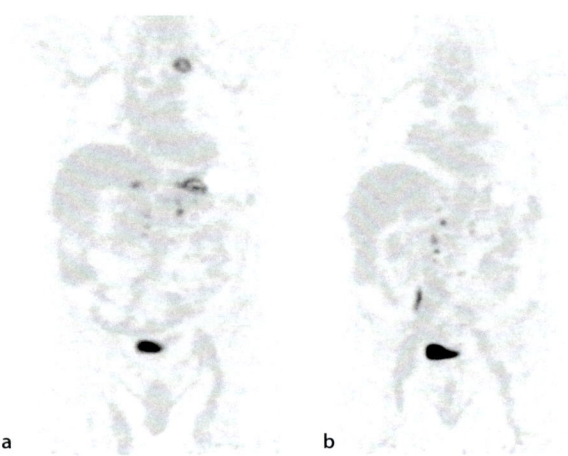

a   b

Abb. 5.6a,b   Ausbreitungsdiagnostik mit der PET-Computertomografie. 18F-FDG-PET-Komponente eines 61 Jahre alten Patienten mit Magenkarzinom (*kleiner Pfeil*) und lokoregionärer und distanter lymphatischer portokavaler und retroperitonealer Metastasierung (*große Pfeile*). Man bemerke v. a. die links supraklavikulare Lymphknotenmetastase. 18F-FDG reichert sich physiologisch im Harnleiter und der Blase an (*gefüllte Pfeile*)

der TNM-Klassifikation als Fernmetastasen (pM1) klassifiziert (Aurello et al. 2006; ■ Abb. 5.5). Besonderes Augenmerk sollte auf die relativ häufig auftretende lymphogene Fernmetastasen im Bereich des Umbilikus (sog. Mary-Joseph-Lymphknoten) und des linken Venenwinkels (sog. Virchow-Lymphknoten; Loh u. Yushak 2007; ■ Abb. 5.6) gelegt werden. Letzterer kann auch mit der Sonografie nachgewiesen werden.

Auffällige Charakteristika für einen Lymphknotenbefall sind eine kugelige Form und ein Kurzachsendurchmesser von >1 cm (Dorfman et al. 1991), wobei für die einzelnen Lymphknotenregionen auch individuelle Grenzwerte von 6–9 mm beschrieben werden (Saito et al. 2015). Allerdings sollte beachtet werden, dass gleichzeitig vorliegende Veränderungen wie z. B. Entzündungen, hämatogene Erkrankungen oder auch eine Leberzirrhose eine Vergrößerung abdomineller Lymphknoten zur Folge haben können (Dodd et al. 1997).

Die diagnostische Genauigkeit zum Nachweis von lokoregionären Lymphknotenmetastasen wurde in mehreren größeren Kollektiven untersucht und liegt bei der modernen MDCT mittlerweile bei ca. 75 % (Saito et al. 2015, Yan et al. 2009). Neben der Anzahl der befallenen Lymphknoten ist auch eine Größe von >2 cm mit einem schlechteren Outcome vergesellschaftet (Cheong et al. 2008).

Während die 18F-FDG-PET-Computertomografie keinen entscheidenden Vorteil für die Diagnostik des Primärtumors bietet, ist sie jedoch gut zur Untersuchung von lokoregionären Lymphknoten geeignet, da auch morphologisch unauffällige Lymphknoten einen erhöhte

FDG-Affinität aufweisen oder die Vergrößerung von Lymphknoten auch nur reaktiv und nicht neoplastisch bedingt sein können. Mehrere Studien zeigten, dass die Sensitivität der PET-CT für Lymphknotenmetastasen niedriger ist, da z. B. Siegelringkarzinome und deren Metastasen nur eine geringe FDG-Affinität aufweisen. Allerdings zeigt sich jedoch übereinstimmend eine spezifischere Darstellung betroffener lokoregionärer Lymphknoten (Altini et al. 2015, Filik et al. 2015, Seevaratnam et al. 2012), sodass die PET-CT hier eine Rolle zur Klärung unklarer Befunde in der primären CT hat.

Das Ausmaß der präoperativen Glukoseaffinität von lokoregionären Lymphknotenmetastasen ist weiterhin ein vom TNM-System unabhängiger Faktor für das rezidivfreie- und das Gesamtüberleben (Song et al. 2015). Es ist allerdings anzumerken, dass die in dieser Studie angegebenen SUV_{max}-Grenzwerte nicht einfach auf andere Patientenpopulationen übertragen werden können, da diese nur für den jeweils eingesetzten Scanner reproduzierbar erhoben werden können.

5.3.2 Fernmetastasen

Fernmetastasen definieren das Stadium IV des Magenkarzinoms und sind daher von wichtigem prognostischen Wert. Wie oben beschrieben gelten alle abdominellen Lymphknoten über die regionalen Lymphabstromgebiete als Fernmetastasen. Besonderes Augenmerk ist hierbei auf umbilikale und supraklavikuläre Lymphknoten zu legen.

Der sog. Krukenberg-Tumor des Ovars entsteht durch direkte peritoneale oder lymphatische Absiedlung (■ Abb. 5.7). Hierbei sind große heterogene Tumoren der Adnexe nachzuweisen, die allerdings bildmorphologisch

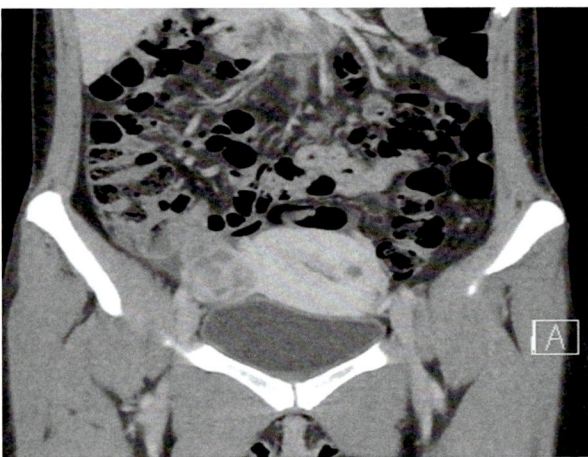

Abb. 5.7   Krukenberg-Tumor – Abtropfmetastase. 57 Jahre alte Patientin mit Magenkarzinom. In der Computertomografie zeigt sich eine ca. 5 cm große heterogene Raumforderung des rechten Ovars (Pfeil), verdächtig auf eine Abtropfmetastase

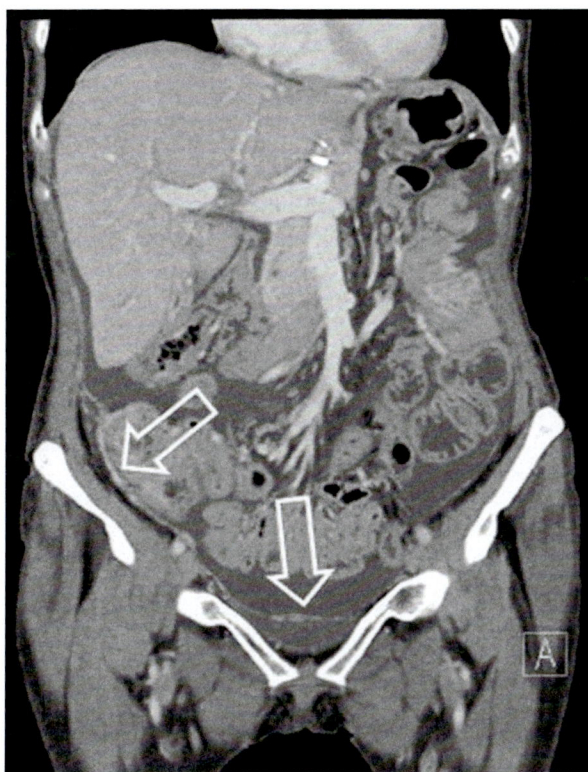

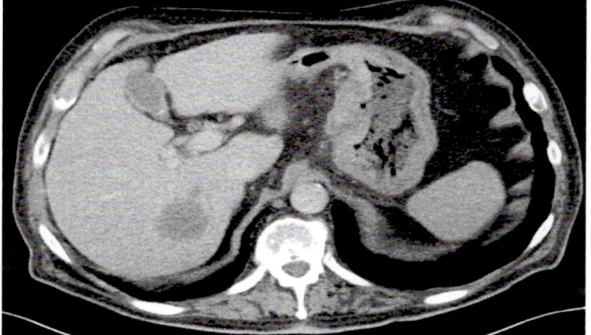

🔳 **Abb. 5.9** Lebermetastasen. 66 Jahre alter Patient mit
Magenkarzinom mit 1,5 und 4 cm großer hypodenser
Raumforderung Lebersegment 7 (*Pfeil*). Die Dichtemessung in
der Computertomografie ergab Werte von ca. 45 HU (Hounsfield-
Einheiten), welche gegen Zysten sprechen (0–20HU)

🔳 **Abb. 5.8** Peritonealkarzinose. 42 Jahre alte Patientin mit
Magenkarzinom. In der Computertomografie zeigt sich ein ubiquitärer
Aszites sowie plaqueartige Verdichtungen des viszeralen Blatts im
Bereich der Bauchwand und um den Ileozökalpol, hinweisend auf eine
Peritonealkarzinose

nicht von primären ovariellen Tumoren unterschieden
werden können. Eine gleichzeitig vorliegende gastrointestinale Raumforderung und ein bilateraler Befall sollten
jedoch an solche eine Abtropfmetastase denken lassen.

Die Peritonealkarzinose kann als solitäre oder multipel
noduläre aber auch als diffuse und gemischt nodulär/diffuse
Verdichtung des Peritoneums bis hin zum „omental cake"
imponieren. Zum Teil sind auch nur diskrete Verdickungen
des peritonealen Blatts nachzuweisen (🔳 Abb. 5.8). Ein bei
Magenkarzinom vorliegender Aszites weist auf eine Peritonealkarzinose hin, auch wenn keine soliden Läsionen nachweisbar sind (Yajima et al. 2006), wobei Flüssigkeitsmengen
von <50 ml keinen Einfluss auf das Überleben haben (Lee
et al. 2011). Die höchste diagnostische Genauigkeit weist
die 18F-FDG-PET-CT auf (>90 %, Computertomografie
<80 %). Hier sind auch pathologische FDG-Anreicherun-
gen nachzuweisen, ohne dass ein CT-morphologisches Kor-
relat ersichtlich sein muss (Kim et al. 2013).

Die beim Magenkarzinom am häufigsten hämatogene Streuung erfolgt über die Pfortader in die Leber
(🔳 Abb. 5.9). Die transabdominelle Sonografie ist geeignet, um schnell einen Übersichtsstatus über die Leber zu
erheben und ist aufgrund der hohen räumlichen Auflösung

geeignet einzelne Befunde genauer diagnostisch aufzuarbei-
ten. Die Gabe von Ultraschallkontrastmittel erhöht hier die
diagnostische Genauigkeit auf das Niveau der Magnetresonanztomografie (Cantisani et al. 2014), ist jedoch sehr
nutzerabhängig. Die MRT ist die genaueste Methode, um
Metastasen der Leber nachzuweisen. Vor allem die Kombination aus diffusionsgewichteter Bildgebung und hepatozy-
tenspezifischen Kontrastmitteln sorgt für eine diagnostische
Genauigkeit >90 % für den Nachweis von Metastasen gastrointestinaler Tumoren (Koh et al. 2012). Lebermetastasen
kommen in der CT hypodens und in der MRT T1-hypo-,
T2-hyperintens zur Darstellung und speichern kein hepa-
tozytenspezifisches Kontrastmittel. Muzinöse Metastasen
eines Siegelringkarzinoms können in bis zu 25 % der Fälle
Verkalkungen aufweisen.

Lungenmetastasen kommen in ca. 1 % der Magenkarzi-
nomfälle vor und sind mit einem geringen Überleben assoziiert. Die CT ist hierbei dem konventionellen Röntgen für
den Nachweis von Läsionen <1 cm deutlich überlegen und
sollte klar bevorzugt werden. Es besteht eine positive Korrelation zwischen hämatogenen pulmonalen Metastasen und
Lebermetastasen, zwischen pleuralen Metastasen und Peritonealkarzinose sowie zwischen lymphatischen Metastasen und Knochen- und Knochenmarksmetastasen (Kong
et al. 2012).

Knochenmetastasen kommen normalerweise als osteo-
lytische Läsionen zur Darstellung (Ahn et al. 2011), können
in seltenen Fällen aber auch osteoblastisch imponieren
(Chung et al. 2002). Der Nachweis erfolgt normalerweise im
Rahmen der thorakoabdominellen CT. Bei unklaren Befunden kann eine weiterführende Diagnostik mittels Knochen-
szintigrafie, MRT oder PET-CT erfolgen.

Die Beurteilung und Kontrolle eines Therapieansprechens sollte vor allem im Rahmen von klinischen Studien
standardisiert und kriterienbasiert erfolgen. Hier haben sich
die Response Evaluation Criteria In Solid Tumors (RECIST)

in ihrer aktuellen Version 1.1 etabliert (Eisenhauer et al. 2009). Ältere Studien werden zum Teil noch nach der Vorgängerversion 1.0 beurteilt (Jang et al. 2013). Das Therapieansprechen wird eingeteilt in „complete remission" – alle Läsionen verschwunden, „partial response/remission" – Größenreduktion der Zielläsionen ≥30 %, „progressive disease" – Größenzunahme der Zielläsionen ≥20 % sowie „stable disease" – weder response noch progressive disease.

Fazit

Die präoperative Diagnostik hat einen hohen Stellenwert in der Therapieplanung des Magenkarzinoms (Seevaratnam et al. 2012). Bariumschluckuntersuchungen haben in der modernen Diagnostik keine Stellenwert mehr und werden nur in Ausnahmefällen bei Kontraindikationen zu den vorbeschriebenen Untersuchungen durchgeführt Die Computertomografie erlaubt komplementär zur endoskopischen Sonografie die Untersuchung der lokaler Tumorausdehnung und die Ausbreitungsdiagnostik (Hwang u. Lee 2014, Choi et al. 2014). Der transabdominelle Ultraschall und die PET-CT können bei bestimmten Fragestellungen durchgeführt werden. Die Magnetresonanztomografie ist eine Alternative bei Patienten, die nicht für eine CT geeignet sind und stellt die beste Methode zum Nachweis von Lebermetastasen dar.

Literatur

Ahn JB, Ha TK, Kwon SJ (2011) Bone metastasis in gastric cancer patients. J Gastric Cancer 11(1): 38–45

Altini C, Niccoli Asabella A, Di Palo A et al. (2015) 18F-FDG PET/CT role in staging of gastric carcinomas: comparison with conventional contrast enhancement computed tomography. Medicine (Baltimore) 94(20): e864

Atay-Rosenthal S, Wahl RL, Fishman EK (2012) PET/CT findings in gastric cancer: potential advantages and current limitations. Imaging Med 4(2): 241–250

Aurello P, D'Angelo F, Nigri G et al. (2006) Comparison between site N-category and number N-category for nodal staging in carcinoma of the gastroesophageal junction: our experience and literature review. Am Surg 72(2): 118–123

Ba-Ssalamah A, Prokop M, Uffmann M et al. (2003) Dedicated multidetector CT of the stomach: spectrum of diseases. Radiographics 23(3): 625–644

Bohle W, Scheidig A, Zoller WG (2011) Endosonographic tumor staging for treatment decision in resectable gastric cancer. J Gastrointestin Liver Dis 20(2): 135–139

Botet JF, Lightdale CJ, Zauber AG et al. (1991) Preoperative staging of gastric cancer: comparison of endoscopic US and dynamic CT. Radiology 181(2): 426–432

Callahan J, Kron T, Schneider-Kolsky M, Hicks RJ (2011) The clinical significance and management of lesion motion due to respiration during PET/CT scanning. Cancer Imaging 11: 224–236

Cantisani V, Grazhdani H, Fioravanti C et al. (2014) Liver metastases: Contrast-enhanced ultrasound compared with computed tomography and magnetic resonance. World J Gastroenterol 20(29): 9998–10007

Chang FY, Chen CY, Lu CL et al. (2004) Undisturbed water gastric emptying in patients of stomach cancer. Hepatogastroenterol 51(58): 1219–1224

Chen CY, Lu CL, Chang FY et al. (2000) Delayed liquid gastric emptying in patients with hepatocellular carcinoma. Am J Gastroenterol 95(11): 3230–3237

Cheong O, Oh ST, Kim BS et al. (2008) Large metastatic lymph node size, especially more than 2 cm: independent predictor of poor prognosis in node-positive gastric carcinoma. World J Surg 32(2): 262–266

Choi JI, Joo I, Lee JM (2014) State-of-the-art preoperative staging of gastric cancer by MDCT and magnetic resonance imaging. World J Gastroenterol 20(16): 4546–4557

Chung YS, Choi TY, Ha CY et al. (2002) An unusual case of osteoblastic metastasis from gastric carcinoma. Yonsei Med J 43(3): 377–380

Dodd GD 3rd, Baron RL, Oliver JH 3rd et al. (1997) Enlarged abdominal lymph nodes in end-stage cirrhosis: CT-histopathologic correlation in 507 patients. Radiol 203(1): 127–130

Donati OF, Chong D, Nanz D et al. (2014) Diffusion-weighted MR imaging of upper abdominal organs: field strength and intervendor variability of apparent diffusion coefficients. Radiology 270(2): 454–463

Dorfman RE, Alpern MB, Gross BH, Sandler MA (1991) Upper abdominal lymph nodes: criteria for normal size determined with CT. Radiology 180(2): 319–322

Eisenhauer EA, Therasse P, Bogaerts J et al. (2009) New response evaluation criteria in solid tumours: revised RECIST guideline (version 1.1). Eur J Cancer 45(2): 228–247

Ferreri AJ, Montalban C (2007) Primary diffuse large B-cell lymphoma of the stomach. Critical Rev Oncol/hematol 63(1): 65–71

Filik M, Kir KM, Aksel B et al. (2015) The role of 18F-FDG PET/CT in the primary staging of gastric cancer. Mol Imaging Radionucl Ther 24(1): 15–20

Giganti F, Orsenigo E, Esposito A et al. (2015) Prognostic Role of Diffusion-weighted MR Imaging for Resectable Gastric Cancer. Radiology 276(2): 444–452

Gold RP, Green PH, O'Toole KM, Seaman WB (1984) Early gastric cancer: radiographic experience. Radiol 152(2): 283–290

Hamill JJ, Bosmans G, Dekker A (2008) Respiratory-gated CT as a tool for the simulation of breathing artifacts in PET and PET/CT. Medical Physics 35(2): 576–585

Hopkins S, Yang GY (2011) FDG PET imaging in the staging and management of gastric cancer. J Gastrointestinal Oncol 2(1): 39–44

Horowitz M, Wishart JM, Jones KL, Hebbard GS (1996) Gastric emptying in diabetes: an overview. Diabetic Medicine 13(9 Suppl 5): S16–22

Horton KM, Fishman EK (2003) Current role of CT in imaging of the stomach. Radiographics 23(1): 75–87

Huang B, Law MW-M, Khong P-L (2009) Whole-body PET/CT scanning: estimation of radiation dose and cancer risk. Radiol 251(1): 166–174

Hwang SW, Lee DH, Lee SH et al. (2010) Preoperative staging of gastric cancer by endoscopic ultrasonography and multidetector-row computed tomography. J Gastroenterol Hepatol 25(3): 512–518

Hwang SW, Lee DH (2014) Is endoscopic ultrasonography still the modality of choice in preoperative staging of gastric cancer? World J Gastroenterol 20(38): 13775–13782

Jang GS, Kim MJ, Ha HI et al. (2013) Comparison of RECIST version 1.0 and 1.1 in assessment of tumor response by computed tomography in advanced gastric cancer. Chin J Cancer Res 25(6): 689–964

Kim JH, Park SH, Hong HS, Auh YH (2005) CT gastrography. Abdom Imaging 30(5): 509–517

Kim HW, Won KS, Zeon SK et al. (2013) Peritoneal carcinomatosis in patients with ovarian cancer: enhanced CT versus 18F-FDG PET/CT. Clin Nucl Med 38(2): 93–97

Kim JW, Shin SS, Heo SH et al. (2015) The role of three-dimensional multidetector CT gastrography in the preoperative imaging of stomach cancer: emphasis on detection and localization of the tumor. Korean J Radiol 16(1): 80–89

Kinkel K, Lu Y, Both M et al. (2002) Detection of hepatic metastases from cancers of the gastrointestinal tract by using noninvasive imaging methods (US, CT, MR imaging, PET): a meta-analysis. Radiology 224(3): 748–756

Koh DM, Collins DJ, Wallace T et al. (2012) Combining diffusion-weighted MRI with Gd-EOB-DTPA-enhanced MRI improves the detection of colorectal liver metastases. Br J Radiol 85(1015): 980–989

Kong JH, Lee J, Yi CA et al. (2012) Lung metastases in metastatic gastric cancer: pattern of lung metastases and clinical outcome. Gastric Cancer 15(3): 292–298

Kumano S, Murakami T, Kim T et al. (2005) T staging of gastric cancer: role of multi-detector row CT. Radiology 237(3): 961–966

Lee IJ, Lee JM, Kim SH et al. (2010) Diagnostic performance of 64-channel multidetector CT in the evaluation of gastric cancer: differentiation of mucosal cancer (T1a) from submucosal involvement (T1b and T2). Radiology 255(3): 805–814

Lee H, Hwang HS, Chang DK et al. (2011) Clinical significance of minimal ascites of indeterminate nature in gastric adenocarcinoma without peritoneal carcinomatosis: long-term follow-up study. Hepato-gastroenterology 58(105): 137–142

Lee MH, Choi D, Park MJ, Lee MW (2012) Gastric cancer: imaging and staging with MDCT based on the 7th AJCC guidelines. Abdom Imaging 37(4): 531–540

Liang J, Lv H, Liu Q et al. (2015) Role of diffusion-weighted magnetic resonance imaging and apparent diffusion coefficient values in the detection of gastric carcinoma. Int J Clin Experimental Med 8(9): 15639–41567

Lim JS, Yun MJ, Kim M-J et al. (2006) CT and PET in stomach cancer: preoperative staging and monitoring of response to therapy. RadioGraphics 26(1): 143–156

Liu S, Guan W, Wang H et al. (2014) Apparent diffusion coefficient value of gastric cancer by diffusion-weighted imaging: correlations with the histological differentiation and Lauren classification. Eur J Radiol 83(12): 2122–2128

Loh KY, Yushak AW (2007) Images in clinical medicine. Virchow's node (Troisier's sign). N Engl J Med 357(3): 282

Maccioni F, Marcelli G, Al Ansari N et al. (2010) Preoperative T and N staging of gastric cancer: magnetic resonance imaging (MRI) versus multi detector computed tomography (MDCT). Clin Ter 161(2): e57–62

Malik V, Harmon M, Johnston C et al. (2015) Whole body MRI in the staging of esophageal cancer – a prospective comparison with whole body 18F-FDG PET-CT. DigSurg 32(5): 397–408

Mani NB, Suri S, Gupta S, Wig JD (2001) Two-phase dynamic contrast-enhanced computed tomography with water-filling method for staging of gastric carcinoma. Clin Imaging 25(1): 38–43

Mettler FAJr, Huda W, Yoshizumi TT, Mahesh M (2008) Effective doses in radiology and diagnostic nuclear medicine: a catalog. Radiology 248(1): 254–263

Minami M, Kawauchi N, Itai Y et al. (1992) Gastric tumors: radiologic-pathologic correlation and accuracy of T staging with dynamic CT. Radiol 185(1): 173–178

Mocellin S, Pasquali S (2015) Diagnostic accuracy of endoscopic ultrasonography (EUS) for the preoperative locoregional staging of primary gastric cancer. Cochrane Database Syst Rev 2: CD009944

Osaki T, Saito H, Murakami Y et al. (2015) Usefulness of preoperative assessment of perigastric vascular anatomy by dynamic computed tomography for laparoscopic gastrectomy. Yonago Acta Medica 58(4): 157–164

Pépin A, Daouk J, Bailly P et al. (2014) Management of respiratory motion in PET/computed tomography: the state of the art. Nucl Med Commun 35(2): 113–122

Pickhardt PJ, Asher DB (2003) Wall thickening of the gastric antrum as a normal finding: multidetector CT with cadaveric comparison. AJR Am J Roentgenol 181(4): 973–979

Plewes DB, Kucharczyk W (2012) Physics of MRI: a primer. J Magn Reson Imaging 35(5): 1038–1054

Saito T, Kurokawa Y, Takiguchi S et al. (2015) Accuracy of multidetector-row CT in diagnosing lymph node metastasis in patients with gastric cancer. Eur Radiol 25(2): 368–374

Seevaratnam R, Cardoso R, McGregor C et al. (2012) How useful is preoperative imaging for tumor, node, metastasis (TNM) staging of gastric cancer? A meta-analysis. Gastric Cancer 15(Suppl 1): S3–S18

Shimizu K, Ito K, Matsunaga N et al. (2005) Diagnosis of gastric cancer with MDCT using the water-filling method and multiplanar reconstruction: CT-histologic correlation. AJR Am J Roentgenol 185(5): 1152–1158

Smyth EC, Shah MA (2011) Role of (1)(8)F 2-fluoro-2-deoxyglucose positron emission tomography in upper gastrointestinal malignancies. World J Gastroenterol 17(46): 5059–5074

Song BI, Kim HW, Won KS et al. (2015) Preoperative Standardized Uptake Value of Metastatic Lymph Nodes Measured by 18F-FDG PET/CT Improves the Prediction of Prognosis in Gastric Cancer. Medicine (Baltimore) 94(26): e1037

Sun L, Su XH, Guan YS et al. (2008) Clinical role of 18F-fluorodeoxyglucose positron emission tomography/computed tomography in post-operative follow up of gastric cancer: initial results. World J Gastroenterol 14(29): 4627–4632

Takao M, Fukuda T, Iwanaga S et al. (1998) Gastric cancer: evaluation of triphasic spiral CT and radiologic-pathologic correlation. J Comput Assist Tomogr 22(2): 288–294

Tatsuta M, Iishi H, Okuda S (1990) Gastric emptying in patients with fundal gastritis and gastric cancer. Gut 31(7): 767–769

Thompson WM, Halvorsen RA, Foster W Jr et al. (1984) Computed tomography of the gastroesophageal junction: value of the left lateral decubitus view. J Comput Assist Tomogr 8(2): 346–349

Thor PJ, Popiela T, Sobocki J (2002) Pancreatic carcinoma-induced changes in gastric myoelectric activity and emptying. Hepatogastroenterol 49(43): 268–270

Ware DE, Huda W, Mergo PJ et al. (1999) Radiation effective doses to patients undergoing abdominal CT examinations. Radiology 210(3): 645–650

Washington K (2010) 7th edition of the AJCC cancer staging manual: stomach. Ann Surg Oncol 17(12): 3077–3079

Yajima K, Kanda T, Ohashi M et al. (2006) Clinical and diagnostic significance of preoperative computed tomography findings of ascites in patients with advanced gastric cancer. Am J Surg 192(2): 185–190

Yamada I, Hikishima K, Miyasaka N et al. (2015) q-space MR imaging of gastric carcinoma ex vivo: Correlation with histopathologic findings. Magnetic Resonance Med. 2015 Aug 29, doi: 10.1002/mrm.25905

Yan C, Zhu ZG, Yan M et al. (2009) Value of multidetector-row computed tomography in the preoperative T and N staging of gastric carcinoma: a large-scale Chinese study. J Surg Oncol 100(3): 205–214

Zwart IM de, Roos A de (2010) MRI for the evaluation of gastric physiology. Eur Radiol 20(11): 2609–2616

Endoskopische Verfahren und palliative Therapie

Endoskopische Mukosaresektion und Submukosadissektion

C. Bojarski

© Springer-Verlag GmbH Deutschland 2017
M.E. Kreis, H. Seeliger (Hrsg.), *Moderne Chirurgie des Magen- und Kardiakarzinoms*,
DOI 10.1007/978-3-662-53188-4_6

Die endoskopischen Resektionsverfahren prämaligner und maligner Läsionen im Ösophagus und Magen haben in den vergangenen 10 Jahren immer mehr an Bedeutung gewonnen. Die Detektion früher Neoplasien durch die diagnostische Endoskopie wurde erst möglich durch die Einführung der hochauflösenden Videoendoskopie mit ihren hilfreichen Zusatzfunktionen (digitale Chromoendoskopie, Zoom-Endoskopie usw.). Aufgrund der Limitationen der in Europa und der westlichen Welt etablierten endoskopischen Mukosaresektion (EMR) bestand der Wunsch nach En-bloc-Resektion größerer Areale mit gleichzeitiger Resektion eines ausreichenden lateralen und basalen Sicherheitsabstandes. Die endoskopische Submukosadissektion (ESD) ist eine in der asiatischen Welt entwickelte und dort seit mehr als 15 Jahren fest etablierte endoskopische Resektionstechnik, die die Grenzen der EMR überschreitet und die En-bloc-Resektion großflächiger oberflächlicher mukosaler Karzinome ermöglicht.

6.1   Einleitung und Epidemiologie

Bei der endoskopischen Submukosadissektion können durch Dissektion der Submukosa knapp oberhalb der Lamina muscularis propria oberflächlich wachsende Tumoren quasi „untertunnelt" und somit in einem Stück (en-bloc) reseziert werden. Die Tatsache, dass diese spannende und durch die asiatischen Kollegen immer weiter perfektionierte endoskopische Präparationstechnik der ESD nur an sehr wenigen Zentren in Europa und Deutschland sicher beherrscht und angewendet wird, liegt auf der Hand: Die Prävalenz des Magenkarzinoms in Deutschland und Europa nimmt ab und ist derzeit um den Faktor 2–3 niedriger als beispielsweise in Japan (Japan: 30–40/100.000; Deutschland: 15–23/100.000). Darüber hinaus sind 50–60 % der Magenkarzinome in Japan Frühkarzinome, in Deutschland werden nur 5–10 % der Magenkarzinome als Frühkarzinome detektiert. Andererseits nehmen Adenokarzinome des ösophagogastralen Übergangs wie beispielsweise das Barrett-Karzinom in Europa tendenziell eher zu, sie sind jedoch im asiatischen Raum wiederum eher selten anzutreffen. Diese epidemiologischen Daten legen nahe, dass Tumorgenese und -biologie in der westlichen und asiatischen Welt ganz unterschiedlich ablaufen, erklären aber auch, warum die ESD möglicherweise in Europa nur in wenigen Zentren als endoskopische Resektionstechnik etabliert werden kann. In Europa und Deutschland gibt es aus genannten Gründen kein endoskopisches Screening zum Nachweis von frühen Karzinomen des ösophagogastralen Übergangs oder des Magenfrühkarzinoms.

Nicht unerwähnt bleiben darf die Tatsache, dass in Zeiten von DRG sowie der zunehmenden Ökonomisierung im Gesundheitswesen komplexe zeit- und materialaufwendige endoskopische Prozeduren nicht adäquat abgebildet sind und somit keine angemessene Vergütung erfahren.

6.2   Wann EMR, wann ESD?

Vor der lokalen endoskopischen Therapie eines distalen Ösophagus- bzw. Magenfrühkarzinoms sollte leitliniengerecht zunächst ein Tumor-Staging erfolgen, dabei kommen neben der Abdomensonografie auch die Endosonografie und schnittbildgebende Verfahren (CT von Thorax/Abdomen) zum Einsatz. Für die endoskopische Resektion eines Frühkarzinoms müssen bestimmte Voraussetzungen erfüllt sein: Grundsätzlich sollten nur gut (G1) oder mäßig differenzierte (G2) mukosale Tumoren endoskopisch reseziert werden (T1a). Bei Zeichen der submukosalen Infiltration (T1b) sollte sorgfältig unter Berücksichtigung vorhandener Komorbiditäten die endoskopische und die chirurgische Therapie mit dem Patienten diskutiert werden. Beim Magenfrühkarzinom kommen nur Tumoren vom intestinalen Typ für eine endoskopische Resektion in Frage, Tumoren vom diffusen Typ sollten ausnahmslos operiert werden. Tumoren bis 1,5 cm können relativ sicher, solche bis 2 cm häufig noch mittels EMR reseziert werden. Tumoren >2 cm oder diejenigen mit kleinen oberflächlichen Ulzerationen lassen sich durch EMR nicht mehr vollständig entfernen. Um dennoch eine vollständige En-bloc-Resektion zu ermöglichen, kann in erfahrenen Zentren eine ESD durchgeführt werden. Die japanischen Kollegen haben Kriterien für die endoskopische Resektion von Magenfrühkarzinomen definiert und später durch Hinzunahme von erweiterten Kriterien für die ESD ergänzt (Gotoda et al. 2006; Ono et al. 2016). Danach können oberflächlich wachsende Tumoren bis 3 cm mit maximaler Infiltration der oberen Submukosa (sm1 bzw. <500 μm Infiltrationstiefe) gerade noch endoskopisch reseziert werden. Die präinterventionelle Diagnostik der Submukosainfiltrationstiefe ist selbst in geübten Händen schwierig. In früheren Arbeiten schien bereits ab der Infiltration des oberen Submukosadrittels ein Lymphknotenmetastasierungsrisiko von 15–20 % vorzuliegen, neuere Arbeiten aus asiatischen Arbeitsgruppen können dies nicht bestätigen und gehen von einem niedrigen Lymphknotenmetastasierungsrisiko aus, wenn die Resektionskriterien eingehalten werden (Choi et al. 2016). Anhand der genannten Grenzfälle zeigt sich bereits deutlich der Unterschied der Tumorbiologie in der östlichen und westlichen Welt, denn ein in Europa diagnostiziertes Magenkarzinom von 3 cm Größe wird in aller Regel die Submukosa bereits verlassen und mindestens bereits die Muscularis propria infiltriert haben (T2). In Japan dagegen sind oberflächliche mukosale oder knapp die Submukosa infiltrierende Frühkarzinome jedoch viel häufiger, hier kann die ESD bei diesen Patienten als sinnvolle und in vielen Fällen kurative minimal-invasive endoskopische Therapie empfohlen werden. Mittlerweile liegt auch eine sehr gute Datenlage zur ESD bei Tumoren des ösophagogastralen Übergangs vor (Omae et al. 2013).

6.3 Praktische Vorgehensweisen

Die apparative Ausstattung der Endoskopieabteilung, in der eine EMR bzw. eine ESD durchgeführt wird, sollte den Qualitätsanforderungen der gastrointestinalen Endoskopie entsprechen (zur Orientierung s. S2k-Leitlinie über http://www.dgvs.de). In aller Regel werden in Deutschland endoskopische Interventionen in Propofolsedierung durchgeführt, daraus ergibt sich ein zusätzlicher Bedarf an Personal zur Überwachung und Dokumentation der Sedierung (s. auch hier S3-Leitlinie zur Sedierung in der gastrointestinalen Endoskopie über http://www.dgvs.de). Neben hochauflösenden Videoendoskopie-Einheiten kommen heutzutage in der Regel CO_2-Insufflatoren sowie Spülpumpen zur Anwendung. Das Zubehör für die Resektion wird von diversen Herstellern in breitem Umfang angeboten. Weitere Informationen zu allen Aspekten der ESD finden sich in einem sehr detaillierten und umfangreichen Übersichtsartikel (Hochberger et al. 2013).

6.3.1 Endoskopische Mukosaresektion (EMR)

Für die Durchführung einer EMR gibt es mehrere Möglichkeiten (◘ Abb. 6.1). Am häufigsten wird die Multiband-Kappenresektion eingesetzt. Hierfür wird ein klassisches Varizenligaturset mit beispielsweise 6 vormontierten Ligaturringen kombiniert mit einer durch den Arbeitskanal parallel zum Faden eingeführten Schlinge. Auf dem Markt erhältlich sind Multiband-Mukosektomie-Sets für diagnostische und therapeutische Gastroskope. Sowohl am ösophagogastralen Übergang als auch bei der Anwendung im Magen kann bei der Multiband-EMR auf eine vorherige submukosale Injektion zur Anhebung der Läsion verzichtet werden. Unter bestimmten Bedingungen kann die vorherige submukosale Injektion einer geringen Menge an Flüssigkeit allerdings auch Sinn machen zur Minimierung des Perforationsrisikos insbesondere nach endoskopischer Vorbehandlung oder bei ausgeprägten Schleimhautatrophien. Nach Lokalisation der Läsion wird diese in die Kappe eingesaugt und „ligiert", anschließend wird ober- oder unterhalb des Ligaturringes mit der elektrischen Schlinge in üblicher Technik polypektomiert. Das Präparat kann direkt in die Kappe gesaugt und sofort geborgen werden. Jedes Präparat sollte einzeln auf Formalin asserviert werden, ggf. kann ein

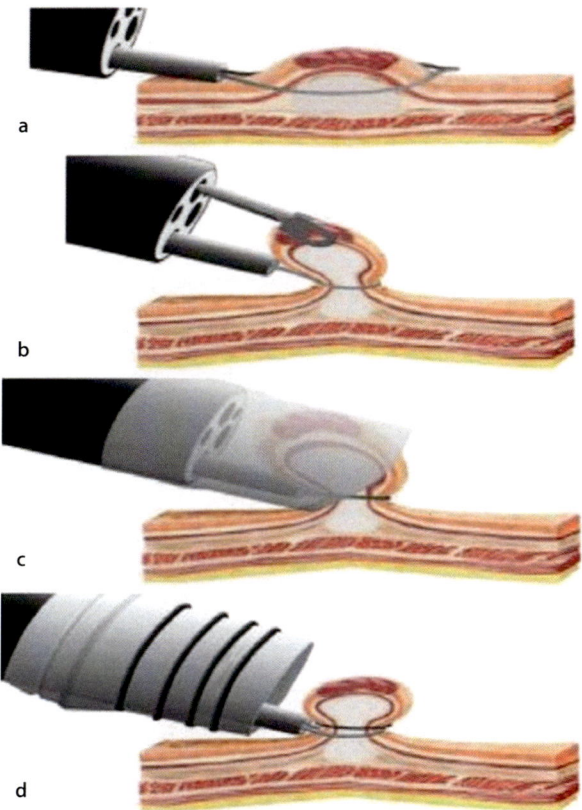

◘ **Abb. 6.1a–d** Standardmethoden der EMR: **a** Schlingenmukosektomie, **b** Schlingenmukosektomie nach Anheben der Läsion durch eine Zange (Zwei-Kanal-Endoskop), **c** Kappenmukosektomie, **d** Multiband-Ligatur mit anschließender Schlingenmukosektomie. (Mod. nach Gotoda et al. 2006)

Mukosektomiepräparat vor Fixierung auch auf Kork aufgespannt werden. Ein nochmaliges Vorspiegeln ist sinnvoll zur Beurteilung der Abtragungsränder und der Frage, ob eine primäre oder prophylaktische Blutstillung erfolgen muss. Gegebenenfalls können weitere Mukosektomien in der Umgebung des Primärresektates erfolgen bei Unsicherheiten bezüglich des Abtragungsrandes.

6.3.2 Endoskopische Submukosadissektion (ESD)

Die ESD ist wesentlich komplexer und auch zeitaufwendiger als die EMR, die Vorbereitung des Arbeitsplatzes vor Beginn der eigentlichen Untersuchung erfordert daher auch deutlich mehr Zeit verglichen mit der EMR. Alle Arbeitsschritte müssen vorausschauend geplant und das jeweilige Zubehör bereitgehalten werden. Eine Single-Shot-Antibiose vor der ESD wird allgemein empfohlen. Die Durchführung einer ESD mit CO_2-Insufflation ist mittlerweile Standard. Die Verwendung eines an einen separaten Spülkanal des

Endoskopes angeschlossenen Spülsystems kann sehr hilfreich sein z. B. zur Verbesserung der Sichtverhältnisse beim Auftreten kleiner Blutungen. Eine weiche Aufsatzkappe wird auf die Endoskopspitze aufgesetzt und sichert einen ausreichenden Abstand zur Submukosa und die Abgrenzung zu den benachbarten Schichten. Vor der ESD wird der Untersucher das Resektionsmesser auswählen, mit dem er am besten arbeiten kann. Jedes der verfügbaren ESD-Messer ist grundsätzlich für die Dissektion geeignet. Auch unter den japanischen Kollegen herrscht keine Einigkeit darüber, welches Resektionsmesser bei welcher Läsion eingesetzt werden sollte. Mittlerweile gibt es Messer, die gleichzeitig koagulieren, mit Wasserstrahl submukosal injizieren und mit Strom dissezieren, dadurch entfällt das Wechseln der Katheter. Bei Änderung der Präparationsbedingungen (z. B. bei oberflächlichen Tumoren an der Angulusfalte mit Änderung der Präparationswinkel) kann der Wechsel des Resektionsmessers die Dissektion erleichtern. Der Ablauf einer ESD lässt sich in mehrere Einzelschritte aufgliedern:

- Markierung der Läsion
- Elevation durch submukosale Injektion
- Zirkuläre Umschneidung der Läsion
- Dissektion der Submukosa

Die Läsion wird zuerst in aller Regel mittels Koagulation zirkulär 3–5 mm vom lateralen Tumorrand entfernt markiert, bei der folgenden Dissektion sollten die Markierungspunkte mit reseziert werden, um den Sicherheitsabstand auch am Präparat einzuhalten. Für die submukosale Injektion eignen sich Lösungen, die länger in der Submukosa verbleiben, neben 6 %iger Hydroxyäthylstärke kommen Hyaluronsäure oder 10 %iges Glycerol in Frage. Häufig werden den Lösungen Indigokarmin und verdünnte Suprarenin-Lösung (1:250.000) beigegeben. Die Verwendung von Mischlösungen ist möglich und zahlreich beschrieben. Während der Dissektion wird es immer wieder nötig sein, weitere Portionen der Injektionslösung in die Submukosa zu geben, um die Präparation sicher durchzuführen. Nach zirkulärer Markierung erfolgt die zirkuläre Umschneidung der Läsion. Ist durch Inzision der Mukosa der Zugang zur Submukosa einmal geschaffen, wird mit dem Resektionsmesser die eigentliche Submukosadissektion begonnen. Während der Dissektion ist die Übersicht und klare Abgrenzung der mukosalen Schicht von der Seite der Muskelschicht essenziell. Im „Tunnel" der Submukosa kann es bei fortwährender Peristaltik und jederzeit auftretenden kleinen Blutungen insbesondere für den ESD-Anfänger manchmal schwer sein, jederzeit die Übersicht zu behalten. Am Ende der Dissektion lässt sich das Präparat nach Durchtrennen der letzten Submukosafasern ablösen und peroral bergen.

Während der Dissektion auftretende kleine Blutungen aus Gefäßen der Submukosa müssen zur raschen Wiederherstellung der Übersicht sofort versorgt werden, neben der reinen Koagulation (z. B. durch APC) eignen sich auch kleine Koagulationszangen, die mit monopolarem Strom direkt das zwischen den Zangen gehaltene Gefäß lokal koagulieren können, für eine effektive Blutstillung. Das Resektat wird im Anschluss immer auf Kork gespannt, um dem Untersucher die Aufsicht auf das gesamte Präparat mit seinen Grenzen und dem Pathologen die genaue Lage und Position darzustellen. Das proximale oder distale Ende des Tumors wird aus diesem Grunde häufig mit 2 oder 3 Extra-Markierungspunkten versehen, um eine klare anatomische Zuordnung der Ränder zu ermöglichen. Nach Bergung des Präparates erfolgt gelegentlich die Versorgung von kleinen Blutgefäßen im Abtragungsgrund durch Applikation von Hämoclips und/oder nochmaliger Nachbearbeitung mit der Koagulationszange. Patienten nach ESD verbleiben unter Medikation mit Protonenpumpenhemmer-Therapie, eine Routinegastroskopie am Folgetag („second look") wird noch immer kontrovers diskutiert, scheint aber auf die Post-ESD-Blutung keinen Einfluss zu haben (Abb. 6.2).

6.4   Ergebnisse nach ESD

Eine sehr große Anzahl an retrospektiven, inzwischen teilweise aber auch prospektiven Studien liegt mittlerweile vor, um die R0-Resektionsraten, Komplikationsraten, die Rezidivfreiheit sowie das Auftreten metachroner Magenkarzinome nach endoskopischen Resektionsverfahren genauer zu untersuchen. Aufgrund der langen Historie dieser endoskopischen Resektionstechnik in Korea und Japan liegen aus diesen Ländern bereits auch die ersten 10-Jahres-Follow-up-Daten vor (Abe et al. 2015). 1526 Patienten wurden in diese Studie eingeschlossen und die kumulative 10-Jahre-Inzidenz für das Auftreten metachroner Magenkarzinome ermittelt. 238 Patienten mit metachronem Karzinom wurden ermittelt, davon wurden 215 erneut der endoskopischen Resektion zugeführt und 183 Patienten konnten erneut R0-reseziert werden. Das krankheitsspezifische Überleben der 1526 beobachteten Patienten nach 5 und 10 Jahren betrug 99,2 bzw. 92.5 % (Abe et al. 2015). Aus der gleichen Arbeitsgruppe kam 2013 auch die erste Analyse zum Langzeit-Outcome nach ESD bei undifferenzierten intramukosalen Karzinomen bis 2 cm. Bei 46 von 79 eingeschlossenen Patienten war eine R0-Resektion möglich, bei keinem dieser Patienten traten innerhalb des Beobachtungszeitraumes von 76 Monaten ein Rezidiv oder Lymphknotenmetastasierung auf (Abe et al. 2013). Die zitierten Arbeiten mit ausführlicher Langzeit-Nachbeobachtung von bis

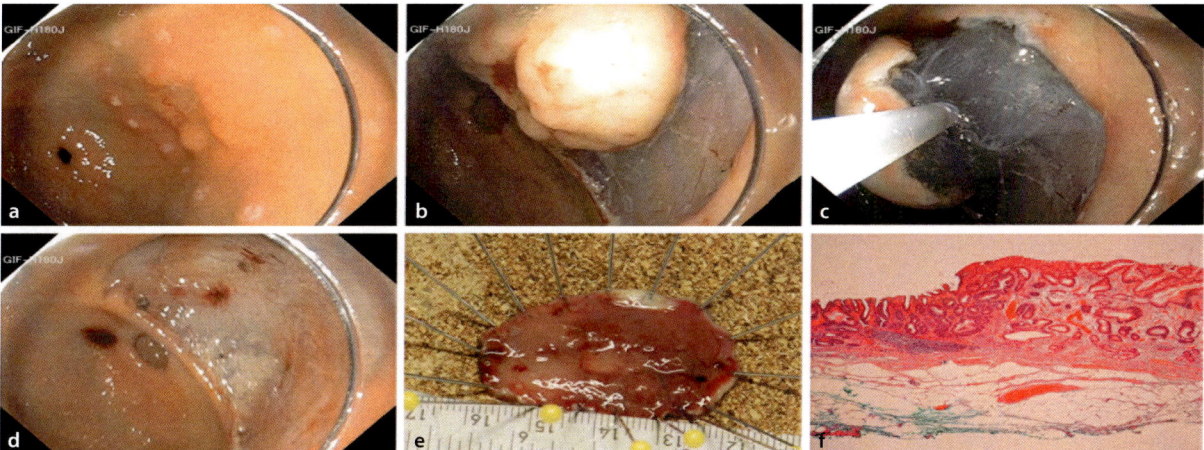

◻ **Abb. 6.2a–f**   ESD bei Magenfrühkarzinom T1a, 64-jährige Patientin, 20-mm-Läsion mit Randwall und zentraler Einsenkung, wichtige Schritte bei der ESD. **a** Zirkuläre Markierung der Läsion mit 3–5 mm Sicherheitsabstand, **b** Zirkuläre Inzision, **c** Dissektion, **d** Abtragungsebene nach ESD, **e** Präparat, auf Kork gespannt, **f** Randbereich der Läsion, histologisch gering differenziertes Adenokarzinom ohne Submukosainfiltration, durch ESD vollständig reseziert (pT1a L0 V0 G1 R0). (Mit freundlicher Genehmigung durch Prof. Dr. S. Faiss, Hamburg)

zu 10 Jahren sind beispielhaft für die Bedeutung der endoskopischen Resektionsverfahren bei Frühkarzinomen im oberen GI-Trakt in Asien und zeigen das enorme Potenzial dieser Methode.

Den derzeit aktuellsten Überblick über den Einsatz der ESD in Europa bietet die Leitlinie der European Society of Gastrointestinal Endoscopy (ESGE). In dieser Leitlinie wird u. a. der EMR bei der Resektion von oberflächlichen Barrett-Frühkarzinomen bis 15 mm der Vorzug gegenüber der ESD gegeben. Beim Magenfrühkarzinom von 10–15 mm Größe und niedrigem Risiko wird die EMR, bei größeren Läsionen oder fortgeschrittener Histologie wird die ESD empfohlen (Pimentel-Nunes et al. 2015). Erste in der Regel monozentrische Studien zur Anwendung der ESD im oberen GI-Trakt mit deutlich niedrigeren Patientenzahlen und kürzerem Follow-up kommen inzwischen auch aus deutschen ESD-Zentren (Probst et al. 2010; Schumacher et al. 2012; Höbel et al. 2015). Aus europäischen und deutschen Zentren mit Spezialisierung auf die Resektion von Frühkarzinomen mittels ESD werden akzeptable R0-Resektionsraten und niedrige Komplikationsraten bei nur geringer bis fehlender Mortalität berichtet. Langzeitüberlebensdaten sowie Langzeitdaten zur Entwicklung von metachronen Karzinomen liegen aus Deutschland und Europa noch nicht vor.

6.5   Ausbildung und Training

Das Training und die Ausbildung zur Durchführung einer EMR, ob als En-bloc-Resektion oder in Piece-meal-Technik durchgeführt, kann in Europa und Deutschland leicht erlernt werden. Die entsprechende Expertise auf dem Gebiet dieser Resektionstechnik ist flächendeckend gegeben, jeder endoskopisch-interventionell tätige Gastroenterologe kann jüngere Kollegen anleiten, eine EMR sicher durchzuführen und ggf. auftretende Komplikationen zu beherrschen. Im Rahmen jährlich stattfindender nationaler (DGVS, Deutsche Gesellschaft für Gastroenterologie, Verdauungs- und Stoffwechselkrankheiten) und internationaler (UEGW, United European Gastroenterology Week) Kongresse oder Workshops ergibt sich regelmäßig die Gelegenheit und Möglichkeit, in Kleingruppen EMR-Kenntnisse zu vertiefen oder sich mit Experten auszutauschen.

Für das Training und die Ausbildung der ESD-Technik ergibt sich dagegen eine vollständig andere Situation. Hier ist die Expertise in Europa und Deutschland stark begrenzt und nur wenige Zentren besitzen grundsätzlich die Fähigkeit, jüngere Kollegen darin auszubilden. Japanische Experten gehen davon aus, dass 50–100 ESD notwendig sind, um die Technik sicher zu beherrschen, mindestens 30 ESD sollten unter fachkundiger Anleitung eines lang erfahrenen Kollegen durchgeführt werden (Gotoda et al. 2014). Die Durchführung der ESD am Tiermodell bzw. am lebenden Tier wird allgemein empfohlen, auch hier sollte die Technik in Kleingruppen von maximal 3 Ärzten pro Tier unter fachkundiger Anleitung geübt werden. Erst nach ausreichenden Kenntnissen durch die Anwendung der ESD am Tiermodell sollte die Technik auf den Menschen übertragen werden. Da in High-Volume-Zentren mit hoher Spezialisierung in Japan nicht selten 1000–2000 ESD pro Jahr durchgeführt werden, liegen dort aufgrund der hohen Expertise exzellente Bedingungen vor, innerhalb kürzester Zeit zum

ESD-Experten zu werden (▶ Abschn. 6.6 Erfahrungen des Autors aus einer 3-Wochen-Hospitation).

6.6   Japanische Sicht auf die Endoskopie am Beispiel ESD

In Japan werden seit 1970 regelmäßig durch ökonomische Gesundheitsforschung diejenigen Krankheitsbilder identifiziert, die grundsätzlich durch Prävention heilbar sind. Die Tumoren des oberen und unteren Gastrointestinaltraktes zählen zu diesen vom japanischen Gesundheitsministerium priorisierten Erkrankungen. Ein individualisiertes Einladungsverfahren zu Vorsorgegastroskopien ab dem 40. und Vorsorgekoloskopien ab dem 50. Lebensjahr, breit angelegte Aufklärungskampagnen in Schulen, Arztpraxen und im beruflichen Umfeld sind als präventive Maßnahmen in Japan fest etabliert und legen den Grundstein für das Bewusstsein der japanischen Bevölkerung, an Vorsorgemaßnahmen teilzunehmen. Zum Vergleich: In Deutschland haben nach der Etablierung der Vorsorgekoloskopie weniger als 25 % der Anspruchsberechtigten am Screening-Programm teilgenommen. Sogenannte Malusregelungen, d. h. die Konsequenz, bei Nichtinanspruchnahme der Vorsorgeuntersuchungen finanzielle Nachteile in Kauf zu nehmen, helfen in Japan, die Patientenakzeptanz zur Teilnahme am nationalen Vorsorgeprogramm weiter zu verbessern. Zum Vergleich: Der Deutsche Bundestag hat am 18.06.2015 das Gesetz zur Stärkung der Gesundheitsförderung und der Prävention (PrävG) verabschiedet, ein Gesetz, für das erst nach 4 heftig diskutieren Legislaturperioden ein Konsens erzielt wurde. Wenn man bedenkt, dass in Japan die Erfolge einer umfassenden und effektiven Prävention erst 30 Jahre später messbar wurden, erahnt man leicht, das sich in Deutschland durch das gerade erst verabschiedete Präventionsgesetz möglicherweise frühestens 2050 positive Effekte ableiten lassen werden.

Die „japanische Sicht auf die Endoskopie" beinhaltet aber noch einen weiteren zentralen Punkt, der sich nicht ohne Weiteres aus klinisch-wissenschaftlichen Studien erkennen lässt: Aus eigener Erfahrung im Rahmen einer Hospitation im Cancer Institute Hospital in Tokio (Japanese Foundation for Cancer Research) im Oktober 2013 wurde ein strukturiertes intensives Ausbildungs- und Trainingsprogramm für angehende japanische Gastroenterologen kennengelernt. In japanischen Kliniken beinhalten endoskopische Funktionsabteilungen nicht selten eine „Gastro-Gruppe" und eine „Kolon-Gruppe". In diesen Gruppen werden alle Interventionen von Spezialisten nur entweder im oberen oder nur im unteren Gastrointestinaltrakt vorgenommen. Es ist selten, dass erfahrene Mitglieder einer Gruppe in eine andere Gruppe wechseln oder gleichzeitig auch andere endoskopische Techniken wie beispielsweise ERCP erlernen bzw. darin ausgebildet werden; nur so ist die hohe Perfektion der japanischen interventionell tätigen Gastroenterologen nachzuvollziehen. Für eine diagnostische Vorsorgegastroskopie in Japan werden durchschnittlich 20 min reine Untersuchungszeit veranschlagt, zusätzlich werden bei jeder Screening-Gastroskopie Sprühfarbstoffe im Ösophagus (Lugol) und Magen (Indigokarmin) eingesetzt, zur weiteren Verbesserung der optischen Auflösung. Die Bewertung und das millimetergenaue Ausmessen von Läsionen, die Bilddokumentation aller pathologischen Befunde nehmen dabei einen großen Zeitraum ein. Täglich stattfindende Konferenzen und Fallbesprechungen runden das Ausbildungs- und Trainingsprogramm ab und bilden für Anfänger und Fortgeschrittene einer Arbeitsgruppe eine exzellente Plattform, sich permanent selbst fort- und weiterzubilden.

6.7   Ausblick: Endoskopische Resektionsverfahren

In Europa und Deutschland ist die Detektionsrate an Frühkarzinomen im distalen Ösophagus und Magen viel geringer als in Asien. Aus diesem Grund wird die weit verbreitete und kosten- und zeitsparend durchführbare EMR ihren Stellenwert behalten und am gastroösophagealen Übergang das Standardverfahren für intramukosale Barrett-Frühkarzinome <1,5 cm bleiben. Die ESD bei Magenfrühkarzinomen sollte auch in Zukunft nur in speziellen erfahrenen Zentren durchgeführt werden, dabei lassen sich intramukosale T1a-Läsionen >2 cm mit gut oder mäßig differenzierten Adenokarzinomen bei entsprechender Erfahrung auch in Deutschland durch die ESD sicher en bloc resezieren. Inwieweit die erweiterten japanischen Resektionskriterien (T1b-Läsionen bzw. sm1-Läsionen mit <500 μm Invasionstiefe, ulzerierte Läsionen, undifferenzierte Tumoren <2 cm) auf die westliche Welt übertragen werden, können bleibt abzuwarten und muss bis zum Vorliegen von europäischen Langzeitstudien mit detaillierter Angabe der R0-Resektionsrate sowie der Komplikationsrate und dem Risiko für metachrone Läsionen grundsätzlich kritisch hinterfragt werden. Erweiterte Resektionskriterien sollten ausschließlich in Zentren mit entsprechender ESD-Erfahrung als Indikation für ein endoskopisches Resektionsverfahren herangezogen werden. Die interdisziplinäre Fallbesprechung zum Vorgehen bei Patienten mit Frühkarzinomen im Rahmen von Tumorkonferenzen ist obligat.

Literatur

Abe S, Oda I, Suzuki H (2013) Short- and long-term outcomes of endoscopic submucosal dissection for undifferentiated early gastric cancer. Endoscopy 45 (9): 703–707

Abe S, Oda I, Suzuki H et al. (2012) Long-term surveillance and treat-
    ment outcomes of metachronous gastric cancer occurring after
    curative endoscopic submucosal dissection. Endoscopy 47 (12):
    1113–1118

Choi KK, Bae JM, Kim SM et al. (2016) The risk of lymph node metasta-
    ses in 3951 surgically resected mucosal gastric cancers: implicati-
    ons for endoscopic resection. Gastrointest Endosc 83(5): 896–901.
    doi: 10.1016/j.gie.2015.08.051

Gotoda T, Yamamoto H, Soetikno RM (2006) Endoscopic submucosal
    dissection of early gastric cancer. J Gastroenterol 41: 929–942, doi:
    10.1007/s00535-006-1954-3

Hochberger J, Köhler P, Kruse E et al. (2013) Endoskopische Submuko-
    sadissektion. Internist 54 (3): 287–301

Höbel S, Dautel P, Baumbach R et al. (2015) Single center experience of
    endoscopic submucosal dissection (ESD) in early Barrett's adeno-
    carcinoma. Surg Endosc 29 (6): 1591–1597

Pimentel-Nunes P, Dinis-Ribeiro M, Ponchon T et al. (2015) Endoscopic
    submucosal dissection: European Society of Gastrointestinal
    Endoscopy (ESGE) Guideline. Endoscopy 47 (9): 829–854

Omae M, Fujisaki J, Horiuchi Y et al. (2013) Safety, efficacy, and long-
    term outcomes for endoscopic submucosal dissection of early
    esophagogastric junction cancer. Gastric Cancer 16: 147–154

Ono H, Yao K, Fujishiro M et al. (2016) Guidelines for endoscopic sub-
    mucosal dissection and endoscopic mucosal resection for early
    gastric cancer. Dig Endosc 28(1): 3–15, doi: 10.1111/den.12518

Probst A, Pommer B, Golger D et al. (2010) Anthuber M, Arnholdt H,
    Messmann H. Endoscopic submucosal dissection in gastric neo-
    plasia - experience from a European center. Endoscopy 42 (12):
    1037–1044

Schumacher B, Charton JP, Nordmann T et al. (2012) Endoscopic
    submucosal dissection of early gastric neoplasia with a water jet-
    assisted knife: a Western, single-center experience. Gastrointest
    Endosc 75 (6): 1166–1174

Endoskopische Therapie in der Palliativsituation des Magen- und Kardiakarzinoms

F. Borowitzka, G. Lamprecht

© Springer-Verlag GmbH Deutschland 2017
M.E. Kreis, H. Seeliger (Hrsg.), *Moderne Chirurgie des Magen- und Kardiakarzinoms*,
DOI 10.1007/978-3-662-53188-4_7

Mit dem Vorliegen von Metastasen erreichen die Tumoren des gastroösophagealen Übergangs und des Magens üblicherweise ein palliatives Stadium. Eine palliative Situation kann auch infolge funktioneller oder technischer Inoperabilität eintreten. Je nach Symptomatik und Therapieziel stehen dann die Radiatio und/oder Chemotherapie sowie palliative chirurgische oder endoskopische Verfahren zur Verfügung. Die endoskopische Palliation besteht im Wesentlichen in der Beseitigung einer tumorbedingten Obstruktion zur Gewährleistung der Nahrungspassage – oder alternativ in der langfristigen Dekompression – sowie im Management der Tumorblutung.

7.1   Tumorblutung

Tumorblutungen stellen etwa 5 % aller oberen gastrointestinalen Blutungen dar und sind aus endoskopischer Sicht damit keinesfalls selten. Mit 36–58 % ist ein Magenkarzinom die häufigste maligne Blutungsquelle im oberen Gastrointestinaltrakt. Die klinische Symptomatik reicht von der okkulten Blutung mit symptomatischer Anämie über Teerstuhl bis zur Hämatemesis und die Intensität von der asymptomatischen Anämie bis zum hämorrhagischen Schock. Bei 79 % der Patienten trägt die Blutung zur Diagnosestellung bei. Nicht selten ist die symptomatische Blutung das Initialsymptom bei bereits fortgeschrittenem Tumorstadium; 75 % dieser Patienten haben bereits hepatische Metastasen. Endoskopisch präsentieren sich Tumorblutungen aus einem Magenkarzinom am häufigsten als Forrest-Ib-Blutung (aktive Sickerblutung), gefolgt von Forrest-Ia- und Forrest IIa-Blutungen (pulsierende Blutung bzw. stattgehabte Blutung mit sichtbarem Gefäßstumpf). Damit handelt es sich also häufig um Risikoläsionen. Die allgemeinen Therapie- und Prognoserichtlinien für die nichtvariköse obere gastrointestinale Blutung sind für die Tumorblutungen nicht gut validiert. Dies gilt sowohl für die Risikoeinschätzung, als auch für die Bedeutung der prokinetischen Therapie vor einer Endoskopie und die Bedeutung der Säuresuppression

mit hochdosierten Protonenpumpeninhibitoren. Auch die endoskopische Therapie der Tumorblutung ist nicht so gut standardisiert wie die Therapie der Blutungen aus nichtmalignen Läsionen. Es kann Epinephrin, Natriumchlorid, Histoacryl, Polidocanol oder Fibrinkleber zur Blutstillung injiziert werden. Häufig werden verschiedene Substanzen in Kombination eingesetzt, um eine Blutstillung zu erreichen. Alternativ oder additiv kann eine Clip-Applikation erfolgen. Die herkömmlichen Clips sind bei einer Öffnungsbreite der Branchen von 8 mm jedoch auf den Einsatz kleinerer, und vor allem umschriebener Läsionen begrenzt. Größere Läsionen können durch neue sog. Over-the-scope-Clips (OTSC) therapiert werden (◘ Abb. 7.1). Diese auf die Endoskopspitze aufgesetzten Clips haben eine Branchenweite von 14 mm und das zu therapierende Gewebe kann – ähnlich wie bei der endoskopischen Bandligatur – eingesogen oder mit speziellen Zangen hineingezogen werden. Die Menge an Gewebe, die vom Clip erfasst wird, kann dadurch deutlich vergrößert werden, wobei die oft harte Gewebekonsistenz maligner Läsionen einen begrenzenden Faktor darstellen kann.

Der chronische Blutverlust durch Sickerblutungen tritt häufiger bei großflächigen Schleimhautläsionen auf. Hier stellt die zumindest passagere Blutstillung oft eine Herausforderung dar. Therapeutisch kommt vor allem die Argon-Plasma-Koagulation (APC) zum Einsatz. Die mono- oder bipolare Elektrokauterisation ist hingegen weitgehend verlassen worden. Als Alternative zu den bisherigen konventionellen Verfahren zur Blutstillung steht als neue kontaktlose Methode die Applikation eines Pulvers (Hemospray®, EndoClot®) zur Verfügung, welches mit Druckluft (CO_2) aufgetragen wird. Die Partikel absorbieren nach Kontakt mit dem Blut Wasser und führen zur Bildung einer am Gewebe haftenden Gel-Matrix aus Thrombozyten, Erythrozyten und Koagulationsproteinen, welche die oft multiplen kleinen Blutungsquellen abdichtet. Damit erscheint diese neue Methode vor allem bei diffusen Tumorblutungen eine einfach anzuwendende und vielversprechende Methode sowohl in der primären Blutstillung als auch als Rezidivprophylaxe insbesondere bei gerinnungssupprimierten

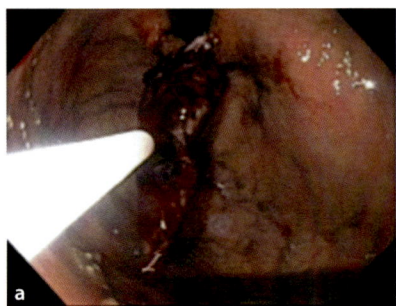 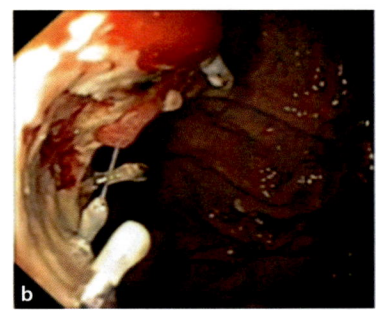 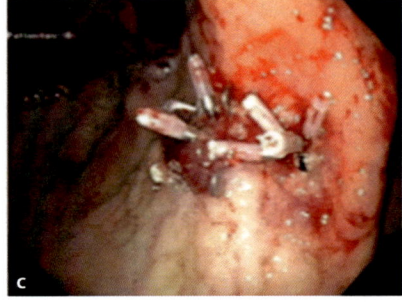

◘ **Abb. 7.1a–c**   Over-the-scope-Clips. **a** Injektionstherapie bei Kardiakarzinom, **b** Clip-Applikation bei malignem Ulkus, **c** Clip in Kombination mit Ovesco-Clip. (Mit freundlicher Genehmigung der Universitätsmedizin Rostock)

◘ Tab. 7.1 Erfolg der endoskopischen Therapie der oberen gastrointestinalen Blutung bei Magenkarzinom. (Mod. nach Kim u. Choi 2015)

Autor	Patienten-zahl	Erfolgsrate [%]	Rezidivblu-tung [%]
Mathus-Vliegen et al. 1986	5	100	k.A.
Mathus-Vliegen et al. 1990	14	81	k.A.
Loftus et al. 1994	15	67	80
Savides et al. 1996	7	100	k.A.
Sheibani et al. 2013	14	86	50
Koh et al. 2013	45	31	k.A.
Kim et al. 2013	113	93	41

k.A.= keine Angabe

Patienten zu sein. Insgesamt ist der Erfolg der initialen endoskopischen Blutstillung mit 67–100 % zwar vergleichbar mit den nichttumorbedingten Blutungen, Rezidivblutungen sind aber deutlich häufiger (◘ Tab. 7.1). Daher ist es notwendig, auch bei einer initial erfolgreichen Blutstillung rasch weiterreichende Alternativstrategien für den Fall einer Rezidivblutung zu entwickeln.

Besonders bei schweren Blutungen mit Versagen der endoskopischen Therapie kann prinzipiell alternativ die transarterielle Embolisation erwogen werden. Die Daten zur transarteriellen Embolisation von Tumorblutungen aus dem Magen über die A. gastrica sinistra sind allerdings sehr begrenzt und widersprüchlich. Bei einer chronischen Sickerblutung kann eine palliative Radiotherapie erfolgreich sein. Häufig bleibt nur die palliative Resektion als suffiziente Therapie. Der Anpassung einer medikamentösen Therapie kommt angesichts der hohen Rezidivrate von Tumorblutungen und den begrenzten interventionellen Verfahren eine hohe Bedeutung zu. Sie umfasst sowohl die hochdosierte Säuresuppression als auch eine strenge Indikationsstellung beim Einsatz von Thrombozytenaggregationshemmern und Inhibitoren der plasmatischen Gerinnung.

7.2 Maligne Obstruktion

Ein weiteres führendes Symptom fortgeschrittener, nicht kurativ therapierbarer Tumoren des Magens und des ösophagogastralen Übergangs (AEG-Tumoren) ist die Obstruktion. Tumoren am gastroösophagealen Übergang und im proximalen Magen führen dabei zur Dysphagie. Tumoren im distalen Magen und im Bereich des duodenalen C führen zur symptomatischen Magenausgangsstenose mit Völlegefühl, Inappetenz, Erbrechen und Dehydratation. Die charakteristische Elektrolytstörung mit hypokaliämischer, hypochlorämischer Alkalose und akutem prärenalem Nierenversagen geht oft mit einer schweren Bewusstseinsstörung einher. Gelegentlich ist dies die initiale Präsentation eines distalen Magenkarzinoms. Vor jeder endoskopischen Palliation müssen zunächst der Volumen- und Elektrolytstatus sowie ggf. eine höhergradige Störung des Säure-Basen-Status ausgeglichen werden.

Dysphagie, Passagestörung und Mangelernährung bewirken eine erhebliche Einschränkung der Lebensqualität, dominieren damit oft die Tumorerkrankung und sind dann die prinzipielle Indikation zur Palliation.

Als einfache, sichere und sehr wirkungsvolle Erstmaßnahme zur Dekompression eignet sich eine nasogastrale Sonde. Sie kann wegen der subjektiver Beeinträchtigung und der nachfolgend nur geringen Patientenakzeptanz jedoch nur eine Übergangslösung darstellen, zumal sie keinen Einfluss auf die enterale Nahrungszufuhr hat.

7.2.1 Indikation zur endoskopischen Therapie

Nur symptomatische Stenosen sollen endoskopisch therapiert werden, um eine Übertherapie und deren inhärente Komplikationen zu minimieren. Bei Stenosen am oberen Gastrointestinaltrakt muss bei der Indikationsstellung eine mögliche, weiter distal gelegene Stenose hinsichtlich des erwarteten Therapieerfolges beachtet werden. Speziell beim Magenkarzinom betrifft dies die Einschätzung der funktionellen Bedeutung einer vermuteten oder gesicherten Peritonealkarzinose.

Wenn technisch möglich, stellt die Stentversorgung die Therapie der Wahl der malignen Stenosen am Mageneingang (Kardiakarzinom) und am Magenausgang (distales Magenkarzinom) dar ◘ Abb. 7.2 und 7.3. Auch wenn ergänzend eine palliative Radio- oder Radiochemotherapie geplant ist, kann eine solche Stentanlage erfolgen. Die Abwägung zwischen alleiniger Radio- und/oder Chemotherapie, alleiniger Stentversorgung oder einer Kombinationstherapie ist eine individuelle Entscheidung. Wenn eine neoadjuvante Radio- und/oder Chemotherapie geplant ist, soll die Indikation zur Stentanlage hingegen kritisch geprüft werden, weil unter der Therapie ein solcher Stent häufiger dislozieren kann. Auch am voroperierten Magen können Stents zur Palliation einer Rezidivstenose, z. B. im Bereich einer Ösophagojejunostomie oder einer abführenden Schlinge – seltener auch einer zuführenden Schlinge – angewendet werden. Selbstexpandierende Metallstents sind der Standard.

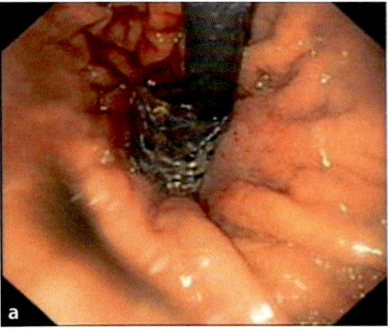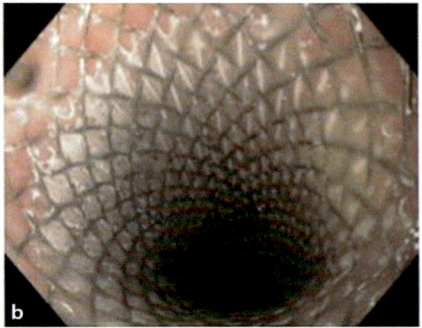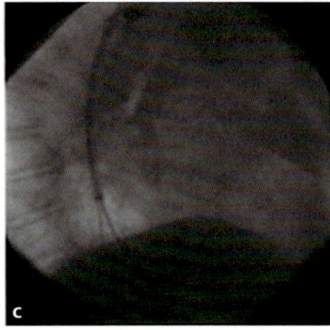

■ **Abb. 7.2a–c** Ösophagusstent bei AEG-Tumor in **a** retrograder, **b** prograder und **c** radiologischer Sicht. (Mit freundlicher Genehmigung der Universitätsmedizin Rostock)

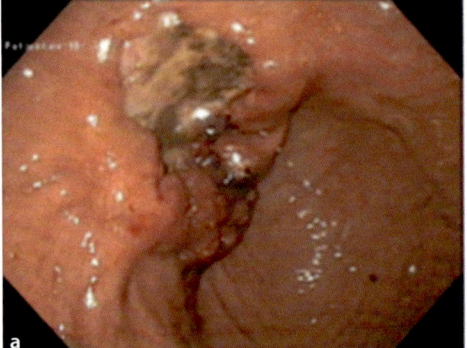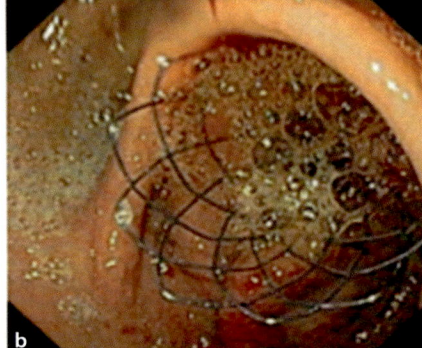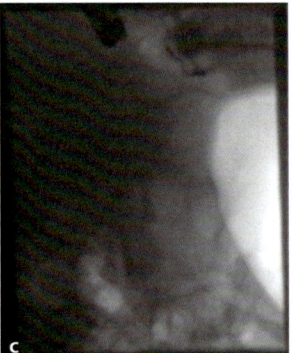

■ **Abb. 7.3a–c** Antrumkarzinom (**a**); Duodenalstent bei distaler Tumorobstruktion (**b**), unter radiologischer Sicht (**c**). (Mit freundlicher Genehmigung der Universitätsmedizin Rostock)

Allgemein gültige und konkrete Empfehlungen für einen bestimmten Stenttyp können nicht gegeben werden. Vollständig gecoverte Stents haben eine höhere Tendenz zu dislozieren, während nichtgecoverte Stents häufiger durch Tumoreinwachsen dysfunktionell werden. Sie können dann überstentet werden oder es kann durchwachsendes Tumorgewebe mittels Argon-Plasma-Koagulation (APC) beseitigt werden. Diese Stents werden über einen Draht entweder durch das Endoskop oder endoskopunabhängig platziert und dann unter Röntgendurchleuchtung und/oder endoskopischer Kontrolle freigesetzt. Eine vorherige endoskopische Passage der Tumorstenose ist nicht zwingend erforderlich. Sehr enge Tumorstenosen müssen zuvor ggf. mittels APC-Therapie, Laser oder durch Bougierung oder Ballondilatation soweit erweitert werden, dass das Einführsystem für den Stent vorgeschoben werden kann. Eine Lagekorrektur der selbstexpandierenden Stents ist nur in der initialen Freisetzungsphase möglich und anschließend nicht mehr gefahrlos durchzuführen. Die vollständige Entfaltung des Stents kann bis zu 24 h dauern. Nichtgecoverte Stents können für einige Tage nach der Implantation, bevor sie eingewachsen sind, endoskopisch entfernt werden, vollständig gecoverte Stents können oft auch noch lange nach der Implantation entfernt werden.

Selbstexpandierende Metallstents für den Ösophagus bzw. den gastroösophagealen Übergang haben eine Nennweite von 18–23 mm. Die Stents für den distalen Magen oder das duodenal C haben eine Nennweite von 22 mm.

7.2.2 Stentkomplikationen

Die Stentversorgung ist mit typischen und klinisch charakteristischen Komplikationen behaftet. Es handelt sich bei der Stenttherapie um eine palliative Maßnahme, sodass die möglichen Komplikationen kritisch gegen den in der Regel hohen Gewinn an Lebensqualität abgewogen werden müssen. Folgende Komplikationen sind zu beachten:

- Frühkomplikationen der Stentimplantation sind neben der Fehlpositionierung selten die Perforation oder die Blutung.
- Die Stentmigration kann im Verlauf ein Problem darstellen, vor allem wenn eine parallele tumorreduktive Therapie (Radio- und/oder Chemotherapie) appliziert wird. Dabei dislozieren die Stents meist nicht vollständig und die Indikation zur

Repositionierung bzw. Extraktion sollte vor allem anhand der Klinik und nicht allein anhand der Lage gestellt werden.

- Häufiger ist die erneute Obstruktion durch Nahrungsreste oder durch das Einwachsen durch die Stentmaschen bzw. das Durchwachsen der Stentmaschen bzw. das Überwachsen der Stentenden durch Tumor- oder Granulationsgewebe. Dann kann überstentet oder mittels APC therapiert werden. Bei der Stentobstruktion spielen vor allem Salat und ungenügend gekautes Fleisch eine Rolle. Patienten sollten daher unbedingt eine Diätempfehlung erhalten und reichlich zu den Mahlzeiten trinken. Wenn es zur Stentobstruktion mit Nahrung gekommen ist, muss das Material in der Regel endoskopisch geborgen werden.
- Transkardial liegende Stents als Therapie der AEG-Tumoren führen häufig zu erheblichem gastroösophagealem Reflux. Eine hochdosierte Säuresuppression ist hilfreich, aber oft nicht ausreichend, sodass die Symptomatik gelegentlich nicht vollständig gelindert wird.

Weiterentwicklungen im Stentdesign sollen wesentlich zur Reduzierung von Komplikationen beitragen. So kann ein neuartiger Ventilmechanismus Refluxkomplikationen oder das Risiko einer Regurgitation und Aspiration senken. Drucknekrosen im Bereich der Kardia und des umgebenden bzw. gegenüberliegenden Gewebes können durch ein wulstiges distales Ende im Umbrella-Design vermindert werden. Gegenwärtig haben sich diese weiterentwickelten Stents jedoch noch nicht als Standard durchgesetzt (◘ Abb. 7.4).

7.2.3 Alternative und ergänzende Verfahren zur Rekanalisierung

Die Lasertherapie und die Argon-Plasma-Koagulation (APC) bieten sich als mögliche Alternativen zur Stentversorgung an, wenn diese technisch nicht möglich ist. Klassische technische Voraussetzungen sind ein exophytischer Tumorbefund von weniger als 5 cm Länge mit einem möglichst geraden Verlauf des Restlumens. Beginnend vom distalen Tumorende wird Energie gepulst oder kontinuierlich appliziert und das Tumorgewebe tangential in „No-touch-Technik“ sukzessive abgetragen, wobei die Eindringtiefe der APC-Therapie im Vergleich zur Lasertechnik durch das physikalische Prinzip der thermischen Koagulation begrenzt ist und so nur oberflächliche Gewebeschichten abgetragen werden. Das an sich niedrige Perforationsrisiko nimmt naturgemäß zu, wenn das Lumen im engeren Sinne rekanalisiert werden muss, weil zunächst keine Passage möglich ist und die Laser- bzw. APC-Therapie daher von proximal begonnen werden muss. Der Therapieeffekt ist durch die Induktion einer Blutung und vor allem das rasche Nachwachsen des Tumorgewebes begrenzt. Die Thermokoagulationsverfahren haben daher als eigentliche Palliation deutlich an Bedeutung verloren und werden überwiegend im Zusammenhang mit der Stentimplantation oder der Rekanalisierung von bereits liegenden Stents verwendet. Auch die Bougierung und die Ballondilatation werden am Magen meist nur noch im technischen Zusammenhang mit der Stentimplantation und nicht als eigentliche Palliation angewendet. Bougies sind bei geradem Stenoseverlauf gut geeignet und geben ein Gefühl für die aufzuwendende Kraft. Ballons können auch bei gebogenem Stenoseverlauf vorsichtig eingesetzt werden, übertragen ihre Kraft ausschließlich radiär, aber geben kein Gefühl für die Härte der Stenose. Insgesamt ist zu beachten, dass nur so weit vordilatiert werden muss, dass der nichtentfaltete Stent mit seinem Einführbesteck über die Stenose platziert werden kann.

7.2.4 Ergebnisse der Stentversorgung am Magen

Die Implantation der Stents bei Mageneingangs- und -ausgangsstenosen besitzt eine hohe technische Erfolgsquote. In einem systematischen Review von 44 Publikationen ist diese mit 96–100 % vergleichbar mit der chirurgischen Gastrojejunostomie. Der initiale klinische Erfolg liegt bei den Stents mit 89 % gegenüber 72 % sogar höher, zeigt aber mit 18 % höhere Rezidivraten der Obstruktion. Hinsichtlich der Frühkomplikationsrate, der Rate an Spätkomplikationen und der Symptompersistenz konnte kein signifikanter Unterschied zwischen endoskopischer und chirurgischer Palliation nachgewiesen werden. Die Besserung der Dysphagie nach endoskopischer Versorgung von Tumoren des gastroösophagealen Übergangs ist in der Regel klinisch sehr eindrucksvoll. Der klinische Erfolg bei der Therapie der Magenausgangstenose ist hingegen schwieriger zu fassen.

Unserer Auffassung nach ist dies durch eine begleitende Motilitätsstörung des Magens, eine oft vorhandene Peritonealkarzinose und die meist schon fortgeschrittene Tumorerkrankung zu erklären. Systematische Untersuchungen liegen hierzu allerdings nicht vor. Das Überleben liegt in den verschiedenen Studien üblicherweise bei etwa 14 Wochen, wobei die operierten Patienten meist besser abschneiden. Dies ist auf die schlechtere Ausgangssituation der endoskopisch therapierten Patienten zurückzuführen.

Um den Therapieerfolg bei der Magenausgangsstenose besser quantifizieren zu können, bietet sich das GOOSS (Gastric Outlet Obstruction Scoring System) als Index an (◘ Tab. 7.2).

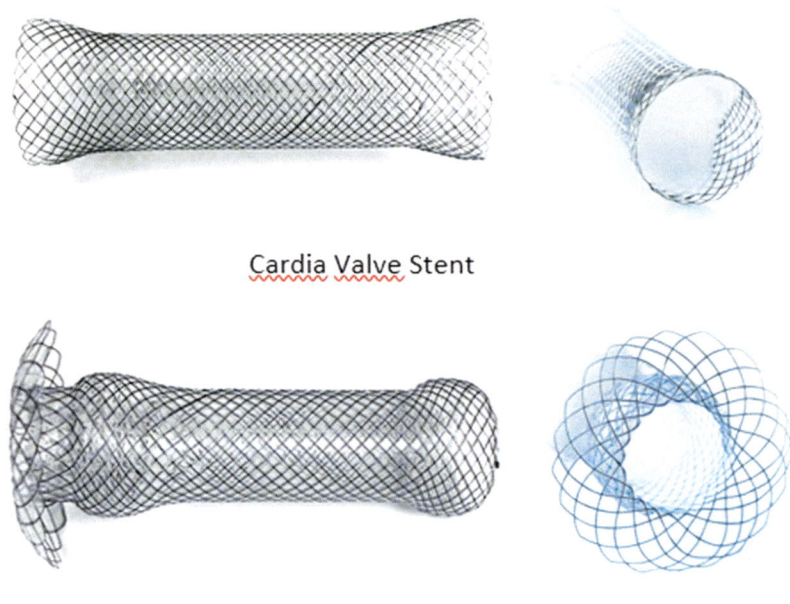

Cardia Valve Stent

Cardia Umbrella Stent

■ **Abb. 7.4** Cardia-Valve- und Cardia-Umbrella-Stent. (Mit freundlicher Genehmigung von MICRO-TECH Europe 2011)

■ **Tab. 7.2** GOOSS (Gastric Outlet Obstruction Scoring System). (Nach Endo et al. 2014)	
GOOSS 1	Keine orale Nahrungsaufnahme
GOOSS 2	Nur Flüssigkeit
GOOSS 3	Nur pürierte Kost
GOOSS 4	Leichte Vollkost

In einer Multicenterstudie konnten selbst hochgradig symptomatische Patienten mit einem initialen GOOSS von 0 oder 1 Punkten nach Stentimplantation die Nahrungsaufnahme zu 94 % um mindestens 1 Punkt steigern.

Vergleichbare Daten werden auch für Patienten mit vorausgegangenen Operationen (Gastrektomie mit Ösophagojejunostomie, subtotaler Gastrektomie mit Gastroduodenostomie oder Roux-Y-Gastrojejunostomie und palliativer Gastrojejunostomie bei nichtresektablem Tumor) berichtet. Die Erfolgsquote in der Beseitigung von Strikturen oder Tumorstenosen der zu- oder abführenden Schlinge ist mit 93,9–100 % ähnlich hoch wie beim nichtoperierten Magen. Die Komplikationsrate liegt mit durchschnittlich 25 % gegenüber 18 % nur unwesentlich höher. Hier ist die Stentmigration das führende Problem. Diese trat vor allem bei Patienten auf, die sich anschließend einer Chemotherapie unterzogen.

7.2.5 Langfristige Dekompression

Wenn keine umschriebene Stenose vorliegt oder diese endoskopisch nicht zu erreichen ist, kann eine perkutane endoskopische Gastrostomie (PEG) als sog. Ablauf-PEG angelegt werden und eine nachhaltige, gut tolerierte und gut akzeptierte Entlastung für einen hohen Ileus oder eine Magenausgangsstenose darstellen. Oft ist eine PEG mit größerem Lumen (20 Charriere statt 15 Charriere) besser als Ablauf-PEG geeignet, weil der Mageninhalt nicht ganz flüssig ist. Die Ernährung muss dann entweder parenteral erfolgen oder weiter distal enteral appliziert werden. Hierfür kommen ein Jejunokath oder ein duodenaler Schenkel in Frage, der durch die großlumige Ablauf-PEG mit bevorzugt 20 Charriere über ein Y-Stück vorgeschoben wird. Technische Einschränkungen für die Anlage einer PEG in der Tumorsituation sind das Vorhandensein von Aszites bei Peritonealkarzinose oder die durch Tumorgewebe bedingte fehlende Diaphanoskopie. In diesen Fällen kann die Ablauf-PEG entweder CT- oder sonografiegestützt angelegt werden oder als sog. Gastropexie erfolgen. Die Gastropexie setzt eine positive Diaphanoskopie voraus. Unter endoskopischer Sicht wird die Magenwand mit einem speziellen, einfach zu bedienenden Nahtgerät mit 2 nahe beieinanderliegenden Fäden an die Bauchdecke angenäht. Unmittelbar danach wird die PEG-Sonde in Direktpunktionstechnik von außen angelegt. Durch die lokale Fixierung des Magens am Peritoneum parietale kommt es – wie bei der konventionellen PEG – auch bei Vorhandensein von Aszites zur Ausbildung eines Fistelkanals. Die Sonden für die Direktpunktionstechnik liegen nicht in großlumigen Versionen vor, sodass ggf. nach Ausbildung des stabilen Fistelkanals auf eine großlumige PEG gewechselt werden muss, wenn mit dem kleineren Lumen keine ausreichende Dekompression zu erreichen ist.

Zusammenfassend ist der klinische Erfolg aller endoskopischen Interventionen mit deutlicher Abnahme der Obstruktionssymptomatik überzeugend und steht für die Effektivität der verschiedenen palliativen Maßnahmen beim Magenkarzinom auch in schwierigen anatomischen Situationen.

Literatur

Bustamante-Balén M, Plumé G (2014) Role of haemostatic powders in the endoscopic management of gastrointestinal bleeding. World J Gastrointest Pathophysiol 5(3):284–292. doi:10.4291/wjgp.v5.i3.284

Denzer U et al. (2015) S2k-Leitlinie Qualitätsanforderungen in der gastrointestinalen Endoskopie. Z Gastroenterol 53: E1–E227. doi: 10.1055/s-0041-109598

Endo S, Takiguchi S, Miyazaki Y et al. (2014) Clinical Study Group of Osaka University (CSGO), Upper GI Group. Efficacy of Endoscopic Gastroduodenal Stenting for Gastric Outlet Obstruction due to Unresectable Advanced Gastric Cancer: a prospective multicenter study. J Surg Oncol 109: 208–212. doi 10.1002/jso.23486

Gao Y, Huang D (2014) The value of the systematic inflammation-based Glasgow Prognostic Score in patients with gastric cancer: A literature review. J Can Res Ther 10: 799–804

Jeurnink SM, van Eijck CHJ, Steyerberg EW et al. (2007) Stent versus gastrojejunostomy for the palliation of gastric outlet obstruction: a systematic review. BMC Gastroenterology 7: 18. doi:10.1186/1471-230X-7-18

Kim YI, Choi IJ (2015) Endoscopic Management of Tumor Bleeding from Inoperable Gastric Cancer. Clin Endosc 48:121–127

Kim YI, Choi IJ, Cho SJ et al. (2013) Outcome of endoscopic therapy for cancer bleeding in patients with unresectable gastric cancer. J Gastroenterol Hepatol 28: 1489–1495

Koh KH, Kim K, Kwon DH et al. (2013) The successful endoscopic hemostasis factors in bleeding from advanced gastric cancer. Gastric Cancer 16: 397–403

Lee H, Min BH, Lee JH et al. (2015) Covered Metallic Stent With an Anti-Migration Design vs. Uncovered Stents for the Palliation of Malignant Gastric Outlet Obstruction: A Multicenter, Randomized Trial. Am J Gastroenterol 110: 1440–1449. doi: 10.1038/ajg.2015.286.

Loftus EV, Alexander GL, Ahlquist DA, Balm RK (1994) Endoscopic treatment of major bleeding from advanced gastroduodenal malignant lesions. Mayo Clin Proc 69: 736–740

Maetani I (2014) Self-expandable metallic stent placement for palliation in gastric outlet obstruction. Ann Palliat Med 3(2): 54–64. doi:10.3978/j.issn.2224-5820.2014.04.01

Mathus-Vliegen EM, Tytgat GN (1986) Laser photocoagulation in the palliative treatment of upper digestive tract tumors. Cancer. 57: 396–399

Mathus-Vliegen EM, Tytgat GN (1990) Analysis of failures and complications of neodymium: YAG laser photocoagulation in gastrointestinal tract tumors. A retrospective survey of 18 years' experience. Endoscopy 22: 17–23

Meier A, Messmann H, Gölder S (2014) Hemospray®-Therapie bei akuter oberer und unterer gastrointestinaler Blutung – Erfahrungen eines endoskopischen Zentrums. Endo heute 27P28. doi:10.1055/s-0034-1371063

MICRO-TECH Europe. MICRO-TECH Ösophagus-Stents 2011: MT_Oeso_16S_D.pdf

Park JH, Song HY, Kim SH et al. (2014) Metallic stent placement in patients with recurrent malignant obstruction in the surgically altered stomach. Ann Surg Oncol 21: 2036–2043. doi 10.1254/s10434-014-3566-0

Sauer P (2011) Endoskopie als palliative Therapieoption. J Gastroenterol Hepatol Erkr 9(3): 7–10

Savides TJ, Jensen DM, Cohen J et al. (1996) Severe upper gastrointestinal tumor bleeding: endoscopic findings, treatment, and outcome. Endoscopy 28: 244–248

Sheibani S, Kim JJ, Chen B et al. (2013) Natural history of acute upper GI bleeding due to tumours: short-term success and long-term recurrence with or without endoscopic therapy. Aliment Pharmacol Ther 38: 144–150

Palliative Chemotherapie: Standard und Individualisierung des Magen- und Kardiakarzinoms

P. Thuss-Patience

© Springer-Verlag GmbH Deutschland 2017
M.E. Kreis, H. Seeliger (Hrsg.), *Moderne Chirurgie des Magen- und Kardiakarzinoms*,
DOI 10.1007/978-3-662-53188-4_8

Bei dem überwiegenden Anteil der Patienten mit Magenkarzinom wird die Erkrankung erst in einem Stadium diagnostiziert, in dem eine kurative Operation nicht mehr in Frage kommt. Solchen Patienten sollte man eine palliative Chemotherapie mit dem Ziel anbieten, das Leben zu verlängern und tumorbedingte Symptome aufzuschieben oder zu verbessern.

8.1   First-line-Therapie

8.1.1   First-line-Chemotherapie

Es ist belegt, dass eine Chemotherapie das Überleben verlängert und die Lebensqualität verbessern kann: 4 randomisierte Studien zeigen, dass eine palliative First-line-Chemotherapie das Überleben verlängert und die Lebensqualität für längere Zeit erhält. Eine Metaanalyse dieser Studien ergab, dass die mediane Überlebensverlängerung durch Chemotherapie ca. 6 Monate beträgt (Wagner et al. 2006). Aktuell gelten Kombinationsregime aus Cisplatin und einem Fluoropyrimidin mit oder ohne Epirubicin international als Referenzregime (Möhler et al. 2011; ◘ Tab. 8.1).

Eine Chemotherapie mit Cisplatin und 5-FU (5-Fluoruracil) kann durch den Austausch durch Oxaliplatin und Capecitabin angenehmer gemacht werden: Die Cisplatin-5-FU-basierten Chemotherapieregime wurden weiter optimiert. In einer großen randomisierten Phase-III-Studie (REAL2-Studie) wurde überprüft, ob das per Infusion applizierte 5-FU durch das oral verabreichbare Capecitabin ersetzbar ist. Ebenso wurde überprüft, ob Cisplatin mit Oxaliplatin austauschbar ist. An 1002 Patienten

zeigte sich, dass Oxaliplatin, Cisplatin und Capecitabin 5-FU ersetzen kann (Cunningham et al. 2008). Endpunkt der Studie war eine Nichtunterlegenheit, welche hochsignifikant bewiesen werden konnte. Diese Ergebnisse wurden durch weitere Studien bestätigt (Kang et al. 2009, Al-Batran et al. 2008). Durch diese Medikamente kann eine Chemotherapie patientenfreundlicher und nebenwirkungsärmer durchgeführt werden.

Ältere Patienten vertragen Oxaliplatin besser als Cisplatin. Die randomisierte Studie von Al-Batran et al. (2008) verglich eine Zweierkombination aus Cisplatin und 5-FU mit Oxaliplatin und 5-FU und analysierte die Ergebnisse insbesondere für ältere Patienten (>65 Jahre). Die Zeit bis zum Therapieversagen und die Zeit bis zur Tumorprogression waren für diese Patientengruppe unter Oxaliplatin signifikant besser. Diese Ergebnisse und weitere Phase-II-Studien führen dazu, dass viele Behandler bei älteren Patienten bevorzugt oxaliplatinbasierte Regime verwenden.

Die Effektivität einer Platin-/5-FU-basierten Zweierkombination kann durch Docetaxel gesteigert werden: Eine Verbesserung der Wirksamkeit einer Chemotherapie konnte durch Hinzunahme des Medikamentes Docetaxel erreicht werden. In einer randomisierten Phase-III-Studie konnte die Dreierkombination Docetaxel, Cisplatin und 5-FU im Vergleich zur Zweierkombination Cisplatin-/5-FU das Überleben signifikant verbessert werden (Van Cutsem et al. 2006). Da dieses Regime zwar die Lebensqualität nachweislich besser erhalten kann als die Zweierkombination, jedoch dennoch mit nicht unerheblichen Nebenwirkungen im Sinne von Durchfall und neutropenem Fieber vergesellschaftet ist, wurde in weiteren Studien versucht, durch

◘ **Tab. 8.1** Phase-III-Studien: First-line-palliative Therapie

Studie	Patientenzahl	RR (%)	mPFS (Monate)	mOS (Monate)	Referenz
DCF vs. CF	221 vs. 224	37 vs. 25	5,6 vs. 3,7 (mTTP)	9,2 vs. 8,6*	Van Cutsem et al. 2006
XP vs. FP	160 vs. 156	41 vs. 29	5,6 vs. 5,0	10,5 vs. 9,3**	Kang et al. 2009
FLO vs. FLP	112 vs. 108	35 vs. 25	5,8 vs. 3,9	10,7 vs. 8,8[NS]	Al-Batran et al. 2008
ECF vs. EOX vs. ECX vs. EOX	263 vs. 245 vs. 250 vs. 244	41 vs. 42 vs. 46 vs. 48	6,2 vs. 6,5 vs. 6,7 vs. 7,0	9,9 vs. 9,3 vs. 9,9 vs. 11,2**	Cunningham et al. 2008
CF (CX) vs. Tras CF (CX)	290 vs. 294	34,5 vs. 47,3	5,5 vs. 6,7	11,1 vs. 13,8*	Van Cutsem et al. 2009
CX vs. CX Bev	387 vs. 387	37 vs. 46*	5,3 vs. 6,7*	10,1 vs. 12,1[NS]	Kang et al. 2010

RR Ansprechrate, *mPFS* medianes progressionsfreies Überleben, *mTTP* mediane Zeit bis zur Tumorprogression, *mOS* medianes Gesamtüberleben, *C* Cisplatin, *D* Docetaxel, *E* Epirubicin, *F* 5-FU, *L* Leucovorin, *O* Oxaliplatin, *P* Cisplatin, *X* Capecitabin, *Tras* Trastuzumab, *Bev* Bevacizumab, *NS* nicht signifikant
* signifikant
** signifikant für Nichtunterlegenheit

Modifikation der Dosierung die Wirksamkeit zu erhalten, jedoch die Nebenwirkungen zu reduzieren. Auf diese Weise konnten gut tolerable und hochwirksame Dreierkombinationsregime aus Docetaxel, Platin und 5-FU entwickelt werden (Lorenzen et al. 2007, Al-Batran et al. 2008).

In einer Phase-II-Studie an 60 Patienten konnte die Kombination Docetaxel, Cisplatin, beides 14-tägig, und 5-FU Folinsäure als wöchentliche Infusion bei guter Verträglichkeit eine Remissionsrate um 47 % erzielen (Lorenzen et al. 2007). In einer randomisierten Phase-II-Studie an 85 Patienten konnte ein modifiziertes DCF-Regime bessere Verträglichkeit bei sogar besserer Effektivität zeigen (Shah et al. 2015a). Dieses Regime ist in den USA gebräuchlich. Ein ebenfalls im Phase-II-Setting gut untersuchtes und hochwirksames Regime ist das FLOT-Regime, bestehend aus Docetaxel, Oxaliplatin, 5-FU und Folinsäure in 14-tägiger Applikation (Al-Batran et al. 2008). Dieses Regime hat sich in der Praxis als gut durchführbares effektives Protokoll in Deutschland weit verbreitet.

Gebräuchliche und belegte Dreierkombinationen sind:
- FLOT: Folinsäure 200 mg/m^2 2 h, Tag 1; 5-FU 2600 mg/m^2/24 h, Tag 1; Oxaliplatin 85 mg/m^2/2 h, Tag 1; Docetaxel 50 mg/m^2/1 h, Tag 1, Wiederholung alle 14 Tage,
- mDCF: 5-FU 400 mg/m^2 i.v.-Bolus, Tag 1; Leukovorin 400 mg/m^2/30 min, Tag 1, 5-FU 2000 mg/m^2/48 h, Tag 1; Docetaxel 40 mg/m^2/1 h, Tag 1; Cisplatin 40 mg/m^2 i.v. an Tag 3, alle 14 Tage

Sollten alle Patienten in der ersten palliativen Therapielinie eine Kombination aus 3 Chemotherapeutika erhalten? Nein: Die Zulassungsstudie für Docetaxel hatte eine Zweier- mit einer Dreierkombination verglichen und eine Überlebensverlängerung zeigen können (Van Cutsem et al. 2006). Jedoch war der Anteil der Patienten, die nach Therapieversagen eine weitere Chemotherapie erhalten hatten im Cis-/5-FU-Arm nur 41 %. Es ist unklar, ob nicht eine sequenzielle Therapie bezüglich des Überlebens ähnlich effektiv wäre wie eine initiale Dreierkombination. In internationalen Studien ist weiterhin eine Platin-/5-FU-basierte Zweierkombination der Referenzarm. In der klinischen Praxis wählen viele Behandler insbesondere für junge Patienten oder Patienten mit hohem Remissionsdruck eine initiale Dreierkombination, wohingegen für ältere Patienten mit Komorbiditäten oder Patienten ohne hohen Remissionsdruck mit einer Zweierkombination begonnen werden kann (Möhler et al. 2011).

Fazit

Eine systemische Chemotherapie als First-line-Behandlung verlängert das Überleben. 5-FU-basierte Regime stellen die Therapiebasis dar. Oxaliplatin kann Cisplatin, und Capecitabin kann 5-FU ersetzen. Docetaxel verbessert die Effektivität der Therapie.

8.1.2 First-line-Therapie für Patienten mit HER2-Überexpression

Die erste positive Studie bezüglich einer zielgerichteten Therapie gegen das Magenkarzinom konnte durch den Einsatz von Trastuzumab, einem gegen den HER2-Rezeptor gerichteten Antikörper erreicht werden. Die Hinzunahme von Trastuzumab zur Chemotherapie ist bei HER2-positiven Tumoren inzwischen ein Standard (☐ Abb. 8.1).

In der ToGA-Studie wurden 3807 Patienten mittels Immunhistochemie (ICH) und Fluoreszenz-in-situ-Hybridisierung (FISH) gescreent und bei 22,1 % der Patienten eine HER2-Überexpression, definiert als ICH 3+ oder/und FISH+, festgestellt. Die HER2-Überexpression war signifikant häufiger bei Tumoren vom intestinalen Typ oder Lokalisation im gastroösophagealen Übergang (Bang et al. 2010).

Trastuzumab konnte zusammen mit einer Cisplatin-/Fluoropyrimidin-basierten Chemotherapie (zumeist: Capecitabin/Cisplatin) das Überleben der Patienten mit HER2-überexprimierenden oder -amplifizierenden Tumoren signifikant verlängern. Es zeigte sich eine signifikante Verlängerung des Gesamtüberlebens von 11,1 auf 13,8 Monate: HR (Hazard-Ratio) 0,74; 95 %CI (95 %iges Konfidenzintervall) =0,60–0,91; p=0,0046. In einer explorativen, zuvor nicht geplanten Analyse, wurden nur die Patienten, deren Tumorzellen besonders stark HER2-überexprimierten, analysiert (ICH 3+ oder ICH 2+ und FISH+). Bei dieser Patientengruppe zeigte sich eine Verbesserung des Überlebens von 11,8 auf 16,0 Monate (HR 0,65; 95 %CI =0,51–0,83; Bang

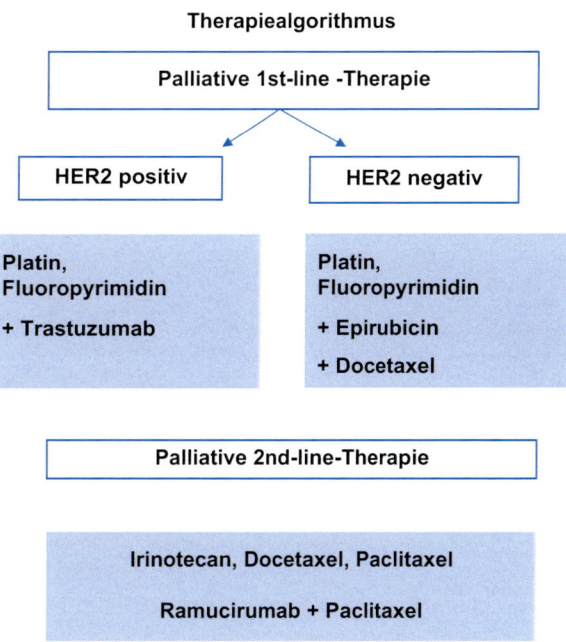

Therapiealgorithmus

Palliative 1st-line -Therapie

HER2 positiv | HER2 negativ

Platin, Fluoropyrimidin + Trastuzumab | Platin, Fluoropyrimidin + Epirubicin + Docetaxel

Palliative 2nd-line-Therapie

Irinotecan, Docetaxel, Paclitaxel

Ramucirumab + Paclitaxel

☐ **Abb. 8.1**   Therapiealgorithmus palliative Therapie

et al. 2010). Die Verträglichkeit des Antikörpers war sehr gut. Für die stark HER2-überexprimierende Patientengruppe ist Trastuzumab für die erste Therapielinie zugelassen.

Fazit
Trastuzumab ist die erste zielgerichtete Therapie mit nachgewiesenem Überlebensvorteil beim Magenkarzinom und sollte bei allen HER2-positiven Patienten erwogen werden.

8.2   Second-line-Therapie

Viele kleine Phase-II-Studien mit unterschiedlichen Chemotherapeutika weisen auf eine Effektivität einer Second-line-Chemotherapie beim Magenkarzinom hin. Dennoch waren die Einschätzungen bezüglich des Nutzens für den Patienten lange Zeit recht unterschiedlich. So variiert der Einsatz einer Second-line-Chemotherapie zwischen 14 % in Großbritannien, 42 % in Europa und USA und 75 % in Asien (Cunningham et al. 2008, Van Cutsem et al. 2009, Koizumi et al. 2008). Der Nutzen einer Second-line-Chemotherapie bezüglich einer Verlängerung des Überlebens im Vergleich zu „best supportive care" wurde in einer randomisierten Phase-III-Studie der Arbeitsgemeinschaft Internistische Onkologie (AIO) erstmals untersucht. Obwohl diese Studie nach 40 eingebrachten Patienten aufgrund schlechter Rekrutierung vorzeitig beendet werden musste, zeigt sich ein signifikanter Überlebensunterschied zwischen einer Second-line-Chemotherapie mit Irinotecan im Vergleich zur alleinigen supportiven Behandlung (Best Supportive Care; Überlebensverlängerung von median 2,4 auf 4,0 Monate; HR 0,48, (95 %CI=0,25–0,92; Thuss-Patience et al. 2009; ◘ Tab. 8.2). Diese erste randomisierte Phase-III-Studie zur Second-line-Therapie beim Magenkarzinom zeigte, dass eine Second-line-Chemotherapie das Überleben verlängert und eine Behandlungsoption für das Magenkarzinom darstellt (◘ Abb. 8.1).

Der positive Effekt einer Chemotherapie auf die Überlebenszeit und die Lebensqualität konnte durch 2 größere Studien bestätigt werden (Kang et al. 2012; Ford et al. 2014). Kang untersuchte eine Chemotherapie, je nach Wahl des Behandlers, mit Docetaxel oder Irinotecan, und Ford et al. zeigten den Nutzen einer Therapie mit Docetaxel. Die Wirksamkeit von Irinotecan ist ähnlich der von Paclitaxel einzuschätzen (Hironaka et al. 2013).

Inzwischen konnten auch eine zielgerichtete Therapiestrategie in die Second-line-Behandlung integriert werden. Der Anti-VEGF(„vascular endothelial growth factor")-Rezeptor-Antikörper Ramucirumab führt sowohl in der Monotherapie (vs. bester supportiver Therapie) als auch in Kombination mit einer Chemotherapie (Ramucirumab + Paclitaxel vs. Paclitaxel alleine) zu einer weiteren Verbesserung des Überlebens in der Second-line-Therapie und steht sowohl als Monotherapie oder in Kombination mit Paclitaxel als Therapieoption zur Verfügung (Wilke et al. 2014; Fuchs et al. 2013, ► Abschn. 8.3 und ◘ Tab. 8.3)

Fazit
Eine Second-line-Chemotherapie verlängert beim Magenkarzinom das Überleben und sollte den Patienten angeboten werden. Chemotherapeutische Optionen sind Irinotecan, Docetaxel oder Paclitaxel. Ramucirumab steht als Monotherapie oder Kombination mit Paclitaxel zu Verfügung

8.3   Personalisierte Therapie

Konventionelle Chemotherapien verbessern die mittlere Überlebenszeit auf etwa 12 Monate. Diese Grenze lässt sich gegenwärtig nur durch den zusätzlichen Einsatz zielgerichteter Substanzen und ihrer personalisierten Anwendung verschieben, was in einigen der jüngeren Therapiestudien auch gelang (◘ Tab. 8.3; Thuss-Patience 2015).

◘ **Tab. 8.2** Phase-III-Studien zur Second-line-**Chemotherapie** vs. BSC

Studie	Patientenzahl	mOS (Monate)	Hazard-Ratio	p-Wert	Referenz
Irino vs. BSC	40	4,0 vs. 2,4 *	0,48	0,012	Thuss-Patience et al. 2011
Irino oder Doce vs. BSC	202	5,3 vs. 3,8	0,657	0,007	Kang et al. 2012
Doce vs. BSC	168	5,2 vs. 3,6	0,67	0,001	Ford et al. 2014
Irino vs. Pacli	219	8,4 vs. 9,5	1,13	0,38	Hironaka et al. 2013

BSC „best supportive care", *Irino* Irinotecan, *Doce* Docetaxel, *Pacli* Paclitaxel

■ **Tab. 8.3** Phase-III-Studien zum Einsatz zielgerichteter Substanzen beim fortgeschrittenen Magenkarzinom und assoziierte Markeranalysen. (Nach Lorenzen 2014) Übersicht über aktuelle Studien zur zielgerichteten Marker-adaptierten Therapie

Target	Studie	Autor	Linie	Regime	Markeranalyse	Anzahl (n)	PFS (Monate)	OS (Monate)	Primärer Endpunkt	Kommentar
EGFR (MoAK)	REAL-3	Waddell et al. 2013	1.	Panitumumab + EOX vs. EOX	EGFR, Hautausschlag[a]	278 / 275	6,0 / 7,4 / HR 1,22 / p=0,068	8,8 / 11,3 / HR 1,37 / p=0,013	OS: Negativ	Niedrigere Chemotherapiedosen im Prüfarm
EGFR (MoAK)	EXPAND	Lordick et al. 2013	1.	Cetuximab + XP vs. XP	EGFR[a]	455 / 449	4,4 / 5,6 / HR 1,09 / p=0,316	9,4 / 10,7 / HR 1,0 / p=0,955	PFS: Negativ	Vergleichbare Ansprechraten: 29 % (Prüfarm) und 30 % (Kontrollarm)
mTOR	GRANITE 1	Ohtsu et al. 2013	2. oder 3.	Everolimus + BSC vs. Plazebo + BSC	Keine[a]	439 / 217	1,7 / 1,4 / HR 0,66 / p<0,0001	5,4 / 4,3 / HR 0,90 / p=0,124	OS: Negativ	Vergleichbare Ansprechraten: 4,5 % Everolimus und 2,1 % Plazebo
c-MET	RILOMET-1	Cunningham et al. 2015	1.	ECX + Rilotumumab vs. ECX	MET	304 / 305	5,7 / 5,7 / HR 1,30 / p=0,016	11,5 / 9,6 / HR 1,37 / p=0,016	OS: Negativ	OS und PFS signifikant schlechter. Für keine Subgruppe zeigte sich Nutzen
c-MET	MET-Gastric	Shah et al. 2015b	1.	FOLFOX6 + Onartuzumab vs. FOLFOX6	MET	281 / 281	6,7 / 6,8 / HR 0,90 / p=0,429	11,0 / 11,3 / HR 0,82 / p=0,244	OS: Negativ	Auch für MET 2+/3+ kein signifikanter Vorteil
HER2 (MoAK)	ToGA	Bang et al. 2010	1.	Trastuzumab + CF vs. CF	HER2[a]	298 / 296	6,7 / 5,5 / HR 0,71 / p=0,0002	13,8 / 11,1 / HR 0,74 / p=0,04	OS: Positiv	Zugelassen für HER2 ICH 3+ oder HER2 ICH 2+ und FISH+. Für diese Subgruppe OS 11,8 vs.16,0 Monate

Tab. 8.3 Fortsetzung

Target	Studie	Autor	Linie	Regime	Markeranalyse	Anzahl (n)	PFS (Monate)	OS (Monate)	Primärer Endpunkt	Kommentar
HER2 + EGFR (TKI)	LOGIC	Hecht et al. 2013	1.	Lapatinib + CapOx vs. CapOx	HER2*	272 273	6,0 5,4 HR 0,82 p=0,04	12,2 10,5 HR 0,87 p=0,35	OS: Negativ	Lapatinib-Capox im Trend besser für OS, aber statistisch nicht signifikant PFS und RR signifikant besser für Lapatinib
HER2 + EGFR (TKI)	TyTAN	Satoh et al. 2014	2.	Lapatinib + Paclitaxel vs. Paclitaxel	HER2, EGFR[a]	132 129	5,4 4,4 HR 0,85 p=0,24	11,0 8,9 HR 0,84 p=0,10	OS: Negativ	OS negativ in ITT, aber Aktivität in der Subgruppe (sowohl IHC3+ und FISH+)
HER2 + MoAK + Drug-Konjugat		Kang YK et al. 2016	2.	T-DM1 vs. Docetaxel oder Paclitaxel	HER2	228 117	2,7 2,9	7,9 8,6	OS Negativ	T-DM1 zeigte Aktivität, jedoch keine Verbesserung vs. Taxanen
VEGF-A (MoAK)	AVAGAST	Ohtsu et al. 2011	1.	Bevacizumab + XP vs. Plazebo-XP	VEGF-A, Neuropilin 1[a]	387 387	6,7 5,3 HR 0,80 p=0,0037	12,1 10,1 HR 0,87 p=0,10	OS: Negativ	Bevacizumab-XP ist hinsichtlich RR und PFS überlegen
VEGFR-2 (MoAK)	REGARD	Fuchs et al. 2014	2.	Ramucirumab + BSC vs. Plazebo +BSC	Keine	238 117	2,1 1,3 HR 0,48 p<0,0001	5,2 3,8 HR 0,78 p=0,047	OS: Positiv	Vergleichbare Ansprechraten: 3,4 % Ramucirumab und 2,6 % Plazebo
VEGFR-2 (MoAK)	RAINBOW	Wilke et al. 2014	2.	Ramucirumab + Paclitaxel vs. Paclitaxel	Keine	330 335	4,4 2,9 HR 0,64 p<0,0001	9,6 7,4 HR 0,81 p=0,017	OS: Positiv	Bessere ORR für Kombination (28 % vs. 16 %; p=0,0001)
VEGFR-2 (TKI)	Phase III	Qin et al. 2014	3.	Apatinib + BSC vs. BSC	Keine	181 92	2,6 1,8 HR 0,444 p<0,0001	6,5 4,7 HR 0,709 p=0,015	OS: Positiv	Bislang nur in China untersucht

BSC „best supportive care", *PFS* progressionsfreies Überleben, *OS* Gesamtüberleben, *EGFR* „epidermal growth factor receptor", *VEGF* „vascular endothelial growth factor"), *CF* Cisplatin/Fluoruracil, *CapOx* Capecitabin/Oxaliplatin, *XP* Capecitabine/Cisplatin, *EOX* Epirubicin/Oxaliplatin/Capecitabine, *MoAK* monoklonaler Antikörper, *TKI* Tyrosinkinaseinhibitor, *ORR* objektive Ansprechrate

[a] Erläuterungen im Text.

8.3.1   Anti-EGFR-gerichtete Antikörper

Eine EGFR(„epidermal growth factor receptor")-Blockade hat eine bewiesene Wirksamkeit beim kolorektalen Karzinom und Bronchialkarzinom. Eine Überexpression von EGFR findet sich beim Magenkarzinom je nach Literatur bei 27–86 % der Patienten (Dragovich et al. 2006). Daher wurde dieser Ansatz auch beim Adenokarzinom des Magens durch Hinzunahme der Anti-EGFR-Antikörper **Cetuximab** bzw. **Panitumumab** – leider ohne überzeugenden Erfolg – untersucht (Waddell et al. 2013, Lordick et al. 2013; ◘ Tab. 8.3). Im Gegensatz zum Kolonkarzinom ist eine Mutation von KRAS jedoch sehr selten und liegt unter 5 %. Aus diesem Grund war in den beiden großen randomisierten Phase-III-Studien beim Magenkarzinom eine KRAS-Testung als Studieneinschlusskriterium nicht vorgesehen.

In den REAL-3 und EXPAND-Studien zeigte die Analyse des KRAS-Status keine prädiktive Bedeutung. In der REAL-3-Studie konnte als explorativer Biomarker die Entwicklung eines Hautausschlages unter Panitumumab mit einem günstigeren Verlauf assoziiert werden, ohne jedoch am insgesamt negativen Ergebnis im Vergleich zum alleinigen Chemotherapiearm etwas zu ändern.

8.3.2   mTOR-Inhibition

Der PI3K/Akt mTOR-Signaltransduktionsweg ist bei 50–65 % der Magenkarzinome dysreguliert (Xu et al. 2010). Als Monotherapie zeigt eine mTOR-Inhibition keinen klinisch relevanten Effekt. In der GRANITE-Studie (Ohtsu et al. 2013) konnte dennoch das progressionsfreie Überleben durch die Therapie mit **Everolimus** signifikant verlängert werden, der primäre Endpunkt der Studie, das Gesamtüberleben, zeigte jedoch keine Verbesserung. Biomarkeranalysen konnten bislang keinen prädiktiven Marker identifizieren.

Derzeit untersucht eine laufende Phase-III-Studie der AIO (NCT01248403), in der Second-line-Situation eine Monotherapie mit Paclitaxel im Vergleich zu einer Kombination aus Paclitaxel und Everolimus.

8.3.3   c-MET-Inhibition

MET ist ein transmembranärer Rezeptor, der nach Aktivierung über den Hepatocellular Growth Factor (HGF) durch intrazelluläre Signaltransduktionswege das Zellüberleben, die Migration und Invasion, sowie die Proliferation anregt. Der monoklonale Antikörper **Rilotumumab** hemmt HGF und verhindert so eine Aktivierung von MET. Sehr vielversprechende Ergebnisse einer Phase-II-Studie durch MET-Inhibition bei der Subgruppe der MET-überexprimierenden

Patienten (Iveson et al. 2014), wurden in den RILOMET-Studien in Kombination mit Chemotherapie als Erstlinienbehandlung weiter geprüft. Die RILOMET-1-Studie verglich an 609 randomisierten Patienten eine alleinige Chemotherapie (ECX) mit ECX + Rilotumumab. Leider zeigte sich bezüglich des Gesamtüberlebens (11,5 vs. 9,6 Monate), des progressionsfreien Überlebens und der Ansprechrate (39,2 % vs. 30,0 %) eine signifikante Verschlechterung durch Hinzunahme von Rilotumumab. Keine untersuchte Subgruppe schien von Rilotumumab zu profitieren (Cunningham et al. 2015).

Onartuzumab, ein Anti-MET-Antikörper, zeigte bei 562 Patienten die zwischen FOLFOX6 mit und ohne Onartuzumab randomisiert wurden, ebenfalls keine positiven Effekt auf das Gesamtüberleben (Shah et al. 2015b).

8.3.4   HER2-Inhibition

Eine HER2-Überexpression lässt sich bei etwa 20 % der Patienten mit Magenkarzinom nachweisen. **Trastuzumab** hemmt als monoklonaler Antikörper das HER2-vermittelte Signalling in HER2-positiven Tumoren und aktiviert die antikörperabhängige zellulare Zytotoxizität (ADCC). In der TOGA-Studie wurden Patienten mit HER2-überexprimierendem Magenkarzinom mit Chemotherapie (Fluoropyrimidin/Cisplatin) mit oder ohne Trastuzumab behandelt. Es zeigte sich eine signifikante Verbesserung des Gesamtüberlebens (Bang et al. 2010) und führte zur Standardtherapie mit Trastuzumab bei HER2-überexprimierenden Tumoren in der Erstlinienbehandlung (▶ Abschn. 8.1).

Betrachtet man die Subgruppe der 446 Patienten mit deutlicher HER2-Überexpression, wie es dem Zulassungstext entspricht – immunhistochemisch 3-fach positiv oder 2-fach positiv bei gleichzeitiger FISH(Fluoreszenz-in-situ-Hybridisierung)-Positivität, betrug der Überlebensgewinn im Median 4,2 Monate (Hazard-Ratio 0,65).

Lapatinib, ein Tyrosinkinasehemmer, der unter anderem die intrazelluläre HER2-vermittelte Signaltransduktion hemmt, wurde in 2 Phase-III-Studien in der First- und in der Second-line-Therapie untersucht (LOGIC-Studie, TyTAN-Studie). Beide Studien, die bei HER2-positiven Patienten einen Chemotherapiearm mit einem Chemotherapiearm plus Lapatinib verglichen, konnten keine signifikante Verbesserung des Gesamtüberlebens zeigen. Auch eine Analyse bezüglich des EGFR-Status zeigte keine prädiktive Relevanz (Hecht et al. 2013) (Satoh et al. 2014).

Parallel zur Entwicklung beim Mammakarzinom werden auch beim Magenkarzinom neue Ansätze der HER2-Blockade verfolgt. Die duale Rezeptorblockade mittels Trastuzumab und **Pertuzumab** wird beim Magenkarzinom in der First-line-Therapie in der JACOB-Studie untersucht (NCT01775786). Ergebnisse werden in Kürze erwartet.

T-DM1 ist ein Antikörper-Wirkstoff-Konjugat, bestehend aus dem Antikörper Trastuzumab und dem Mitosehemmstoff DM1. In der Second-line-Therapie des HER2-positiven Magenkarzinoms wurde T-DM1 im Rahmen einer Phase-III-Studie (GATSBY-Studie; NCT01641939) als Monotherapeutikum im Vergleich zu einer Chemotherapie mit Taxanen untersucht. Die Ergebnisse wurden beim ASCO GI im Januar 2016 präsentiert und zeigen eine Wirksamkeit des Antikörpers, jedoch keine Verbesserung gegenüber einer Chemotherapie (Kang YK et al. 2016).

Verschiedene Studienansätze versuchen die HER2-gerichtete Therapie in das präoperative Therapiesetting zu übertragen. Eine AIO-Studie konnte mit Trastuzumab zusammen mit 4 Zyklen FLOT (5 FU, Oxaliplatin, Docetaxel) eine pathologisch komplette Remissionsrate von 21 % in einer Phase-II-Studie zeigen (Hofheinz et al. 2014). Von der AIO und der EORTC sind Studien, die eine neoadjuvante doppelte HER2-Inhibition mittels Trastuzumab und Pertuzumab untersuchen, in Vorbereitung.

8.3.5   VEGF-Inhibition

Bevacizumab, als Antikörper gegen VEGF, wurde beim fortgeschrittenen Magenkarzinom in einer randomisierten Phase-III-Studie mit 774 Patienten untersucht (AVAGAST-Studie, Ohtsu et al. 2011). Während sich im progressionsfreien Überleben ein signifikanter Vorteil für Bevacizumab zeigte, war der Vorteil im primären Endpunkt (medianes Gesamtüberleben 10,1 vs. 12,1 Monaten) nicht signifikant. 49 % der eingeschlossenen Patienten kamen aus Asien. Bei dieser Patientengruppe war der Anteil der Patienten, die eine Second-line-Chemotherapie erhielten, mit 66 % sehr hoch. Der Überlebensvorteil dieser Subgruppe war dementsprechend sehr gering. Dies ist ein diskutiertes Erklärungsmodell für die insgesamt negative Studie. Eine geplante Biomarkeranalyse ergab, dass Plasma-VEGF-A und Tumor-Neuropilin 1 vielversprechende prädiktive Biomarker für einen Bevacizumab-Nutzen beim Magenkarzinom sind (Van Cutsem et al. 2012). Bevacizumab wird derzeit beim Magenkarzinom aber nicht weiter untersucht.

Ramucirumab ist ein monoklonaler Antikörper gegen den VEGF-Rezeptor-2 (▸ Abschn. 8.2). Zwei randomisierte Phase-III-Studien haben die Wirksamkeit von Ramucirumab in der Second-line-Therapie beim Magenkarzinom untersucht (REGARD-Studie, RAINBOW-Studie). Sowohl als Monotherapeutikum im Vergleich zu Best Supportive Care (Fuchs et al. 2014) als auch in der Kombination mit Paclitaxel im Vergleich zu einer Paclitaxel-Monotherapie (Wilke et al. 2014) zeigte eine signifikante Verbesserung des Gesamtüberlebens. Mit Zulassung von Ramucirumab

für Europa Ende 2014 für die Zweitlinientherapie des Magenkarzinoms und das Adenokarzinom des gastroösophagealen Übergangs in Kombination mit Paclitaxel ist nun das zweite zielgerichtete Therapeutikum beim Magenkarzinom allgemein verfügbar. Bislang sind keine prädiktiven Biomarker für Ramucirumab bekannt.

In der Regard-Studie zeigte sich bei 355 zwischen Plazebo und Ramucirumab randomisierten Patienten eine Verbesserung des medianen Überlebens von 3,8 auf 5,2 Monate (Hazard-Ratio 0,776). Bei der Rainbow-Studie hatten die Patienten im Ramucirumab- und-Paclitaxel-Arm ein medianes Überleben von 9,63 Monaten, wohingegen die Patienten im Paclitaxel-Arm im Median nur 7,36 Monate lebten (Hazard-Ratio 0,807, p=0,0169).

Eine First-line-Therapie-Studie mit Ramucirumab zusammen mit einer Chemotherapie ist in Vorbereitung. Die AIO führt eine First-line-Therapie-Studie mit 5-FU, Oxaliplatin ± **Pazopanib**, ein Tyrosinkinasehemmer, der ebenfalls die VEGF-Signaltransduktion inhibiert, durch (PaFLO-Studie; NCT01503372; Thuss-Patience et al. 2015).

In einer asiatischen Phase-III-Studie wurde **Apatinib**, ein oraler Tyrosinkinaseinhibitor des VEGFR-2, nach 2 vorhergegangenen palliativen Therapien untersucht und konnte das Überleben im Vergleich zur besten supportiven Pflege signifikant verlängern (medianes Überleben 4,7 vs. 6,5 Monate; Qin et al. 2014). Außerhalb von Asien wurde Apatinib bislang nicht untersucht. Ergebnisse zu Biomarkeranalysen wurden nicht berichtet.

8.3.6   Immun-Checkpoint-Inhibitoren

Aktuell sind die sog. Immun-Checkpoint-Inhibitoren ein bei verschiedenen Tumorentitäten viel diskutierter und hochinteressanter neuer Therapieansatz. Der Programmeddeath-Rezeptor 1 (PD-1) wird auf der Oberfläche von aktivierten T-Zellen exprimiert. 40 % der Patienten mit Magenkarzinom exprimieren den Liganden PD-L1 auf den Magenkarzinomtumorzellen. Durch Aktivierung von PD-1 durch den Liganden wird eine effektive Immunantwort gegen den Tumor verhindert. PD-1-Antikörper durchbrechen diese Signaltransduktion und erlauben somit eine Immunantwort gegen Tumorzellen. **Pembrolizumab** konnte als Monotherapeutikum in einer ersten Studie eine vielversprechende Aktivität beim Magenkarzinom zeigen (Muro et al. 2015). Weitere Studien werden erwartet.

Fazit

Trastuzumab und Ramucirumab sind die beiden zielgerichteten Therapien, die das Überleben von Patienten mit Magenkarzinom verlängern können. Für eine Personalisierung der Therapie steht für Tratuzumab die HER2-Expression als

Biomarker zur Verfügung. Ramucirumab besitzt keinen prädiktiven Biomarker.

Literatur

Al-Batran SE, Hartmann JT, Hofheinz R et al. (2008) Biweekly fluorouracil, leucovorin, oxaliplatin, and docetaxel (FLOT) for patients with metastatic adenocarcinoma of the stomach or esophagogastric junction: a phase II trial of the Arbeitsgemeinschaft Internistische Onkologie. Ann Oncol 19(11): 882–887

Al-Batran SE, Hartmann JT, Probst S et al. (2008) Arbeitsgemeinschaft Internistische Onkologie. Phase III trial in metastatic gastroesophageal adenocarcinoma with fluorouracil, leucovorin plus either oxaliplatin or cisplatin: a study of the Arbeitsgemeinschaft Internistische Onkologie. J Clin Oncol 26(9): 1435–1442

Bang YJ, Van Cutsem E, Feyereislova A et al. (2010) ToGA Trial Investigators. Trastuzumab in combination with chemotherapy versus chemotherapy alone for treatment of HER2-positive advanced gastric or gastro-oesophageal junction cancer (ToGA): a phase 3, open-label, randomized controlled trial. Lancet 376(9742): 687–697

Cunningham D, Starling N, Rao S et al. (2008) Capecitabine and oxaliplatin for advanced esophagogastric cancer. N Engl J Med 358: 36–46

Cunningham D, Tebbutt NC, Davidenko I et al. (2015) Phase III, randomized, double-blind, multicenter, placebo (P)-controlled trial of rilotumumab (R) plus epirubicin, cisplatin and capecitabine (ECX) as first-line therapy in patients (pts) with advanced MET-positive (pos) gastric or gastroesophageal junction (G/GEJ) cancer: RILOMET-1 study. J Clin Oncol 33 (Suppl; Abstr 4000)

Dragovich T1, McCoy S, Fenoglio-Preiser CM et al. (2006) Phase II trial of erlotinib in gastroesophageal junction and gastric adenocarcinomas: SWOG 0127. J Clin Oncol Oct 24(30): 4922–4927

Ford HE, Marshall A, Bridgewater JA, et al. (2014) Docetaxel versus active symptom control for refractory oesophagogastric adenocarcinoma (COUGAR-02): an open-label, phase 3 randomised controlled trial. Lancet Oncol 2014 15(1): 78–86. doi: 10.1016/S1470-2045(13)70549-7

Fuchs CS, Tomasek J, Yong CJ, Dumitru F et al. (2014) REGARD Trial Investigators. Ramucirumab monotherapy for previously treated advanced gastric or gastro-oesophageal junction adenocarcinoma (REGARD): an international, randomised, multicentre, placebo-controlled, phase 3 trial. Lancet 383(9911): 31–39. doi: 10.1016/S0140-6736(13)61719-5

Hecht JR, Bang YJ, Qin S et al. (2013) Lapatinib in combination with capecitabine plus oxaliplatin (CapeOx) in HER2-positive advanced or metastatic gastric, esophageal, or gastroesophageal adenocarcinoma (AC): The TRIO-013/LOGIC Trial. J Clin Oncol 31 (Suppl; Abstr LBA4001)

Hironaka S, Ueda S, Yasui H et al. (2013) Randomized, open-label, phase III study comparing irinotecan with paclitaxel in patients with advanced gastric cancer without severe peritoneal metastasis after failure of prior combination chemotherapy using fluoropyrimidine plus platinum: WJOG 4007 trial. J Clin Oncol 31(35): 4438–4444

Hofheinz R, Susanna Hegewisch-Becker S, Thuss-Patience PC et al. (2014) HER-FLOT: Trastuzumab in combination with FLOT as perioperative treatment for patients with HER2-positive locally advanced esophagogastric adenocarcinoma: A phase II trial of the AIO Gastric Cancer Study Group. J Clin Oncol 32: 5s (Suppl; Abstr 4073)

Iveson T, Donehower RC, Davidenko I et al. (2014) Rilotumumab in combination with epirubicin, cisplatin, and capecitabine as first-line treatment for gastric or oesophagogastric junction adenocarcinoma: an open-label, dose de-escalation phase 1b study and a double-blind, randomised phase 2 study. Lancet Oncol. 15(9): 1007–1018. doi: 10.1016/S1470-2045(14)70023-3

Kang YK, Kang WK, Shin DB et al. (2009) Capecitabine/cisplatin versus 5-fluorouracil/cisplatin as first-line therapy in patients with advanced gastric cancer: a randomised phase III noninferiority trial. Ann Oncol 20(4): 666–673

Kang Y, Ohtsu A, Van Cutsem E et al. (2010) AVAGAST: a randomized, double-blind, placebo-controlled, phase III study of first-line capecitabine and cisplatin plus bevacizumab or placebo in patients with advanced gastric cancer (AGC). J Clin Oncol 28: 7s (Suppl; Abstr LBA4007); http://abstract.asco.org/AbstView_74_52720.html

Kang JH, Lee SI, Lim do H et al. (2012) Salvage chemotherapy for pretreated gastric cancer: a randomized phase III trial comparing chemotherapy plus best supportive care with best supportive care alone. J Clin Oncol 30(13): 1513–1518

Kang YK, Shah MA, Ohtsu A, Van Cutsem E et al. (2016) A randomized, open-label, multicenter, adaptive phase 2/3 study of trastuzumab emtansine (T-DM1) versus a taxane (TAX) in patients (pts) with previously treated HER2-positive locally advanced or metastatic gastric/gastroesophageal junction adenocarcinoma (LA/MGC/GEJC). J Clin Oncol 34 (Suppl 4S) abstr 5

Koizumi W, Narahara H, Hara Tet al. (2008) S-1 plus cisplatin versus S-1 alone for first-line treatment of advanced gastric cancer (SPIRITS trial): a phase III trial. Lancet Oncol 9(3): 215–221

Lordick F, Kang YK, Chung HC et al. (2013) Arbeitsgemeinschaft Internistische Onkologie and EXPAND Investigators. Capecitabine and cisplatin with or without cetuximab for patients with previously untreated advanced gastric cancer (EXPAND): a randomised, open-label phase 3 trial.Lancet Oncol 14(6): 490–499. doi: 10.1016/S1470-2045(13)70102-5

Lorenzen S, Hentrich M, Haberl C et al. (2007) Split-dose docetaxel, cisplatin and leucovorin/fluorouracil as first-line therapy in advanced gastric cancer and adenocarcinoma of the gastroesophageal junction: results of a phase II trial. Ann Oncol 18(10): 1673–1679

Moehler M, Al-Batran SE, Andus T et al. (2011) German S3-guideline: Diagnosis and treatment of esophagogastric cancer.Z Gastroenterol 49(4): 461–531. doi: 10.1055/s-0031-1273201

Muro K, Bang YJ, Shankaran V et al. (2015) Relationship between PD-L1 expression and clinical outcomes in patients (Pts) with advanced gastric cancer treated with the anti-PD-1 monoclonal antibody pembrolizumab (Pembro; MK-3475) in KEYNOTE-012. J Clin Oncol 33 (Suppl 3; Abstr 3)

Ohtsu A, Shah MA, Van Cutsem E et al. (2011) Bevacizumab in combination with chemotherapy as first-line therapy in advanced gastric cancer: a randomized, double-blind, placebo-controlled phase III study. J Clin Oncol 29(30): 3968–3976. doi: 10.1200/JCO.2011.36.2236

Ohtsu A, Ajani JA, Bai YX et al. (2013) Everolimus for previously treated advanced gastric cancer: results of the randomized, double-blind, phase III GRANITE-1 study. J Clin Oncol 31(31): 3935–3943. doi: 10.1200/JCO.2012.48.3552

Qin S (2014) Phase III study of apatinib in advanced gastric cancer: a randomized, double-blind, placebo-controlled trial. J Clin Oncol 32: 5s (Suppl; Abstr 4003)

Satoh T, Xu RH, Chung HC et al. (2014) Lapatinib plus paclitaxel versus paclitaxel alone in the second-line treatment of HER2-amplified advanced gastric cancer in Asian populations: TyTAN–a rando-

mized, phase III study. J Clin Oncol 32(19): 2039–49. doi: 10.1200/
JCO.2013.53.6136

Shah MA, Janjigian YY, Stoller R et al. (2015a) Randomized multicenter
phase II study of modified docetaxel, cisplatin, and fluorouracil
(DCF) versus DCF plus growth factor support in patients with
metastatic gastric adenocarcinoma: a study of the US Gastric Cancer Consortium. J Clin Oncol 33: 3874–3879

Shah MA, Bang YJ, Lordick F et al. (2015b) METGastric: A phase III study
of onartuzumab plus mFOLFOX6 in patients with metastatic
HER2-negative (HER2-) and MET-positive (MET+) adenocarcinoma
of the stomach or gastroesophageal junction (GEC). Clin Oncol 33
(Suppl; Abstr 4012)

Thuss-Patience P (2015) Personalisierte Tumormedizin. In: Medizin
Forschung, Exzellenzforschung in der Medizin. Institut für wissenschaftliche Veröffentlichungen, 7, ISSN 2191–9003

Thuss-Patience PC, Kretzschmar A, Bichev D et al. (2011) Survival
advantage for irinotecan versus best supportive care as second-
line chemotherapy in gastric cancer–a randomised phase III study
of the Arbeitsgemeinschaft Internistische Onkologie (AIO). Eur J
Cancer 47(15): 2306–2314

Thuss-Patience PC, Al-Batran SE, Siveke JT et al. (2015) Pazopanib and
5-FU/oxaliplatin as first-line treatment in advanced gastric cancer:
PaFLO, a randomized phase II study from the AIO (Arbeitsgemeinschaft Internistische Onkologie). J Clin Oncol 33 (Suppl; Abstr
4033)

Van Cutsem E, Moiseyenko VM, Tjulandin S et al. (2006) Phase III study
of docetaxel and cisplatin plus fluorouracil compared with cisplatin and fluorouracil as first-line therapy for advanced gastric cancer: a report of the V325 Study Group. J Clin Oncol 24:4991–4997

Van Cutsem E, Kang Y, Chung H et al. (2009) Efficacy results from the
ToGA trial: A phase III study of trastuzumab added to standard
chemotherapy (CT) in first-line human epidermal growth factor
receptor 2 (HER2)-positive advanced gastric cancer (GC). J Clin
Oncol 27: 18s (Suppl; Abstr LBA4509)

Van Cutsem E, de Haas S, Kang YK et al. (2012) Bevacizumab in combination with chemotherapy as first-line therapy in advanced
gastric cancer: a biomarker evaluation from the AVAGAST randomized phase III trial. J Clin Oncol 30(17): 2119–2127. doi: 10.1200/
JCO.2011.39.9824

Waddell T, Chau I, Cunningham D et al. (2013) Epirubicin, oxaliplatin,
and capecitabine with or without panitumumab for patients with
previously untreated advanced oesophagogastric cancer (REAL3):
a randomised, open-label phase 3 trial. Lancet Oncol 14(6):
481–489. doi: 10.1016/S1470-2045(13)70096-2. Erratum: Lancet
Oncol 2013 Jun; 14(7):e254

Wagner AD, Grothe W, Haerting J et al. (2006) Chemotherapy in advanced gastric cancer: a systematic review and meta-analysis based
on aggregate data. J Clin Oncol 24: 2903–2909

Wilke H, Muro K, Van Cutsem E et al. (2014) RAINBOW Study Group.
Ramucirumab plus paclitaxel versus placebo plus paclitaxel in
patients with previously treated advanced gastric or gastro-oesophageal junction adenocarcinoma (RAINBOW): a double-blind,
randomised phase 3 trial. Lancet Oncol 15(11): 1224–1235.
doi: 10.1016/S1470-2045(14)70420-6

Xu DZ, Geng QR, Tian Y et al. (2010) Activated mammalian target of
rapamycin is a potential therapeutic target in gastric cancer. BMC
Cancer 10: 536. doi: 10.1186/1471-2407-10-536

Chirurgische Therapieverfahren

Perioperative Systemtherapie bei Magen- und Kardiakarzinom

C. Treese, S. Daum

© Springer-Verlag GmbH Deutschland 2017
M.E. Kreis, H. Seeliger (Hrsg.), *Moderne Chirurgie des Magen- und Kardiakarzinoms*,
DOI 10.1007/978-3-662-53188-4_9

Erste multimodale Therapieansätze haben bereits in den 1990er-Jahren Einzug in die Behandlung des lokal fortgeschrittenen Magenkarzinoms gehalten. Neben der Optimierung der chirurgischen Verfahren durch Einführung der D2-Lymphknotendissektion hat eine optimierte perioperative Therapie in bedeutendem Maße zur Verbesserung der onkologischen Ergebnisse beitragen können. Eine Individualisierung dieser perioperativen Therapiekonzepte wird eine wesentliche Aufgabe der kommenden Jahre sein.

Leider werden immer noch ca. 50 % der in Deutschland ca. 16.000 neuerkrankten Patienten in einem lokal fortgeschrittenem Stadium (>T3 und/oder N+ ohne Fernmetastasen) diagnostiziert und weisen daher lediglich ein medianes 5-Jahres-Überleben von ca. 25 % auf (Sant et al. 2008, Jemal et al. 2010, Tumorregister München 2013). Dieses Buchkapitel soll helfen, das differenzierte interdisziplinäre Vorgehen zu erläutern, um für diese Patientengruppe ein optimiertes Outcome zu bieten, trotzdem aber keine Übertherapien zu applizieren.

9.1   Einleitung

Da inzwischen nicht nur epidemiologische, sondern auch therapeutische Unterschiede zwischen asiatischen und kaukasischen Bevölkerungsgruppen akzeptiert sind, werden wir uns in diesem Kapitel ausschließlich auf Untersuchungen an kaukasischen Patientenkollektiven beziehen (Wang et al. 2015). Letztlich beruhen die Empfehlungen zur Durchführung einer perioperativen Chemotherapie aktuell auf 2 großen randomisierten Phase-III-Studien: zum einen die 2006 vorgestellte britisch-geführte MAGIC-Studie von Cunningham et al. mit einer Dreifachtherapie sowie die französische FFCD-Studie um Ychou, die lediglich Platin-/5-Fluoruracil-basiert behandelte und erst 2011 erschien. Beide Studien konnten einen 5-Jahres-Überlebensvorteil von 13–14 % für die perioperativ behandelte Gruppe belegen (◘ Abb. 9.1; Cunningham et al. 2006, Ychou et al. 2011).

9.2   Indikationsstellung

Nach den 2011 publizierten deutschen Leitlinien „sollen/ sollten" alle Patienten mit einem Stadium ≥cT3 oder cN-positiv, und damit ca. die Hälfte aller Patienten mit einem Magenkarzinom, neoadjuvant eine Chemotherapie erhalten. Für frühe Tumore im bildgebenden cT2cN0-Status wurde eine sog. „Kann-Empfehlung" ausgesprochen (Moehler et al. 2011). Worauf beruhen diese Staging-Empfehlungen? Tatsächlich ergeben sich aus den beiden Phase-III-Studien Unsicherheiten: Die beiden Studien schlossen nur zu einem kleinen Prozentsatz auch Patienten mit einem cT2cN0 Tumorstadium ein, sodass für dieses Stadium die Evidenz dünn ist und nur durch neue Studien bewiesen werden könnte (Cunningham et al. 2006, Ychou et al. 2011). In beiden Studien war eine Endosonografie zum genaueren Staging nicht zwingend vorgeschrieben, sodass das genaue T-Staging letztlich häufig

◘ **Abb. 9.1**   Gesamtüberleben von Patienten mit einem Adenokarzinom des Magens bzw. des gastroösophagealen Übergangs mit vs. ohne perioperative Chemotherapie. (Mod. nach Cunningham et al. 2006)

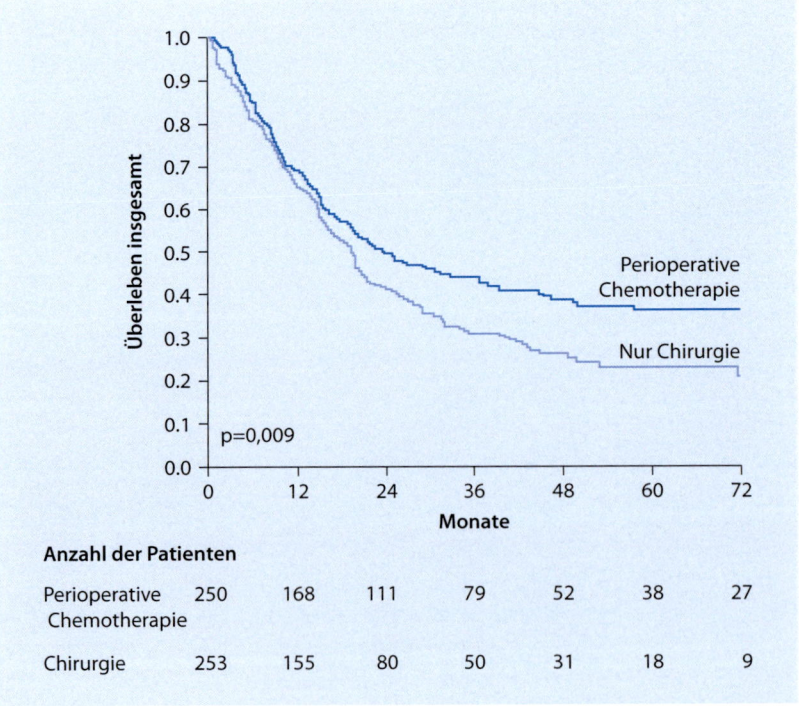

Anzahl der Patienten						
Perioperative Chemotherapie	250	168	111	79	52	38	27
Chirurgie	253	155	80	50	31	18	9

durch den Pathologen postoperativ erfolgte. Trotzdem existieren in beiden Studien nur ungenaue Angaben zum pathologischen Staging. Die Einschlusskriterien in der französischen Studie waren sehr vage („ … that was judged suitable for curative resection", Ychou et al. 2011). Zur Frage, inwieweit die Daten zum Magenkarzinom ausreichend valide sind bzw. auch Patienten mit einem Adenokarzinom des gastroösophagealen Übergangs eingeschlossen wurden, lässt sich feststellen, dass beide Entitäten ausreichend repräsentiert waren. Die französische Studie schloss 75 % der Patienten mit einem distalen Adenokarzinom des Ösophagus ein, während bei der britisch-geführten MAGIC-Studie das Verhältnis genau umgekehrt lag (Cunningham et al. 2006, Ychou et al. 2011).

Immer wieder gab es Berichte, dass der diffuse Typ des Magenkarzinoms nach Lauren eine schlechtere Prognose im selben Stadium aufweist und dies auch Relevanz für den Nutzen der präoperativen Chemotherapie hat: So konnten Lorenzen et al. 2012 unter Auswertung der Münchener und Heidelberger Verlaufsdaten neben anderen Variablen den nichtintestinalen Typ als negativen prognostischen Faktor herausarbeiten. Hierzu gibt es jedoch in kleinerer Fallzahl widersprechende Daten (Bichev et al. 2015). Diese Frage wird aktuell durch die französische Studiengruppe „Federation Francophone de Cancerologie Digestive" (FFCD) in der PRODIGE-19-Studie (ClinicalTrials.gov, NCT01717924) prospektiv untersucht.

Zusammenfassend kann aktuell für eine klare nodalpositive Situation bzw. einen lokal fortgeschrittenen Tumor ≥cT3 unabhängig von der Histologie und der Lokalisation die Empfehlung zur neoadjuvanten Chemotherapie und ggf. postoperativen Komplettierung in Abhängigkeit des Ansprechens gegeben werden.

9.3 Perioperative Chemotherapie

9.3.1 Welches perioperative Therapieregime?

Prinzipiell könnte das aktuell effektivste Chemotherapieprotokoll in der palliativen Situation auch in der perioperativen Situation eingesetzt werden. Jedoch sprechen hier eventuell unterschiedliche Effektivitäten auf Metastasen vs. Primarius, fehlende Phase-III-Studiendaten, erhöhte perioperative Komplikationen und eventuell unterschiedliche Langzeit- vs. Kurzzeiteffekte dagegen. Lange Zeit war das ECF-Schema (Epirubicin, Cisplatin, 5-FU) aufgrund der bereits 2006 voll publizierten MAGIC-Phase-III-Studiendaten Standard in der perioperativen Therapie (Cunningham et al. 2006). Jedoch sprach eine über 3×3 Wochen andauernde 5-FU-Infusion über ein Portsystem aus Praktikabilitätsgründen sowie hohe Nebenwirkungsraten bis 55 % Grad 3/4 gegen dieses Schema. Bei puristischer Betrachtung käme einzig die deutlich später publizierte Kombination Cisplatin/5-FU in Frage: Diese wurde Phase-III-geprüft und erreichte fast dieselbe 5-Jahres-Überlebensrate (MAGIC 36 %, FFCD 34 %; Ychou et al. 2011; ◘ Tab. 9.1). In Deutschland wird aktuell aufgrund der voll publizierten Phase-II-Daten der NeoFlot-Studie und der bisher als Abstrakt publizierten pathologischen Response-Daten der FLOT-4-Studie (Phase-III-Studie) das sog. FLOT-Schema bevorzugt (5-FU, Leukovorin, Oxaliplatin, Taxan für Docetaxel; Pauligk et al. 2015, Schulz et al. 2015). Es scheint insgesamt eine akzeptable Toxizität und hervorragende Wirksamkeit (inkl. kompletter pathologischer Regressionsraten

◘ **Tab. 9.1** Vergleich von prospektiv untersuchter Effektivität, Überleben und Toxizität verschiedener perioperativer und neoadjuvanter Therapieregime

Therapieregime	n	Studienphase	pCR	1-JÜ	1 J-PFÜ	Toxizität III/IV
FLOT perioperativ (Schulz et al. 2015)	50	II	20 %	79,3 %	67,2 %	–
PET neoadjuvant (Jary et al. 2014)	29	II	15 %	89,7 %	69,0 %	79 %
DCX perioperativ (Thuss-Patience et al. 2012)	51	II	13,7 %	88,0 %	80,2 %	76,5 %
DCF perioperativ (Ferri et al. 2012)	43	II	9,3 %[a]	98,0 %	–	47,0 %
CF perioperativ (Ychou et al. 2011)	109	III	3,0 %	82,3 %[a]	67,2 %[a]	38,0[a]
ECX perioperativ (Starling et al. 2009)	34	II	5,9 %	67,0 %	50,0[a]	55,5 %
ECF perioperativ (Cunningham et al. 2006)	250	III	0 %	67,2 %[a]	63,6 %[a]	–
ECF vs. FLOT (Pauligk et al. 2015)	157	II	ECF 15,2 % FLOT 29,5 %	–	–	–

pCR Vollständige histopathologische Regression, *1-JÜ* Überlebende nach einem Jahr, *1 J-PFÜ* progressionsfreies Überleben nach einem Jahr
[a] vom Autor berechnet

bis ca. 20 %) aufzuweisen (Schulz et al. 2015). Aufgrund sehr hoher Toxizitäten wurden Studien zur Intensivierung des ECF-Regimes nicht weitergeführt (◘ Tab. 9.1).

9.3.2   Präoperative additive Antikörpertherapie

Die Frage der Effektivität einer irgendwie gearteten Antikörpertherapie wurde von verschiedenen Studiengruppen untersucht. Aufgrund erfolgreicher Zulassungsverfahren von Epithelial-growth-factor-receptor(EGFR)-Antikörpern bei RAS-Wildtyp-Patienten mit einem kolorektalen Karzinom bzw. „vascular endothelial growth factor" (VEGF)-Antikörpern bei derselben Indikation wurden diese primär auch beim Magenkarzinom untersucht. Nach initial hoffnungsvollen Phase-I-/-II-Studien sind diese jedoch für Cetuximab (EGFR-Antikörper) und Bevacizumab (VEGF-Antikörper) über die negativen Phase-III-Studien im palliativen Setting nicht hinausgekommen (Ohtsu et al. 2011, Lee et al. 2013). Alleinig Trastuzumab bei HER2/neu-überexprimierenden Tumoren lässt auch in der neoadjuvanten Situation Effektivität erwarten, wofür die histopathologischen Responseraten mit bis zu 22 %-iger kompletter Response sprechen (Hofheinz et al. 2014). Trastuzumab ist gegen HER2/neu, einen epidermalen Wachstumsfaktorrezeptor gerichtet, der die Zellproliferation stimuliert und die Apoptose hemmt. Leider überexprimieren lediglich ca. 19 % der Magenkarzinome HER2/neu, sodass nur bei diesem kleinen Teil eine Effektivität zu erwarten ist (Hofmann et al. 2008).

9.3.3   Re-Staging nach präoperativer Chemotherapie

Ein Re-Staging nach Beendigung der präoperativen Chemotherapie und vor dem resezierenden Eingriff war in der MAGIC-Studie nicht vorgesehen, jedoch in der FFCD-Studie (Cunningham et al. 2006, Ychou et al. 2011). Die Sensitivität und Spezifität sowohl der Endosonografie (Sensitivität 68 %, Spezifität 71 %) wie auch der Computertomografie (Sensitivität 74 %, Spezifität 43 %) zur Detektion von Lymphknotenmetastasen im post-neoadjuvanten Setting (also nach Durchführung der präoperativen Chemotherapie) sind leider sehr ungenau, sodass letztlich der präoperative Ausschluss einer neu aufgetretenen Fernmetastasierung die wesentliche klinische Fragestellung darstellt (Park et al. 2008, Moehler et al. 2011). Hierfür kann durchaus auch eine Sonografie bei schlanken Patienten angewandt werden, wobei in den Leitlinien im Kommentar die unmittelbar präoperative Schnittbildgebung empfohlen

wird (ohne entsprechende Evidenzbasis). In den meisten Kliniken wird häufig zusätzlich eine endoskopische Kontrolle durchgeführt, um das Resektionsausmaß präoperativ nochmals korrekt abzubilden. Sollte es jedoch während der präoperativen Chemotherapie klinisch einen Anhalt für einen Progress unter der neoadjuvanten Therapie geben, muss ein komplettes Re-Staging erfolgen (Computertomografie, Endoskopie; Moehler et al. 2011). In der FFCD-Studie zeigten sich immerhin 11 % der Patienten im präoperativen Re-Staging progredient (Ychou et al. 2011).

Die Fluordesoxyglucose-Positronenemissionstomografie (FDG-PET) als Response-Prädiktor und frühe Entscheidungshilfe zur Fortführung (bei Ansprechen) vs. Abbrechen (bei Nichtansprechen) der präoperativen Chemotherapie konnte sich leider beim Magenkarzinom nicht durchsetzen, auch wenn die ersten Daten hierzu sehr positiv ausfielen (Ott et al. 2006). Dies liegt zum einen an der generell insensitiven Darstellung von Siegelring- bzw. schlecht differenzierten Karzinomen aber auch einer insensitiven Darstellung einer eventuellen Peritonealmetastasierung (Lim et al. 2006). Aufgrund dieser Befunde ist ein Staging mittels PET-Computertomografie beim Adenokarzinom des Magens zugunsten einer hochauflösenden Multidetektor-Computertomografie und Laparoskopie komplett verlassen worden.

9.3.4   Postoperative Chemotherapie (nach präoperativer Chemotherapie)

Die postoperative Therapie war in den Zulassungsstudien integraler geplanter Bestandteil der perioperativen Chemotherapie (Cunningham et al. 2006, Ychou et al. 2011). Jedoch starteten lediglich 54 % bzw. 50 % der eingeschlossenen Patienten aus verschiedensten Gründen die postoperative Therapie und lediglich 41,6 % bzw. 23 % schlossen die 3 bzw. 4 Zyklen komplett ab. In Zusammenschau mit der fraglichen Aktivität der alleinigen adjuvanten Chemotherapie muss der Stellenwert der postoperativen Chemotherapie sehr kritisch hinterfragt werden. Immerhin steht im postoperativen Setting zur Responsebeurteilung neben der klinischen und eventuellen bildgebenden Beurteilung immer die Histologie des Resektats zur Entscheidungshilfe zur Verfügung. Hierfür hat sich in Deutschland der Regressionsgrad nach Becker durchgesetzt, der auch einen prognostischen Stellenwert zu besitzen scheint (◘ Abb. 9.2; Becker et al. 2003). Letztlich müssen diese Ergebnisse kritisch mit den Patienten diskutiert werden. Bei Fehlen zumindest eines Ansprechparameters (Klinik, Bildgebung, histologische Regression) sollte die Chemotherapie postoperativ nicht fortgeführt werden.

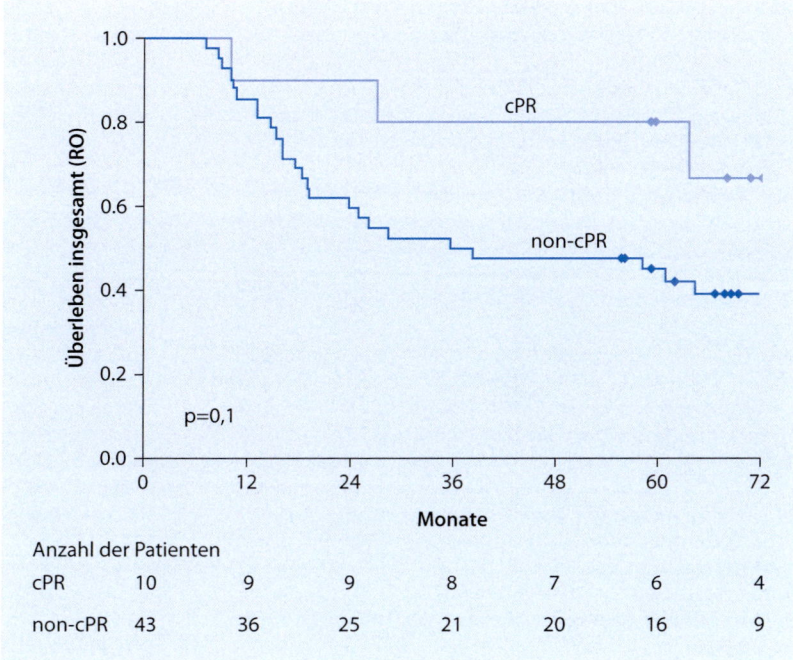

◙ **Abb. 9.2** Kaplan-Meier-Kurven zum Gesamtüberleben von Patienten mit kompletter pathologischer Regression (pCR) vs. der Gruppe ohne komplette pathologische Regression (non-pCR). (Mod. nach Bichev et al. 2015)

9.4 Alleinige adjuvante Chemotherapie

Wohl keine Empfehlung der Leitlinie muss so kontrovers diskutiert worden sein, wie die fehlende Evidenz für eine adjuvante Therapie nach primär reseziertem lokal fortgeschrittenem Magenkarzinom bzw. Adenokarzinom des gastroösophagealen Übergangs. Wie sonst wäre es zu einem Sondervotum der Deutschen Gesellschaft für Hämatologie und medizinische Onkologie (DGHO) innerhalb der Leitlinie gekommen, die eine adjuvante Chemotherapie mit einer „Kann-Empfehlung" zulässt, während sich der Großteil der Diskutanten hiervon durch eine „Sollte-nicht-Empfehlung" abgrenzte (Moehler et al. 2011). Letztlich existiert keine einzige größere prospektive Studie mit kaukasischen Patienten, die einen Benefit für eine adjuvante Chemotherapie im UICC-III-Stadium belegt, während mehrere größere Studien bis max. 258 Patienten keinen Vorteil für die experimentelle Gruppe zeigen konnten (Di Costanzo et al. 2008). Immerhin wurde in dieser italienischen Studie ein im neoadjuvanten Setting effektives Therapieregime mit Cisplatin/Epirubicin und 5-FU getestet. Wenn man eine 5-FU-Monotherapie ebenfalls als ineffektiv annehmen darf, kann man sogar die Studie von Bajetta et al. mit 1106 Patienten als negative adjuvante Studie werten (Bajetta et al. 2014). Von daher basiert die Empfehlung zur adjuvanten Chemotherapie nach adäquater D2-Lymphadenektomie aus einer Metaanalyse aus 2010 auf sehr tönernen Füßen (Interventions et al. 2010). Diese Metaanalyse krankt zusätzlich auch am Einschluss von asiatischen Studien und sehr kleinen alten Studien mit inzwischen antiquierten Therapieregimen.

Fazit

Die präoperative Chemotherapie hat sich in den letzten Jahren als Standard in den lokal fortgeschrittenen Stadien bei Patienten mit einem Magenkarzinom etabliert. Dagegen kann und muss der Stellenwert der postoperativen Chemotherapie (nach präoperativer Chemotherapie) im Einzelfall kritisch abgewogen werden, während die alleinige adjuvante Chemotherapie nach aktueller Datenlage im kaukasischen Patientengut nicht empfohlen werden kann. Wesentliche Fragen, die kurzfristig geklärt werden müssen, sind der Stellenwert der perioperativen Chemotherapie bei cT2cN0-Patienten, der tatsächliche Benefit einer perioperativen Chemotherapie für Patienten mit einem Siegelringkarzinom sowie Response-Prädiktoren, um ineffektive Therapien zu verhindern. Um diese Fragen zu klären, müssen wir weiter Patienten in effektive Studien einbringen.

Literatur

Bajetta E et al. (2014) Randomized trial on adjuvant treatment with FOLFIRI followed by docetaxel and cisplatin versus 5-fluorouracil and folinic acid for radically resected gastric cancer. Ann Oncol 25(7): 1373–1378

Becker K et al. (2003) Histomorphology and grading of regression in gastric carcinoma treated with neoadjuvant chemotherapy. Cancer 98(7): 1521–1530

Bichev D et al. (2015) High impact of histopathological remission for prognosis after perioperative chemotherapy with ECF and ECF-like regimens for gastric and gastroesophageal adenocarcinoma. Oncology 89(2): 95–102

Di Costanzo F et al. (2008) Adjuvant chemotherapy in completely resected gastric cancer: A randomized phase III trial conducted by GOIRC. J Nat Cancer Institute 100(6): 388–398

Cunningham D et al. (2006) Perioperative chemotherapy versus surgery alone for resectable gastroesophageal cancer. New Engl J Med 355(1): 11–20

Ferri LE et al. (2012) Perioperative docetaxel, cisplatin, and 5-fluorouracil (DCF) for locally advanced esophageal and gastric adenocarcinoma: a multicenter phase II trial. Official journal of the European Society for Medical Oncology/ESMO. Ann Oncol: 23(6): 1512–1517

Hofheinz R et al. (2014) HER-FLOT: Trastuzumab in combination with FLOT as perioperative treatment for patients with HER2-positive locally advanced esophagogastric adenocarcinoma: A phase II trial of the AIO Gastric Cancer Study Group. In: ASCO Annual Meeting Proceedings, p 4073

Hofmann M et al. (2008) Assessment of a HER2 scoring system for gastric cancer: results from a validation study. Histopathol 52(7): 797–805

Interventions S et al. (2010) Benefit of adjuvant chemotherapy for resectable gastric cancer. JAMA 303(17): 1729

Jary M et al. (2014) Phase II multicentre study of efficacy and feasibility of dose-intensified preoperative weekly cisplatin, epirubicin, and paclitaxel (PET) in resectable gastroesophageal cancer. Cancer Chemother Pharmacol 74(1): 141–150

Jemal A et al. (2010) Cancer Statistics, 2010 both sexes female both sexes estimated deaths, 60(5): 277–300

Lee MS et al. (2013) Preoperative cetuximab, irinotecan, cisplatin, and radiation therapy for patients with locally advanced esophageal cancer. Oncologist 18(3): 281–287

Lim JS et al. (2006) CT and PET in stomach cancer: preoperative staging and monitoring of response to therapy. Radiographics 26(1): 143–156

Lorenzen S et al. (2012) Prediction of response and prognosis by a score including only pretherapeutic parameters in 410 neoadjuvant treated gastric cancer patients. Ann Surg Oncol 19(7): 2119–2127

Moehler M et al. (2011) Diagnostik und Therapie der Adenokarzinome des Magens Authors. Z Gastroenterol (032): 461–531

Tumorregister München (2013) Tumorstatistik: Überleben C16: Magenkarzinom. Deutschland Tumorregister München am Tumorzentrum München Marchioninistr. 15 81377 München. http://www.tumorregister-muenchen.de/facts/surv/sC16_G-ICD-10-C16-Magenkarzinom-Survival.pdf. Zugegriffen 13. Oktober 2016

Ohtsu A et al. (2011) Bevacizumab in combination with chemotherapy as first-line therapy in advanced gastric cancer: a randomized, double-blind, placebo-controlled phase III study. J Clin Oncol 29(30): 3968–3976

Ott K et al. (2006) Metabolic imaging predicts response, survival, and recurrence in adenocarcinomas of the esophagogastric junction. Official journal of the American Society of Clinical Oncology, J Clin Oncol 24(29): 4692–4698

Park SR et al. (2008) Endoscopic ultrasound and computed tomography in restaging and predicting prognosis after neoadjuvant chemotherapy in patients with locally advanced gastric cancer. Cancer, 112(11): 2368–76

Pauligk C et al. (2015) Pathological response to neoadjuvant 5-FU, oxaliplatin, and docetaxel (FLOT) versus epirubicin, cisplatin, and 5-FU (ECF) in patients with locally advanced, resectable gastric/esophagogastric junction (EGJ) cancer: Data from the phase II part of the FLOT4 phase III study of the AIO. In: ASCO Annual Meeting Proceedings, p 4016

Sant M et al. (2008) EUROCARE-4. Survival of cancer patients diagnosed in 1995–1999. Results and commentary. Eur J Cancer 45(6): 931–991

Schulz C et al. (2015) NeoFLOT: Multicenter phase II study of perioperative chemotherapy in resectable adenocarcinoma of the gastroesophageal junction or gastric adenocarcinoma - very good response predominantly in patients with intestinal type tumors. Int J Cancer 137(3): 678–685

Songun I et al. (2010) Surgical treatment of gastric cancer: 15-year follow-up results of the randomised nationwide Dutch D1D2 trial. Lancet Oncol 11(5): 439–449

Starling N et al. (2009) A phase II trial of preoperative chemotherapy with epirubicin, cisplatin and capecitabine for patients with localised gastro-oesophageal junctional adenocarcinoma. Brit J Cancer 100(11): 1725–1730

Thuss-Patience PC et al. (2012) Perioperative chemotherapy with docetaxel, cisplatin and capecitabine (DCX) in gastro-oesophageal adenocarcinoma: a phase II study of the Arbeitsgemeinschaft Internistische Onkologie (AIO){dagger}. Official journal of the European Society for Medical Oncology/ESMO, Ann Oncol 23(11): 2827–2834

Wang,J Sun Y, Bertagnolli MM (2015) Comparison of gastric cancer survival between Caucasian and Asian patients treated in the United States: results from the surveillance epidemiology and end results (SEER) database. Ann Surg Oncol 22(9): 2965–2971

Ychou M et al. (2011) Perioperative chemotherapy compared with surgery alone for resectable gastroesophageal adenocarcinoma: an FNCLCC and FFCD multicenter phase III trial surgery. J Clin Oncol 29(13): 1715–1721

Perioperative radioonkologische Verfahren des Magen- und Kardiakarzinoms

D. Böhmer

© Springer-Verlag GmbH Deutschland 2017

M.E. Kreis, H. Seeliger (Hrsg.), *Moderne Chirurgie des Magen- und Kardiakarzinoms*,

DOI 10.1007/978-3-662-53188-4_10

Das Magenkarzinom und das Adenokarzinom des ösophagogastralen Übergangs (AEG) werden hinsichtlich ihrer Prognose und Therapieempfehlungen oft zusammengefasst und viele randomisierte Studien untersuchten beide Krebsarten gemeinsam, weshalb sie im Folgenden zusammen betrachtet werden. Historisch spielte die Strahlentherapie nur eine untergeordnete Rolle in der Behandlung des lokal fortgeschrittenen Magenkarzinoms. Mit modernen Therapietechniken und aufgrund randomisierter Studien konnte der Stellenwert der postoperativen Radiochemotherapie in bestimmten klinischen Situationen nachgewiesen werden. Die Verbesserung der kurativen Chancen, aber auch die hohe Wirksamkeit der Strahlentherapie in der palliativen Situation werden im Folgenden zusammengefasst. Auch die präoperative Bestrahlung bei grenzwertig operablen Tumoren wurde durchgeführt, um die Resektabilität zu verbessern.

10.1 Grundlagen der Bestrahlung des Magenkarzinoms

10.1.1 Risikoorgane

Die anatomische Lagebeziehung des Magens zu einer Reihe von strahlensensiblen Organen ist für den Einsatz einer Strahlentherapie von hoher Relevanz:

- Lunge (vor allem linksseitig)
- Milz
- Linke Niere
- Linke Nebenniere
- Pankreas
- Colon transversum
- Rückenmark

Diese Organe haben eine relativ geringe Strahlentoleranz. Dies ist sowohl bei der Wahl der Therapiesequenz (neoadjuvant, primär oder adjuvant) als auch der Bestrahlungsdosis und einer eventuellen konkomitierenden oder sequenziellen Chemotherapie zu beachten. Beispielsweise zeigten in einer Kohorte von 63 Patienten, die eine postoperative oder Rezidivbestrahlung erhalten hatten, 16 Patienten das klassische Bild eines RILD-Syndroms („radiation induced liver disease"; Li G et al. 2015). Dawson et al. führten 2002 eine Dosis-Volumen-Analyse durch und kamen zu dem Ergebnis, dass die Rate eines RILD unter 5 % liegt, wenn die Dosis für 1/3, 2/3 und 3/3 des Lebervolumens unter 94 Gy, 48 Gy und 32 Gy liegt (bei 2 Gy Einzeldosis). Dabei sinkt diese Toleranz, wenn eine Vorschädigung der Leber vorliegt (Leberzirrhose oder Chemotherapie).

Für die genaue Konturierung der Risikoorgane für die Strahlentherapie veröffentlichte die Radiation Therapy Oncology Group (RTOG; Jabbour et al. 2014) eine konsentierte Leitlinie, welche Radioonkologen in die Lage versetzt, die erstellten Behandlungspläne optimal zu interpretieren.

10.1.2 Zielvolumen

Das Zielvolumen der Strahlentherapie richtet sich nach der Ausdehnung des Primärtumors und des Lymphknotenbefalls. In der präoperativen Situation werden der gesamte Magen und eventuell befallene Lymphknotenregionen ins Bestrahlungsfeld eingeschlossen.

Postoperativ erstreckt sich das Zielgebiet auf die Region des entfernten Magens sowie die Regionen der Lymphabflusswege, die entweder histologisch befallen sind oder ein hohes Risiko für einen Befall aufweisen. Hier ist insbesondere auf die Wichtigkeit der durchgeführten Lymphknotenresektion hinzuweisen. In einer randomisierten Studie zeigte sich bei einer D1-Resektion (perigastrale Lymphknoten) gegenüber einer D2-Resektion (Lymphknoten D1 + entlang der großen Gefäßstämme + lienal, zöliakale und Leberarterie) eine signifikante Verschlechterung der lokoregionären Kontrolle (45 vs. 58 %; Hartgrink et al. 2004). Daher wird die D2-Resektion heute als Standard bei lokal fortgeschrittenen oder lymphknotenpositiven Magenkarzinomen angesehen und in der aktuellen S3-Leitlinie empfohlen (Leitlinienprogramm 2012). Ein Problem, welchem sich erst seit wenigen Jahren angenommen wird, ist die ungenaue Zielvolumenfestlegung und Bestrahlung aufgrund der Atemverschieblichkeit des Zwerchfells und der daraus resultierenden Gefahr einer Unterdosierung des Zielgebietes bzw. der Dosisbelastung der linken Lunge sowie des Duodenalstumpfes (Socha et al. 2016). Durch die Einführung der atemgetriggerten Bestrahlung, kann zumindest ersteres Problem die Risiken für Patienten deutlich verringern.

10.1.3 Rolle der Strahlentherapietechnik

Die 3-dimensionale konformale Strahlentherapie (3-D-CRT) stellte bis zum Beginn der 2000er Jahre den Standard bei der Bestrahlung des Magenkarzinoms dar. Im Jahr 2003 konnten Lohr et al. erstmals den Vorteil einer intensitätsmodulierten Strahlentherapie (IMRT) zeigen. In ihrer Untersuchung der IMRT im Vergleich zur 3-D-CRT konnten die Dosisbelastungen der linken Niere und der Leber deutlich gesenkt werden. Für die linke Niere konnte eine Reduktion der Dosis um mehr als die Hälfte erreicht werden, sodass die kritische Strahlendosis für den Funktionserhalt unterschritten werden konnte (Lohr et al. 2003). Dies ist insbesondere relevant für Patienten, die eine simultane oder sequenzielle nierentoxische Chemotherapie erhalten.

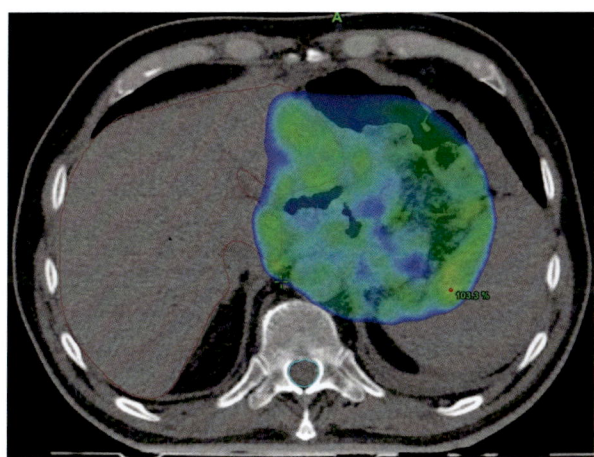

Abb. 10.1 Oberbauchansicht einer Dosisverteilung mit IMRT. Die gesunden Organe (z. B. Leber (*braune Linie*), Myelon (*hellblaue Linie*) sind weitgehend bzw. vollständig außerhalb der Hochdosisregion (*blaugrüne Fläche*)

Die in allen randomisierten Studien eingesetzten Strahlentherapietechniken (2-dimensionale oder 3-dimensionale computertomografisch geplante Bestrahlungstechnik) wird in Deutschland aktuell kaum noch eingesetzt. Die meisten Kliniken und Praxen sind in der Lage, moderne intensitätsmodulierte Bestrahlungstechniken (IMRT) durchzuführen. Diese, wie auch neue Techniken wie die dynamische intensitätsmodulierte Rotationsbestrahlung, verbessert die therapeutische Ratio (Verhältnis von Wirkung zu Nebenwirkungen). Insbesondere für kritische Risikoorgane (Myelon, Leber, Niere) konnte ein Vorteil für die neuen Behandlungstechniken gezeigt werden (Zhang et al. 2015). ◘ Abb. 10.1 zeigt eine Dosisverteilung eines Patienten nach Gastrektomie im Bereich des Oberbauches. Die Bestrahlung erfolgt mit IMRT. Deutlich zu sehen ist die klare Begrenzung der Hochdosisregion und die Schonung der umgebenden Normalgewebe (Leber, Myelon).

10.2 Präoperative (neoadjuvante) Strahlen- oder Strahlenchemotherapie

Die neoadjuvante Radiochemotherapie wird seit vielen Jahren mit unterschiedlichem Erfolg eingesetzt. Ziel ist es in den meisten klinischen Studien, die Resektabilität des Tumors zu verbessern. Eine randomisierte Studie aus den 1970er Jahren untersuchte eine kurzzeitliche präoperative Strahlentherapie (5×4 Gy) vs. einer alleinigen Operation. Mit einer 20-jährigen Nachbeobachtungszeit ergab sich in der Gesamtgruppe für die Vorbestrahlung kein Überlebensvorteil, obwohl sie gut verträglich war und zu keiner erhöhten Rate an postoperativen Komplikationen führte

(Skoropad et al. 2002). Die gleiche Arbeitsgruppe führte in den 1990er Jahren eine weitere randomisierte Studie durch. Wurde zusätzlich zur Kurzzeitbestrahlung eine intraoperative Strahlentherapie mit 8–12 MeV schnellen Elektronen mit 20 Gy durchgeführt, zeigte sich ein signifikanter Überlebensvorteil für lokal fortgeschrittene Tumoren (p=0,042) und einen positiven Lymphknotenstatus (p=0,04; Skoropad et al. 2000).

Die einzige randomisierte Studie, welche ausschließlich bei Tumoren des gastroösophagealen Übergangs eine neoadjuvante Chemotherapie mit einer neoadjuvanten Radiochemotherapie verglich, zeigte einen Trend (p=0,07) zu einem verbesserten Gesamtüberleben für den Radiochemotherapiearm (Stahl et al. 2009).

In einer kleinen koreanischen Studie wurden 29 Patienten, die als nichtresektabel galten, einer kombinierten neoadjuvanten Radiochemotherapie (45,0 Gy) zugeführt. 69 % (20/29) der Patienten waren anschließend resektabel, wobei in 94,4 % der Fälle eine R0-Resektion erreicht werden konnte (Kim et al. 2015).

10.3 Intraoperative Strahlentherapie – IORT

Die intraoperative Strahlentherapie hat den großen Vorteil, dass strahlensensible Organe wie der Dünndarm, Dickdarm, die linke Niere oder die Leber geschont werden können. Dazu wird der Patient in Narkose und mit geöffnetem Bauch und vorbereitetem abdominalen Situs zum Bestrahlungsgerät gebracht und die Bestrahlung meist mit schnellen Elektronen durchgeführt. Diese erfolgt intraabdominal nach der Gastrektomie, aber vor der Enterostomie, um die gesunden Organe durch Verlagerung schützen zu können. Erstmals berichteten Abe et al. 1974 über die IORT bei einer Serie von 17 Patienten, die eine kurative Resektion erhalten hatten. Die intraoperative Einzeitbestrahlung wurde mit 30 Gy durchgeführt. Kein Patient hatte radiogene Spätfolgen, 4/17 Patienten lebten länger als 4 Jahre (Abe et al. 1974). Eine aktuelle Metaanalyse zur intraoperativen Strahlentherapie kommt zu dem Schluss, dass im Vergleich zur EBRT („external beam radiotherapy") ein signifikanter Vorteil bezüglich der lokoregionären Kontrolle besteht, in der Subgruppe der Stadium-III-Patienten wurde eine signifikante Verbesserung des Gesamtüberlebens gefunden (Yu et al. 2015). Allerdings muss kritisch angemerkt werden, dass keine randomisierten Studien zur IORT existieren. Außerdem könnte die IORT möglicherweise das Risiko von postoperativen Komplikationen erhöhen. In einer Untersuchung von 84 Patienten, die eine IORT erhalten hatten, war dieses Risiko signifikant erhöht (Drognitz et al. 2008).

Zusammenfassend spielt die intraoperative Strahlentherapie aufgrund der geringen Verfügbarkeit deutschlandweit keine große Rolle, obwohl die onkologischen Ergebnisse vielversprechend sind.

10.4 Postoperative (adjuvante) Strahlen- oder Strahlenchemotherapie

Es besteht derzeit kein Konsensus zur adjuvanten Radiochemotherapie in Deutschland. In den USA ist die adjuvante Radiochemotherapie dagegen „Standard of care". Insbesondere die Frage nach einer (neo-)adjuvanten Chemotherapie oder Radiochemotherapie nach D2-Resektion ist Gegenstand intensiver Diskussionen. Für beide Therapieschemata existieren randomisierte Studien, welche den Vorteil der jeweiligen Behandlung zeigen. Dabei müssen sich die im Folgenden dargestellten Strahlentherapiestudien mit den randomisierten Studien MAGIC-Trial, ACT-GC-Trial, CLASSIC-Trial, ACCORD07-Trial (Cunningham et al. 2006, Sakuramoto et al. 2007, Bang et al. 2012, Ychou et al. 2011) messen, welche eine perioperative Chemotherapie mit einer alleinigen Bestrahlung verglichen. Auf die Chemotherapiestudien wird an dieser Stelle nicht detailliert eingegangen, alle ergaben einen signifikanten Vorteil im krankheitsfreien und Gesamtüberleben im Vergleich zur alleinigen Operation.

2001 veröffentlichten Macdonald et al. eine prospektive randomisierte Studie zur postoperativen Radiochemotherapie vs. alleiniger Operation. Die Strahlentherapie erfolgte mit einer konventionellen 3-dimensionalen konformalen Bestrahlung mit einer Einzeldosis von 1,8 Gy bis zu einer Gesamtdosis von 45,0 Gy, die Chemotherapie mit 5-Flourouracil (5-FU) und Leucovorin wurde neoadjuvant, konkomitierend und adjuvant verabreicht (Macdonald et al. 2001). Das mediane Gesamtüberleben konnte signifikant (p=0,005) von 27 Monaten auf 36 Monate verbessert werden, das Rezidivrisiko verbesserte sich um 52 % (p < 0,001).

Die Intergroup-Studie 0116 (INT-0116) randomisierte eine alleinige Nachbeobachtung vs. adjuvanter Chemotherapie – Radiochemotherapie – Chemotherapie nach R0-Resektion von Patienten mit Magenkarzinom mit Risikofaktoren (T3 und/oder N+). Bei 559 randomisierten Patienten konnte nach einem medianen Follow-up von 10,3 Jahren ein signifikant verbessertes Gesamtüberleben (p=0,0046) und rückfallfreies Überleben (p<0,001) gezeigt werden (Smalley et al. 2012). Kritisch muss hier angemerkt werden, dass weniger als 10 % der Patienten eine D2-Resektion der Lymphknoten erhielten und nur 36 % eine D1-Resektion, die übrigen Patienten erhielten weniger als eine D1-Resektion.

Die sicher interessanteste Studie ist der ARTIST-Trial. Hier wurden 458 Patienten nach Magenresektion mit D2-Dissektion randomisiert in die Behandlung mit alleiniger Chemotherapie (6 Zyklen Cisplatin/Capecitabin = XP) und eine Radiochemotherapie (2 Zyklen XP + 45 Gy mit Capecitabin und 2 Zyklen XP). Bezüglich des krankheitsfreien Überlebens zeigte sich lediglich ein Trend für einen Vorteil der Radiochemotherapie (p=0,0862), für die Subgruppe der lymphknotenpositiven Patienten war, auch in der multivariaten Analyse, die Radiochemotherapie der alleinigen Chemotherapie signifikant überlegen (Lee et al. 2012).

> Durch diese hervorragenden Ergebnisse mit Level-1-Evidenz dieser Studien stehen mit der Chemotherapie und der Radiochemotherapie 2 Methoden in der (neo-)adjuvanten Therapie zur Verfügung, welche die Prognose der Patienten nach kurativer Operation signifikant verbessern.

Für Patienten mit den Risikofaktoren unzureichende Lymphknotendissektion (<16), R1-Resektion oder Lymphknotenbefall, sollte die kombinierte Radiochemotherapie durchgeführt werden. Ausstehende Studienergebnisse wie CRITICS- und TOPGEAR-Trial (Dikken et al. 2011, Leong et al. 2015) werden helfen, die Rolle der Strahlen- und Chemotherapie möglicherweise genauer zu spezifizieren.

Ein häufiges Problem von multimodalen Therapiekonzepten ist die Compliance der Patienten, die einerseits durch das Auftreten von Nebenwirkungen oder Komplikationen beeinträchtigt wird, andererseits durch patientenseitige individuelle Faktoren. In einer gesammelten Analyse von 348 Patienten, die sich nach Gastrektomie einer adjuvanten Chemotherapie und Radiochemotherapie unterzogen, wurde die Adhärenz der Patienten an die verschriebene Therapiesequenz untersucht. Es zeigte sich eine außerordentlich hohe Rate von 95,7 % der vollständig durchgeführten Radiochemotherapie sowie eine etwas geringere Rate an vollständig beendeten Chemotherapien von 78,4 %. Die Rate an schweren Grad-3- und Grad-4-Nebenwirkungen waren sowohl für die Strahlenchemotherapie (3,7 und 4 % hämatologisch und gastrointestinal), als auch für die Chemotherapie (5,4 und 6 %) gering (Mattiucci et al. 2015).

Neue Therapieansätze sollen eine verbesserte Nebenwirkungsrate mit einem besseren onkologischen Ergebnis kombinieren. In einer italienischen Machbarkeitsstudie erhielten 40 Patienten mit einem Stadium-III-Magenkarzinom nach kurativer Resektion einschließlich einer D2-Lymphknotendissektion eine kombinierte Radiochemotherapie mit kontinuierlicher 5-FU-Gabe (200 mg/m^2/Tag) für den gesamten Zeitraum einer hyperfraktionierten Bestrahlung (2×1,1 Gy pro Tag bis zu einer Gesamtdosis von 55,0 Gy). Nach einem medianen Follow-up von mehr als 6 Jahren lebten 40 % der Patienten tumorfrei, 60 % waren verstorben. Die Rate der In-field-Rezidive lag bei nur 2 %, 22 % der Patienten hatten eine peritoneale Aussaat und 39 % erlitten Fernmetastasen. Das 5-Jahres-krankheitsspezifische Überleben betrug 43 % (Arcangeli et al. 2002). Die Akuttoxizitäten waren mit bis zu 22,5 % gastrointestinalen und hämatologischen Nebenwirkungen zwar häufig, Spättoxizitäten traten jedoch keine auf. Mit diesen Ergebnissen stellen die Autoren einen vielversprechenden Therapieansatz dar.

Ein wichtiger Aspekt der adjuvanten Therapie ist die Gesamtbehandlungszeit der Bestrahlung. In einer Untersuchung von 1591 Patienten der National Cancer Data Base, die eine leitliniengerechte (nach den Empfehlungen des National Comprehensive Cancer Networks) postoperative Bestrahlung erhalten hatten, wurde die Gesamtzeit der Strahlenbehandlung analysiert. Dabei zeigte eine Verlängerung der Therapiezeit von mehr als 36 Tagen bei einer Dosis von 45 Gy und mehr als 41 Tagen bei einer Dosis von 50,4 Gy eine signifikante Verringerung des Gesamtüberlebens (36 vs. 51 Monate). Dabei zeigten eine lymphknotenpositive Erkrankung, eine inadäquate Lymphonodektomie (weniger als 16 Lymphknoten) und Patienten, die sich einem Zyklus Chemotherapie vor der Bestrahlung unterzogen, eine besonders negative Auswirkung auf das Gesamtüberleben (McMillan et al. 2015). Diese Ergebnisse müssen, wie bei jeder Analyse von großen Krebsdatenbanken, kritisch betrachtet werden, und das hohe Risiko eines Ungleichgewichtes von die Ergebnisse beeinflussenden Faktoren muss in die Interpretation der Daten einbezogen werden.

10.5 Postoperatives Tumorrezidiv

Kommt es nach erfolgter alleiniger Gastrektomie (ohne adjuvante Strahlenchemotherapie) zu einem Tumorrezidiv, so stehen neben der erneuten Resektion des Rezidivtumors die Strahlen-/Strahlenchemotherapie als mögliche kurative Behandlung zur Verfügung. Ein palliative alleinige Chemotherapie ist bei inoperablen und vorbestrahlten Patienten zur erwägen. Neben der alleinigen Bestrahlung wurde eine Radiochemotherapie in dieser klinischen Situation untersucht.

In einer chinesischen Studie wurden die Radiochemotherapie (mit Oxaliplatin und Capecitabin) vs. einer alleinigen Chemotherapie mit diesen Medikamenten bei 41 und 38 Patienten untersucht. Die Patienten erhielten eine mediane Strahlendosis von 50 Gy. Die kombinierte Behandlung zeigte gegenüber einer alleinigen Chemotherapie ein signifikant höheres Ansprechen auf die Therapie (partielle oder vollständige Remission) mit einem p-Wert von 0,01. Auch die Raten der Kontrolle von klinischen Symptomen wie Schmerzen, Blutungen und Dysphagie/Obstruktion wurde mit der Radiochemotherapie signifikant verbessert (p=0,006). Das mediane Gesamtüberleben konnte von 5,4 Monaten auf 13,4 Monate mit der Kombinationsbehandlung mehr als verdoppelt werden (p=0,06; Yuan et al. 2015). Ähnliche Ergebnisse konnten mit Docetaxel und Capecitabin erreicht werden (Xie et al. 2015).

10.6 Palliative/Symptomatische Strahlentherapie

Kann eine kurative multimodale Therapie nicht durchgeführt werden oder kommt es zu einem Tumorrezidiv, so wird meist eine palliative Chemotherapie eingesetzt. Die Überprüfung der Indikation einer palliativen Radiatio kann dennoch sehr sinnvoll sein und führt bei den meisten Patienten durch eine Linderung der tumorbedingten Symptomatik zu einer Verbesserung der Lebensqualität.

Beispielsweise stellen die gastrale Blutung mit Meläna oder Hämatemesis nicht nur eine potenzielle Lebensgefahr dar, sondern sind für den Patienten in vielerlei Hinsicht belastend. Hier kann eine palliative Radiatio der Blutungsregion oft eine Verbesserung der Symptome erreichen. In einer Studie von 15 Patienten, die eine nichtstillbare (operativ oder mit invasiven radiologischen Maßnahmen) Magenblutung aufwiesen, war eine Radiatio mit 10×3,0 Gy durchgeführt worden. Bereits nach 2 Fraktionen war bei 11/15 Patienten (73 %) eine Hämostase erreicht. Die Todesursache war bei einem Patienten eine letale Blutung, bei 12 Patienten eine Tumorprogression ohne erneute Blutung. Durch die Bestrahlung wurden der mediane Hämoglobin(Hb)-Wert und die Rate an Bluttransfusionen signifikant verbessert (Kondoh et al. 2015).

Literatur

Abe M, Yabumoto E, Takahashi M et al. (1974) Intraoperative radiotherapy of gastric cancer. Cancer 34: 2034–2041

Arcangeli G, Saracino B, Arcangeli G et al. (2002) Postoperative adjuvant chemoradiation in completely resected locally advanced gastric cancer. Int J Radiat Oncol Biol Phys 54: 1069–1075

Bang YJ, Kim YW, Yang HK et al. (2012) Adjuvant capecitabine and oxaliplatin for gastric cancer after D2 gastrectomy (CLASSIC): a phase 3 open-label, randomised controlled trial. Lancet 379: 315–321

Cunningham D, Allum WH, Stenning SP et al. (2006) Perioperative chemotherapy versus surgery alone for resectable gastroesophageal cancer. N Engl J Med 355: 11–20

Dawson LA, Normolle D, Balter JM et al. (2002) Analysis of radiation-induced liver disease using the Lyman NTCP model. Int J Radiat Oncol Biol Phys 53: 810–821

Dikken JL, van Sandick JW, Maurits Swellengrebel HA et al. (2011) Neoadjuvant chemotherapy followed by surgery and chemotherapy or by surgery and chemoradiotherapy for patients with resectable gastric cancer (CRITICS). BMC Cancer 11: 329

Drognitz O, Henne K, Weissenberger C et al. (2008) Long-term results after intraoperative radiation therapy for gastric cancer. Int J Radiat Oncol Biol Phys 70: 715–721

Hartgrink HH, van de Velde CJ, Putter H et al. (2004) Extended lymph node dissection for gastric cancer: who may benefit? Final results of the randomized Dutch gastric cancer group trial. J Clin Oncol 22: 2069–2077

Jabbour SK, Hashem SA, Bosch W et al. (2014) Upper abdominal normal organ contouring guidelines and atlas: a Radiation Therapy Oncology Group consensus. Pract Radiat Oncol 4: 82–89

Kim MS, Lim JS, Hyung WJ et al. (2015) Neoadjuvant chemoradiotherapy followed by D2 gastrectomy in locally advanced gastric cancer.
World J Gastroenterol 21: 2711–2718

Kondoh C, Shitara K, Nomura M et al. (2015) Efficacy of palliative
radiotherapy for gastric bleeding in patients with unresectable
advanced gastric cancer: a retrospective cohort study. BMC Palliat
Care 14: 37

Lee J, Lim do H, Kim S et al. (2012) Phase III trial comparing capecitabine plus cisplatin versus capecitabine plus cisplatin with concurrent capecitabine radiotherapy in completely resected gastric
cancer with D2 lymph node dissection: the ARTIST trial. J Clin
Oncol 30: 268–273

Leitlinienprogramm (2012) Diagnostik und Therapie der Adenokarzinome des Magens und ösophagogastralen Übergangs. http://
leitlinienprogramm-onkologie.de/Magenkarzinom.69.0.html.
Zugegriffen 15. Oktober 2016

Leong T, Smithers BM, Michael M et al. (2015) TOPGEAR: a randomised
phase III trial of perioperative ECF chemotherapy versus preoperative chemoradiation plus perioperative ECF chemotherapy for
resectable gastric cancer (an international, intergroup trial of the
AGITG/TROG/EORTC/NCIC CTG). BMC Cancer 15: 532

Li G, Wang J, Hu W, Zhang Z' (2015) Radiation-Induced liver injury in
three-dimensional conformal radiation therapy (3D-CRT) for postoperative or locoregional recurrent gastric cancer: risk factors and
dose limitations. PLoS One 10: e0136288

Lohr F, Dobler B, Mai S et al. (2003) Optimization of dose distributions
for adjuvant locoregional radiotherapy of gastric cancer by IMRT.
Strahlenther Onkol 179: 557–563

Macdonald JS, Smalley SR, Benedetti J et al. (2001) Chemoradiotherapy after surgery compared with surgery alone for adenocarcinoma of the stomach or gastroesophageal junction. N Engl J Med
345: 725–730

Mattiucci GC, Valentini C, D'Agostino GR et al. (2015) Adjuvant chemoradiotherapy in gastric cancer: a pooled analysis of the AIRO
gastrointestinal group experience. Tumori 101: 91–97

McMillan MT, Ojerholm E, Roses RE et al. (2015) Adjuvant radiation therapy treatment time impacts overall survival in gastric cancer. Int J
Radiat Oncol Biol Phys 93: 326–336

Sakuramoto S, Sasako M, Yamaguchi T et al. (2007) Adjuvant chemotherapy for gastric cancer with S-1, an oral fluoropyrimidine. N Engl
J Med 357: 1810–1820

Skoropad VY, Berdov BA, Mardynski YS, Titova LN (2000) A prospective,
randomized trial of pre-operative and intraoperative radiotherapy
versus surgery alone in resectable gastric cancer. Eur J Surg Oncol
26: 773–779

Skoropad V, Berdov B, Zagrebin V (2002) Concentrated preoperative
radiotherapy for resectable gastric cancer: 20-years follow-up of a
randomized trial. J Surg Oncol 80: 72–78

Smalley SR, Benedetti JK, Haller DG et al. (2012) Updated analysis of
SWOG-directed intergroup study 0116: a phase III trial of adjuvant
radiochemotherapy versus observation after curative gastric cancer resection. J Clin Oncol 30: 2327–2333

Socha J, Wolakiewicz G, Wasilewska-Tesluk E et al. (2016) Clinical target
volume in postoperative radiotherapy for gastric cancer: identification of major difficulties and controversies. Clin Transl Oncol
18: 480–488

Stahl M, Walz MK, Stuschke M et al. (2009) Phase III comparison of
preoperative chemotherapy compared with chemoradiotherapy
in patients with locally advanced adenocarcinoma of the esophagogastric junction. J Clin Oncol 27: 851–856

Xie J, Liang N, Qiao L et al. (2015) Docetaxel, capecitabine and concurrent radiotherapy for gastric cancer patients with postoperative
locoregional recurrence. Tumori 101: 433–439

Ychou M, Boige V, Pignon JP et al. (2011) Perioperative chemotherapy
compared with surgery alone for resectable gastroesophageal
adenocarcinoma: an FNCLCC and FFCD multicenter phase III trial.
J Clin Oncol 29: 1715–1721

Yu WW, Guo YM, Zhang Q, Fu S (2015) Benefits from adjuvant intraoperative radiotherapy treatment for gastric cancer: A meta-analysis.
Mol Clin Oncol 3: 185–189

Yuan ST, Wang FL, Liu N et al. (2015) Concurrent involved-field radiotherapy and XELOX versus XELOX chemotherapy alone in gastric
cancer patients with postoperative locoregional recurrence. Am J
Clin Oncol 38: 130–143

Zhang T, Liang ZW, Han J et al. (2015) Double-arc volumetric modula-
ted therapy improves dose distribution compared to static gantry
IMRT and 3D conformal radiotherapy for adjuvant therapy of gastric cancer. Radiat Oncol 10: 114

Resektionsverfahren bei Magenkarzinom und AEG

S.S. Chopra, J. Pratschke, M. Biebl

© Springer-Verlag GmbH Deutschland 2017
M.E. Kreis, H. Seeliger (Hrsg.), *Moderne Chirurgie des Magen- und Kardiakarzinoms*,
DOI 10.1007/978-3-662-53188-4_11

Mit Ausnahme endoskopisch abtragbarer T1a-Tumoren stellt die chirurgische Therapie aktuell den einzigen kurativen Ansatz bei Magenkarzinomen und Karzinomen des ösophagogastralen Überganges dar. Zielsetzung der chirurgischen Therapie ist die komplette Entfernung des Tumors in den Ebenen nach oral, aboral und zirkumferenziell samt Resektion des regionalen lymphatischen Drainagegebietes.

11.1 Einteilung und Klassifikation

Zusammen mit den Magenkarzinomen werden für Adenokarzinome des ösophagogastralen Überganges (AEG) die offenen chirurgischen Therapieverfahren in diesem Kapitel besprochen. Als Kardia ist anatomisch der Übergang der 2-schichtigen Ösophagusmuskulatur in die 3-schichtige Magenmuskulatur anzusehen (Siewert et al. 2000). Für die präoperative endoskopische Diagnostik dient das orale Ende der typischen längsgestellten Magenschleimhautfalten (Stein et al. 2000). Die gut identifizierbare Z-Linie mit Ihrem Übergang vom Plattenepithel des Ösophagus in das Zylinderepithel der Magenschleimhaut ist aufgrund ihrer variablen Höhe mit der Tendenz einer oral gerichteten Verschiebung im Alter und unter gastroösophagealem Reflux ungeeignet.

Entsprechend der Klassifikation nach Siewert werden Tumoren 5 cm oral und aboral der Kardia unter dem Begriff AEG zusammengefasst. Die vormals als Adenokarzinome des distalen Ösophagus bezeichneten Tumoren mit dem Tumorzentrum oral der Kardia werden als Subgruppe AEG Typ I klassifiziert und inkludieren die sog. Barrett-Karzinome. Der vormals als Kardiakarzinom bezeichnete Tumortyp wird aktuell als AEG Typ II bezeichnet (Tumorzentrum innerhalb 2 cm oral oder aboral der anatomischen Kardia) und das subkardiale Magenkarzinom als AEG Typ III. Das Tumorzentrum befindet sich bei diesen Tumoren unterhalb der Kardia (>2 cm und <5 cm). Nach aktueller Union-internationale-contre-le-cancer(UICC)-Klassifikation werden die AEG-Tumoren den Ösophaguskarzinomen zugeordnet und entsprechend klassifiziert. Eine eigene Klassifikation der AEG-Tumoren liegt derzeit nicht vor. Dies wird von verschiedenen Autoren kritisiert, die insbesondere den AEG-Typ-II- und –III-Tumoren ein biologisches Verhalten entsprechend den Magenkarzinomen zuschreiben (Suh et al. 2012).

Aboral der Kardia (>5 cm) gelegene Tumoren im proximalen Magenanteil werden als Magenkarzinome des oberen Magendrittels bezeichnet. Korpuskarzinome werden als Karzinome des mittleren Drittels und Antrumkarzinome als Karzinome des distalen Drittels klassifiziert. Ein überschreitendes Wachstum findet sich beispielsweise bei ausgedehnten Tumoren des diffusen Typs nach Lauren, welche als Totalkarzinome bezeichnet werden.

11.2 Diagnostische Laparoskopie

Zu den operativen Verfahren beim Magenkarzinom und den AEG-Tumoren gehört die diagnostische Laparoskopie als erweitertes Staging-Verfahren zur Beurteilung der lokalen Resektabilität und zum Ausschluss einer möglichen Peritonealkarzinose, welche in den bekannten Schnittbildverfahren nur unzureichend diagnostiziert werden kann. Zu der Technik gehören zudem ein laparoskopischer Ultraschall der Leber zum Ausschluss von Lebermetastasen und ggf. eine Peritoneallavage zur Detektion von freien Tumorzellen (Mezhir et al. 2010). Insbesondere Läsionen von <1 cm Durchmesser in der Leberperipherie werden bei der präoperativen Diagnostik häufig übersehen und lassen sich mittels laparoskopischer Sonografie darstellen und ggf. bioptisch sichern.

Bei lokal fortgeschrittenem Magenkarzinom lassen sich in einer Untersuchung von Feussner u. Härtl (2006) bis zu 20 % der Patienten zusätzliche Befunde erheben, welche unmittelbaren Einfluss auf das folgende therapeutische Prozedere haben. Die aktuellen Leitlinien zum Magenkarzinom empfehlen im Sinne der „good clinical practice" eine Staging-Laparoskopie in den fortgeschrittenen Stadien (insbesondere cT3, cT4) zum Ausschluss von Lebermetastasen und zum Ausschluss von Peritonealmetastasen (S3-Leitlinie Adenokarzinome des Magens und ösophagogastralen Übergangs 2012).

Der Stellenwert der Peritoneallavage ist aktuell nicht geklärt. Bei bis zu 10 % der Patienten mit fortgeschrittenem Magenkarzinom lassen sich Tumorzellen nachweisen im Sinne einer M1(cyt+)-Situation. In einer aktuellen Übersichtsarbeit zeigt sich ein verbessertes Gesamtüberleben bei Ansprechen auf Chemotherapie mit anschließend negativer Zytologie und bei distalen Magenkarzinomen (De Andrade u. Mezhir 2014). Die Indikation für eine Gastrektomie bei Cyt+-Patienten ist derzeit ungeklärt und Bedarf zukünftiger Studien.

11.3 Überblick Operationsverfahren

Die Art der Resektion von Adenokarzinomen des Magens und des ösophagogastralen Überganges richtet sich nach der TNM-Klassifikation, histomorphologischen Kriterien (Lauren-Klassifikation) und der Lokalisation des Tumors. Prinzipiell stehen unterschiedliche Verfahren mit jeweils individuell bekannten Vor- und Nachteilen zur Verfügung. Diese umfassen die:

- Lokale endoskopische Exzision
- Atypische Magenteilresektion („wedge resection")
- Subtotale Gastrektomie
- Totale Gastrektomie
- Transhiatal erweiterte Gastrektomie

– Abdominothorakale Ösophagusresektion
– Multiviszerale Resektion

11.4 Resektionsausmaß nach histologischem Typ

Für die Wahl des Resektionsverfahrens und der Ausdehnung spielt traditionell die Typeneinteilung nach Lauren eine wichtige Rolle (Lauren 1965). Der häufigere intestinale Typ hat eine nachweislich bessere Prognose, zeigt regelmäßig ein intraluminales Wachstum und ist vermehrt im distalen Magenabschnitt lokalisiert. Der histomorphologisch diffuse Wachstumstyp zeigt im fortgeschrittenen Stadium ein intramurales teils diskontinuierliches Wachstum im Bereich der Submukosa bis in die Subserosa reichend – teils über mehrere Zentimeter (Bozzetti et al. 1982). Die Tumorränder lassen sich entsprechend makroskopisch nur bedingt abgrenzen. Die Lokalisation ist gehäuft im proximalen Magenanteil und die Ausbreitung oralwärts gerichtet. Aufgrund des potenziell diskontinuierlichen Wachstumsmusters ist ein intraoperativer Schnellschnitt nicht beweisend für eine sichere R0-Situation. Zusammenfassend leiten sich entsprechende Empfehlungen für den Sicherheitsabstand ab:

– Diffuser Typ: 8 cm oraler Sicherheitsabstand
– Intestinaler Typ: 5 cm oraler Sicherheitsabstand
– Aboraler Sicherheitsabstand: 3 cm für beide Typen

Insbesondere bei distalen Magenkarzinomen ist unter Einhaltung der Sicherheitsabstände eine subtotale Gastrektomie alternativ zur totalen Gastrektomie ohne onkologische Kompromisse möglich. Dies bedeutet im Regelfall für den Patienten eine reduzierte Morbidität und eine verbesserte postoperative Lebensqualität. Aktuelle Arbeiten zeigen darüber hinaus sogar ein verbessertes Überleben nach subtotaler vs. totaler Gastrektomie bei R0-Resektion (Lee u. Kim 2010).

Die derzeitigen Empfehlungen für den oben genannten Resektionsabstand basieren auf älteren Arbeiten. Damals wurde ein eindeutiger Überlebensnachteil für R1-Resektionen berichtet und ein erhöhtes Risiko für Lokalrezidive bei einem oralen Sicherheitsabstand von <5 cm beschrieben (Papachristou u. Fortner 1981). In aktuellen Studien scheint sich jedoch die Notwendigkeit für einen weiten oralen Sicherheitsabstand zu relativieren. Als entscheidendes Kriterium für eine ausreichende lokale Kontrolle erscheint lediglich die R0-Situation. In einer multizentrischen Arbeit der U.S. Gastric Cancer Collaborative mit insgesamt 465 distalen Magenkarzinomen konnte gezeigt werden, dass der Einfluss des proximalen Resektionsrandes stadienabhängig ist (Squires et al. 2015). Bei Stadium-I-Tumoren weist ein 3- bis 5-cm-Abstand ein identisches

Gesamtüberleben auf wie ein erweiterter Abstand (>5 cm). Bei fortgeschrittenen Tumoren (Stadium II/III) hatte der orale Resektionsabstand keinen signifikanten Einfluss auf das Gesamtüberleben. Ein Resektionsabstand von >3 cm erscheint laut den Autoren ausreichend. Diese Ergebnisse müssen auch unter dem zunehmenden Einsatz neoadjuvanter Chemotherapiekonzepte betrachtet werden.

11.5 Resektionsverfahren nach Tumorstadium

11.5.1 Stadium IA (T1N0)

Diese auch als Mukosakarzinom bezeichneten Tumoren können aufgrund ihrer geringen Wahrscheinlichkeit einer lymphonodalen Metastasierung (<4 %) auch lokal reseziert werden. Als technische Varianten stehen die endoskopische Mukosaresektion oder eine limitierte laparoskopische Resektion (ggf. als Rendezvous-Verfahren) zur Verfügung (Nozaki et al. 2008). Als problematisch erweist sich das genaue präoperative Staging mittels Endosonografie zur Differenzierung von Mukosa- oder Submukosabefall (T1b) mit einer Genauigkeit von lediglich bis zu 80 % (Yasuda 2002).

In einer Metaanalyse von 2015 wurde der Stellenwert des endoskopischen Ultraschalls zur Differenzierung der Eindringtiefe bei Magenfrühkarzinomen weitergehend untersucht. Insgesamt wurden 20 Studien mit insgesamt 3321 Patienten inkludiert. Bei der Unterscheidung zwischen T1a und T1b lag die Sensitivität bei 87 % und die Spezifität bei 75 %. Bezüglich des Lymphknotenbefalls erzielte die Endosonografie eine Sensitivität von 83 % und Spezifität von 67 % (Mocellin u. Pasquali 2015). Aufgrund der deutlich erhöhten Wahrscheinlichkeit einer lymphonodalen Metastasierung bei Submukosainfiltration von T1b-Tumoren (bis 20 %) ist das derzeit unsichere Staging ein fortbestehendes Dilemma für eine akkurate Therapieplanung.

Generell gilt als Voraussetzung für eine erfolgreiche endoskopische Therapie eine sog. „Low-risk-Situation". Diese umfasst das Vorliegen eines Mukosakarzinoms (T1a), einen Durchmesser von <2 cm, einen intestinalen Typ nach Lauren und den Ausschluss einer Gefäß- und Lymphangioinvasion (L0, V0) bei guter Differenzierung (G1–2). Bei der endoskopischen Abtragung kann aufgrund von teilweise notwendigen „Piece-meal-Resektaten" die Bestimmung des T-Status erschwert bis unmöglich sein. Bei einer Submukosainfiltration ist jedoch aufgrund der erhöhten Prävalenz von Lymphknotenmetastasen eine Lymphadenektomie indiziert. Eine sichere histologische Aufarbeitung ist dagegen bei der alternativen laparoskopischen „wedge resection" möglich. In der Studie von Nozaki et al. (2008) wird allerdings eine hohe Rate an Lokalrezidiven beschrieben und daher eine intensive endoskopische Nachbeobachtung empfohlen. Trotz der deutlich höheren Morbidität und der potenziell reduzierten postoperativen Lebensqualität stellt die konventionelle chirurgische Therapie weiterhin die Alternative zu den oben genannten Verfahren dar.

11.5.2 Stadium IB (T2N0; T1N1); II (T3N0; T2N1; T1N2); IIIA/B (T3N1; T2N2; T3N2)

Bei diesen Tumoren ist eine Lympknotenmetastasierung bereits sehr wahrscheinlich, sodass eine möglichst radikale Chirurgie samt Lymphadenektomie die Prognose verbessert. Diese sollte nach aktueller Datenlage als D2-Lymphadenektomie mit den perigastrischen (D1-Kompartiment) und zölikalen Lymphknoten (D2-Kompartiment) erfolgen. Mit Ausnahme der T2N0-Tumoren, welche primär einer chirurgischen Therapie zugeführt werden, wird für alle weiteren Tumoren eine multimodale Therapie empfohlen. Hierunter konnte ein signifikanter Überlebensvorteil erzielt werden (Cunningham et al. 2006; Ychou et al. 2011).

11.5.3 Stadium IV (T4N1/2; alle N3; alle M1)

Eine komplette Entfernung der weit fortgeschrittenen Karzinome kann in diesem Stadium im Regelfall nicht mehr erzielt werden. Es wird eine primäre Chemotherapie empfohlen. In einzelnen Fällen kann bei gutem Ansprechen eine sekundäre Resektion evaluiert werden. Als palliative Indikationen für eine chirurgische Therapie gelten Tumorblutungen. Bei frustraner interventioneller Therapie mittels Unterspritzen oder Laserkoagulation kann ggf. auch eine Gastrektomie indiziert sein. Tumorbedingte Passagestörungen im distalen Magendrittel sind eine Indikation zur Anlage einer Gastroenterostomie, welche ggf. auch in laparoskopischer Technik erfolgen kann. Bei proximaler Obstruktion sollte – wenn möglich – eine chirurgische Intervention aufgrund des hohen Komplikationspotenzials unterbleiben. Passagestörungen im Dünn- und Dickdarm bis hin zum mechanischen Ileus sind Folgen einer Peritonealkarzinose. In dieser prognostisch ungünstigen Situation ist eine chirurgische Therapie meist nur sinnvoll bei isolierten und resektablen Stenosen. Bei ausgedehnten Befunden kann alternativ zur lokalen Resektion auch eine Bypass-Anastomose hergestellt werden. Oftmals findet sich jedoch ein ausgedehnter Befund ohne sinnvolle chirurgische Therapieoptionen. Als endoskopische Therapieoption hat sich die intraluminale Stentapplikation im klinischen Alltag etabliert. Sie bietet bei geringer Morbidität einen großen Nutzen. Bekannte Probleme sind die Stentmigration, Tumorperforation und das Fremdkörpergefühl (Fiori et al. 2013).

◼ Tab. 11.1 Stadienabhängige Therapie des Magenkarzinoms	
Stadium IA	Lokale Resektion (endoskopisch/laparoskopisch/konventionell)
Stadium IB (T2N0)	Primäre radikale Resektion + D2-LA
Stadium IB (T1N1), II, IIIA/B	Multimodale Therapie und radikale Resektion + D2-LA
Stadium IV (T4N1/N2),alle N3/M1	Palliative Chemotherapie, ggf. sekundäre Resektion

D2-LA D2-Kompartiment-Lymphadenektomie

Generell gelten Resektionen bei Fernmetastasierung als individuelle Entscheidungen. Jedoch gibt es zunehmend Evidenz, dass bei Oligometastasierung sich ein Überlebensvorteil nach chirurgischer Therapie erzielen lässt. Okano et al. (2002) beschreiben ein 5-Jahres-Überleben von 34 % nach Resektion von Lebermetastasen von Magenkarzinomen bei ausgewählten Patienten. Als prognostisch günstig erwiesen sich solitäre und metachrone Läsionen (◼ Tab. 11.1).

11.6 Operationstechnik nach Lokalisation

11.6.1 Adenokarzinom des ösophagogastralen Überganges (AEG I–III)

Die Therapie der AEG-Tumoren weist je nach behandelndem Zentrum unterschiedliche Strategien auf und unterscheidet sich teils dramatisch in den angewandten operativen Verfahren. Dies erschwert einen internationalen Vergleich bei der Beurteilung von Studienergebnissen. Im Wesentlichen finden sich zwei große Strömungen. Einige Vertreter aus dem angloamerikanischen Raum betrachten die AEG-Tumoren als Einheit und führen diese entsprechend einer unimodalen Therapie zu (DeMeester 2006). Angewandt wird eine proximale Magenresektion mit kombinierter distaler Ösophagektomie via abdominothorakalem Zugang. Als alternative Herangehensweise existiert ein differenziertes Konzept entsprechend der Subtypen AEG I–III (Siewert et al. 2000). Bei den Barrett-Karzinomen (AEG Typ I) wird eine subtotale Ösophagusresektion empfohlen. Als etablierte und geläufige Technik erfolgt ein abdominothorakaler Zugang mit intrathorakaler oder zervikaler Anastomose.

Bei den AEG-II- und -III-Tumoren wird eine transhiatal erweiterte Gastrektomie als onkologisch adäquat beschrieben. Diese Patientengruppe profitiert insbesondere von dem reduzierten Trauma der entfallenen Thorakotomie mit konsekutiv erhöhter postoperativer Lebensqualität. Diese Ergebnisse bestätigen sich in einer prospektiven Studie von Sasako et al. (2006) in der 167 Patienten in einen thorako-abdominellen Arm oder einen transabdominellen Arm randomisiert wurden. Es zeigte sich ein verbessertes 5-Jahres-Überleben von 52 vs. 38 % in der transabdominellen Gruppe. Als Vorteil der transthorakalen Operation wird jedoch die radikalere mediastinale En-bloc-Lymphadenektomie beschrieben. Ein eindeutiger Effekt auf das Langzeitüberleben konnte jedoch nicht erbracht werden. In einer Metaanalyse von Rindani et al. (1999) wurden 44 Arbeiten mit 2675 transhiatalen und 2808 Patienten mit abdominothorakalen Ösophagusresektionen ausgewertet. Es zeigte sich eine erhöhte Rate an Anastomoseninsuffizienzen in der transhiatalen Gruppe (16 vs. 10 %) und eine simultan erhöhte Rate an Anastomosenstenosen (28 vs. 16 %). Interessanterweise war die 30-Tage-Mortalität nach abdominothorakaler Resektion erhöht (9,5 vs. 6,3 %). Im Langzeitverlauf zeigten sich keine Überlebensvorteile für eines der beiden Verfahren. In einer weiteren Metaanalyse von Hulscher et al. (2001) wurden insgesamt 7527 Patienten aus 24 Studien ausgewertet. Hier zeigte sich ebenfalls eine erhöhte Mortalität nach abdominothorakaler Resektion gegenüber transhiataler Resektion (9,2 vs. 5,7 %). Zudem kam es zu einem erhöhten Blutverlust (1000 ml vs. 728 ml), vermehrten pulmonalen Komplikationen (19 vs. 13 %) und einer erhöhten Rate an Chylusfisteln (2,4 vs. 1,4 %). Dies führte zu einem verlängerten Intensivaufenthalt (11 Tage vs. 9 Tage) und einer längeren Gesamtverweildauer (21 Tage vs. 18 Tage) in der abdominothorakalen Gruppe. In Analogie zu den Daten von Rindani et al. zeigte sich ebenfalls eine erhöhte Anastomoseninsuffizienzrate in der transhiatalen Gruppe (13,6 vs. 7,2 %). Beide Metaanalysen konnten keine Unterschiede im Langzeitüberleben für das jeweilige Verfahren nachweisen (◘ Tab. 11.2).

11.6.2 Magenkarzinom: Subtotale vs. totale Gastrektomie

Bei der subtotalen Gastrektomie umfasst das Resektionsausmaß ca. 80 % des Magens unter Belassung der Kardia und Fundusanteilen. Es erfolgt die Mitnahme des kleinen und großen Netzes. Die Aa. gastrica sinistra und dextra werden ebenso wie die gastroepiploischen Gefäße abgesetzt. Die Perfusion des Restmagens erfolgt über den distalen Ösophagus und verbliebenen Aa. gastricae brevis aus dem Milzhilus. Es existieren aktuell 2 ältere randomisierte Studien, welche eine subtotale (SG) vs. totale Gastrektomie (TG) vergleichen (◘ Tab. 11.3). Bei der Beurteilung der Ergebnisse ist zu berücksichtigen, dass zum Zeitpunkt der Untersuchungen keine neoadjuvante Chemotherapie erfolgte. In einer Multicenterstudie von Bozzetti et al. aus dem Jahre 1999 wurde ein vergleichbares 5-Jahres-Überleben von (62 % TG vs. 65 % SG) beschrieben. Als Vorteile der subtotalen Gastrektomie zeigten sich ein kürzere Krankenhausaufenthalt, geringere postoperative Komplikationsraten und eine erhöhte postoperative Lebensqualität. Darüber hinaus kam es in der Totalen-Gastrektomie-Gruppe zu einer erhöhten Rate an Splenektomien. Die zweite randomisierte Studie von Gouzi et al. (1989) zeigte vergleichbare Ergebnisse zwischen subtotaler und totaler Gastrektomie für das 5-Jahres-Überleben und die postoperative Morbidität. Durch die Einführung und zunehmende Verbreitung der minimalinvasiven Gastrektomien sind mutmaßlich keine weiteren randomisierten Studien zur offenen subtotalen vs. totalen Gastrektomie im Zeitalter der neoadjuvanten Therapie zu erwarten. Die Ergebnisse zu den unterschiedlichen minimalinvasiven Techniken werden im ▶ Kap. 14 diskutiert.

11.6.3 Cholezystektomie im Rahmen der Gastrektomie

Im Rahmen der Gastrektomie kommt es zu relevanten anatomischen und physiologischen Veränderungen im Bereich des oberen Gastrointestinaltraktes. Patienten nach Gastrektomie haben ein bekannt erhöhtes Risiko für die Formation von Gallensteinen. Die genauen Ursachen bleiben jedoch kryptisch und es werden unterschiedliche Faktoren, wie beispielsweise die Durchtrennung der Vagusnerven, das Ausmaß der Lymphadenektomie und die Rekonstruktionstechnik als ursächlich postuliert. Beschrieben sind darüber

◘ **Tab. 11.2** Vor- und Nachteile bei abdominothorakaler und transhiataler Resektion

	Vorteile	Nachteile
Thorakoabdominale Resektion	– Mehr Lymphknoten mediastinal – Großer oraler Sicherheitsabstand	– Mehr Blutverlust – Längere Beatmungszeit – Mehr Kosten
Transhiatale Resektion	– Mortalität geringer – Weniger pulmonale Komplikationen – Kürzere OP-Zeit – Kürzere Liegezeit	– Anastomoseninsuffizienz – Anastomosenstenose

☐ **Tab. 11.3** Randomisierte Studien totale vs. subtotale Gastrektomie				
Autor	**n (TG/SG)**	**Morbidität**	**Mortalität**	**5-JÜL**
Bozzetti et al. (1999)	618 (303/315)	n.a.	7/4	62 %/65 %
Gouzi et al. (1989)	169 (93/76)	32 %/34 %	1 (1 %)/3 (4 %)	48 %/48 %

TG/SG totale vs. subtotale Gastrektomie, n.a. nicht angegeben, 5-JÜL 5-Jahres-Überlebensrate

hinaus reduzierte Sekretionsraten von Cholezystokinin (CCK) und eingeschränkte Gallenblasenkontraktionen als Risikofaktoren für die Steinformation. In einer Arbeit von Fukagawa et al. konnte gezeigt werden, dass 26 % der Patienten nach Gastrektomie de novo Gallensteine entwickelten (Fukagawa et al. 2009). Die chirurgische Technik (Gastrektomieausmaß und Rekonstruktionsweise) hatte im Gegensatz zur Ausdehnung der Lymphadenektomie keinen Einfluss auf die Inzidenz von Gallensteinformationen. Als Zeitraum wurden die ersten 2 Jahre nach Gastrektomie genannt. Ein Großteil der Patienten blieb asymptomatisch. In einer randomisierten Studie von Bernini et al. (2013) wurde untersucht, ob eine präventive Cholezystektomie Nachteile gegenüber einer Standardgastrektomie bringt. Bei insgesamt 130 Patienten konnten keine signifikanten Unterschiede in der postoperativen Morbidität verzeichnet werden (☐ Tab. 11.4).

11.6.4 Technik der konventionellen totalen Gastrektomie beim Magenkarzinom

Als Standardzugangsweg wird eine mediane Laparotomie vom Xyphoid bis zum Nabel gewählt. Der Schnitt kann bei Bedarf nach kaudal in den Unterbauch erweitert werden. Eine Kombination aus Rahmenretraktor und Rochard-Haken hat sich zur guten Exposition bewährt.

☐ **Tab. 11.4** Operationsverfahren nach Lokalisation	
AEG Typ I	Abdominothorakale Ösophagusresektion
AEG Typ II/Typ III	Transhiatal erweiterte Gastrektomie
Magenkarzinom proximales Drittel	Totale Gastrektomie
Magenkarzinom mittleres Drittel	Totale oder subtotale Gastrektomie
Magenkarzinom distales Drittel	Totale oder subtotale Gastrektomie

Es folgt die Exploration der gesamten Bauchhöhle zum Ausschluss einer Peritonealkarzinose und einer Lebermetastasierung. Bei Frauen müssen Abtropfmetastasen auf den Ovarien (sog. Krukenberg-Tumoren) ausgeschlossen werden.

Der erste Schritt der Resektion ist die Ablösung des Omentum majus vom Colon transversum. Dies umfasst die Anwachsungen an beiden Flexuren samt Durchtrennung des Ligamentum splenocolicum und des Ligamentum duodenocolicum. Während der Assistent das Omentum majus nach ventrokranial luxiert, durchtrennt der Operateur die sekundären Verwachsungen zum Colon transversum. Hierbei wird die Bursa omentalis von unten eröffnet. Hierbei werden nun eventuelle Verwachsungen der Magenhinterwand zur Pankreaskapsel gelöst und so die gesamte Magenhinterwand mobilisiert. Ebenso wird – der Resektionslinie von der linken Flexur folgend – das Ligamentum gastrolienale milznah so durchtrennt, dass die gesamte große Kurvatur des Magens bis an den linken Zwerchfellschenkel mobilisiert ist. Hierbei muss auf die Vasa gastricae breves im oberen Anteil dieses Ligaments geachtet und diese selektiv ligiert werden (☐ Abb. 11.1, ☐ Abb. 11.2).

Die Präparation des Omentum minus erstreckt sich ausgehend vom Ligamentum hepatoduodenale bis zur Kardia. Das Gewebe wird leberseitig inzidiert, um eine möglichst vollständige Resektion zu erzielen. Eine akzessorische oder aberrante A. hepatica sinistra ist mittels Inspektion und Tastbefund auszuschließen. Bei Vorliegen einer solchen Variante kann das Gefäß selektiv erhalten werden, um eine Kompromittierung der Leberperfusion zu vermeiden. Bei der Präparation im Ligamentum hepatoduodenale wird die A. gastrica dextra an ihrem Abgang aus der A. hepatica propria abgesetzt. Zudem wird die A. gastroduodenalis aufgesucht und in Richtung A. hepatica präpariert. Nach distal erfolgt eine Darstellung bis zur Aufzweigung in A. hepatica dextra und sinistra (☐ Abb. 11.3).

Als nächster Schritt wird die Magenhinterwand nach aboral in Richtung Pylorus mobilisiert und der dorsale Bulbus duodeni ebenfalls von der Pankreasvorderfläche so abgelöst, dass man 1–2 cm distal des Pylorus eine Resektionslinie findet. Hierbei wird der Abgang der A.

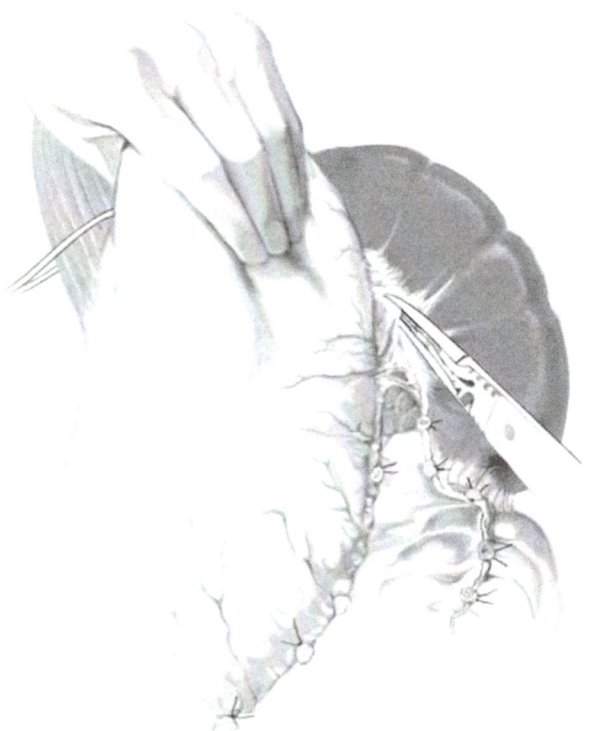

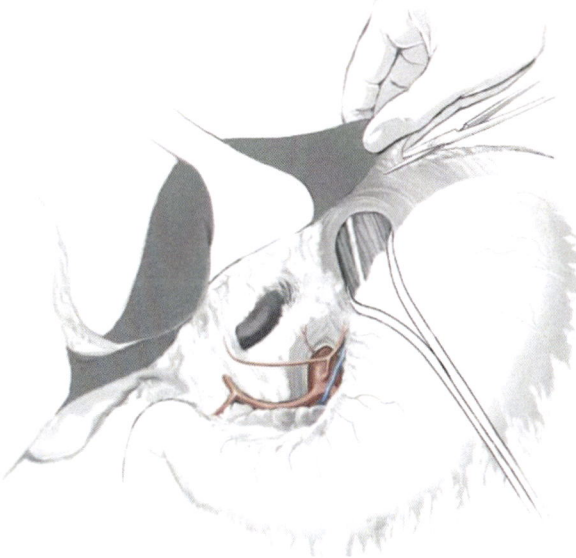

◻ **Abb. 11.1** Dissektion des Ligamentum gastrolienale und Ligatur der Aa. gastricae brevis. (Mit freundlicher Genehmigung aus Clavien et al. 2016)

gastroomentalis dextra aus der A. gastroduodenalis dargestellt, welcher sich im Regelfall rechts dorsal der korrespondierenden Vene findet. Beide Strukturen werden ligiert und durchtrennt. Hierbei ist auf eine variable Verbindungsvene zwischen der V. colica media oder dextra und der V. gastroomentalis dextra zu achten (Truncus gastrocolicus nach Henle), welche hierbei ebenfalls durchtrennt wird. Unter Mitnahme des Lymphknotens der Station 14v am Pankreasunterrand direkt über der V. mesenterica superior können zudem die Lymphknotenstationen 5 und 6 zum Magen geschlagen werden. Hiermit ist das Duodenum in der postpylorischen Absetzungsebene zirkulär mobil.

Nun erfolgt die Mobilisation des Duodenums von lateral. Hierbei kann bei Bedarf bis an das Ligamentum hepatoduodenale und nach medial bis vor die V. cava eine vollständiger Freilegung der Pankreaskopfrückseite erfolgen. Hier ist eine Dissektion der retropankreatischen Lymphknoten im Kopfbereich (Station 13) möglich. Diese lassen sich en bloc mit den Lymphknoten des rechtsseitigen Ligamentum hepatoduodenale (Station 12) entfernen. Zudem ermöglicht das Kocher-Manöver einen spannungsfreieren Verschluss des proximalen Duodenums.

Unter Schonung der genannten Strukturen kann nun das proximale Duodenum unterfahren und etwa 1–2 cm aboral des Pylorus mit einem Linearstapler abgesetzt

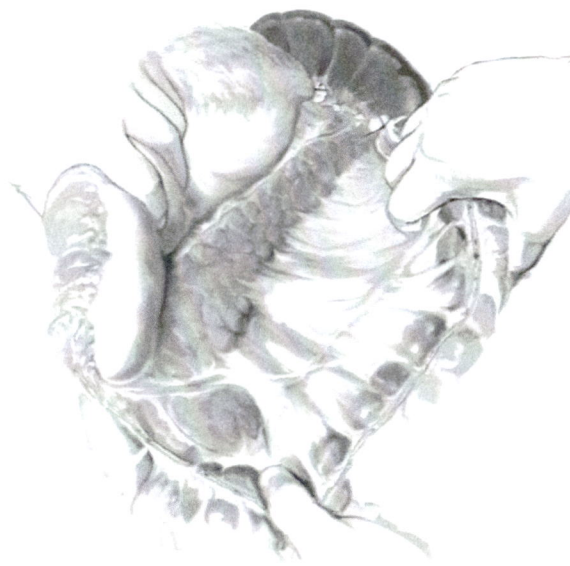

◻ **Abb. 11.2** Eingehen in die Bursa omentalis und Lösung von Verwachsungen der Magenhinterwand zum Pankreas. (Mit freundlicher Genehmigung aus Clavien et al. 2016)

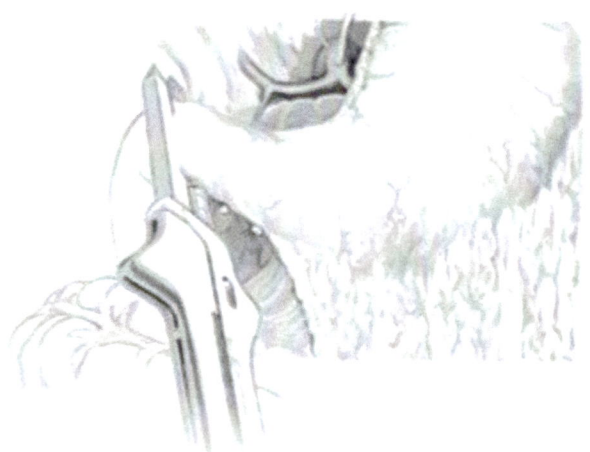

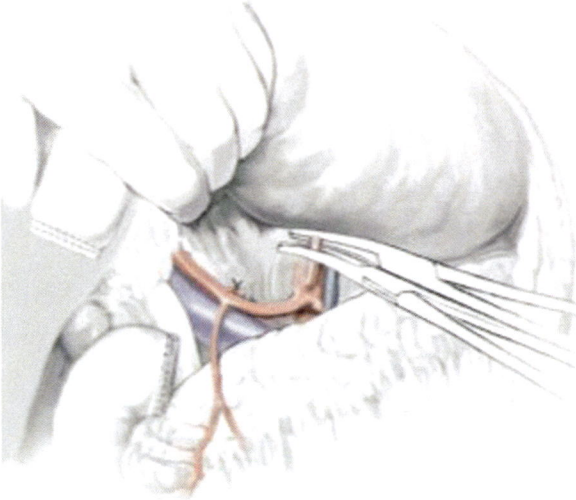

■ **Abb. 11.4** Durchtrennen des Duodenums unmittelbar postpylorisch mittels linearem Stapler. (Mit freundlicher Genehmigung aus Clavien et al. 2016)

■ **Abb. 11.5** Abgangsnahes Absetzen der A. gastrica sinistra und der V. gastrica sinistra. (Mit freundlicher Genehmigung aus Clavien et al. 2016)

werden. Bei 2-reihiger Klammernaht empfehlen sich serosierende Einstülpnähte zur Prophylaxe einer Duodenalstumpfinsuffizienz (■ Abb. 11.4).

Der Magen lässt sich nun nach kranial mobilisieren und gibt Raum für die weitere Präparation samt Lymphadenktomie. Die Lymphknoten des Ligamentum hepatoduodenale werden en bloc reseziert und die V. portae von lymphatischem Gewebe befreit. Hierbei erfolgt das Absetzen der V. gastrica sinistra (V. coronaria ventriculi). Nach proximal lässt sich nun die A. hepatica communis darstellen, entlang derer die Dissektion bis auf den Truncus coeliacus erfolgt. Nach sicherer Identifikation und Pulsationskontrolle der A. hepatica wird die A. gastrica sinistra mittels Durchstichligatur nah am Truncus abgesetzt (■ Abb. 11.5).

Entlang der A. lienalis werden die Lymphknoten am Pankreasoberrand bis zum Milzhilus präpariert und entfernt (Stationen 10 und 11). Eine sorgfältige Präparation ist essenziell, um postoperative Pankreasfisteln oder Blutungen im Milzhilus zu vermeiden.

Die weitere Lymphadenektomie erstreckt sich entlang des rechten Zwerchfellschenkels bis an die Kardia samt der kardianahen Lymphknoten (Stationen 1 und 2). Zusätzlich werden die Lymphknoten im Bereich des Truncus coelicus mit ausgeräumt (Station 9). Nach Durchtrennung der Trunci vagales kann der distale Ösophagus zirkulär freigelegt werden (■ Abb. 11.6).

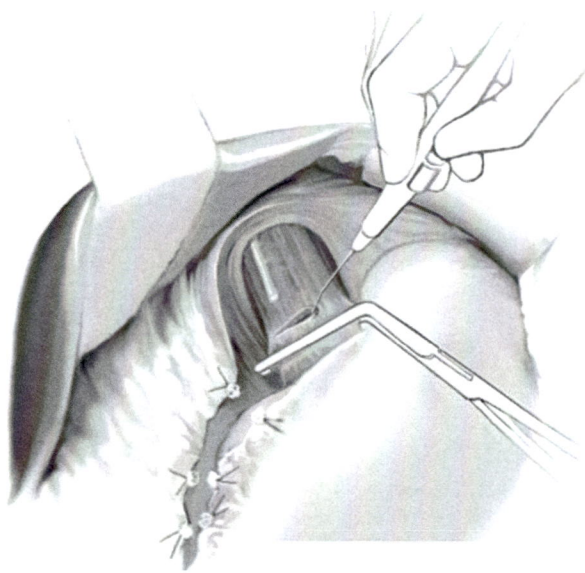

■ **Abb. 11.6** Durchtrennen der Trunci vagales, Mobilisation des distalen Ösophagus samt Lymphknoten und Resektion. (Mit freundlicher Genehmigung aus Clavien et al. 2016)

Die Absetzung des Magens erfolgt ca. 2 cm oral der Kardia mittels Tabaksbeutelklemme. Anschließend wird ein zirkulärer Staplerkopf eingebracht und fixiert. Die Standardrekonstruktion erfolgt mittels retrokolischer Roux-Y-End-zu-Seit-Ösophagojejunostomie (■ Abb. 11.7, ■ Abb. 11.8).

◘ **Abb. 11.7a,b** Durchführen einer
End-zu-Seit Ösophagojunostomie mittels
Zirkularstapler. Absetzen des Jejunalbürzels
im Abstand von ca. 1 cm zur Anastomose
mittels TA-Stapler. (Mit freundlicher
Genehmigung aus Clavien et al. 2016)

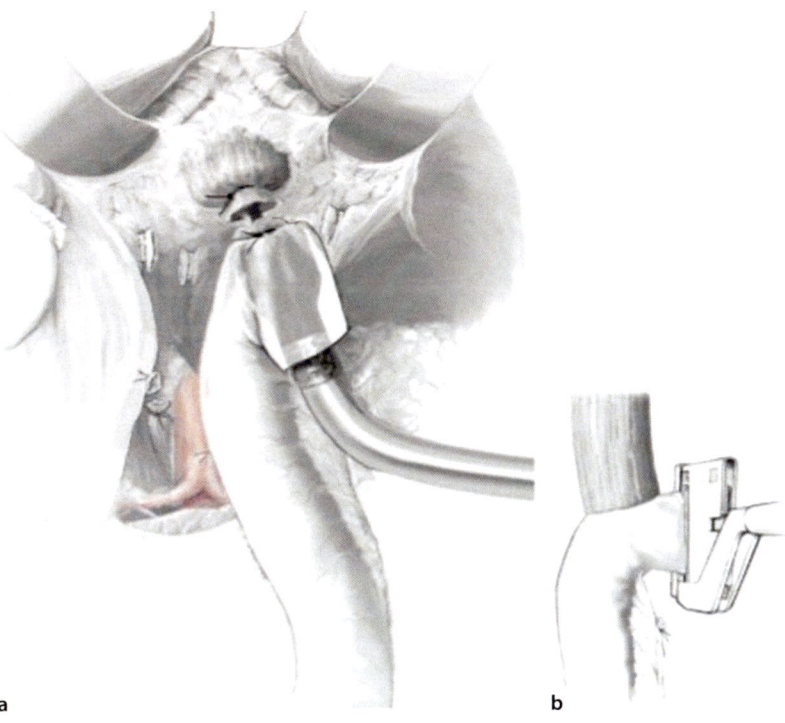

a   b

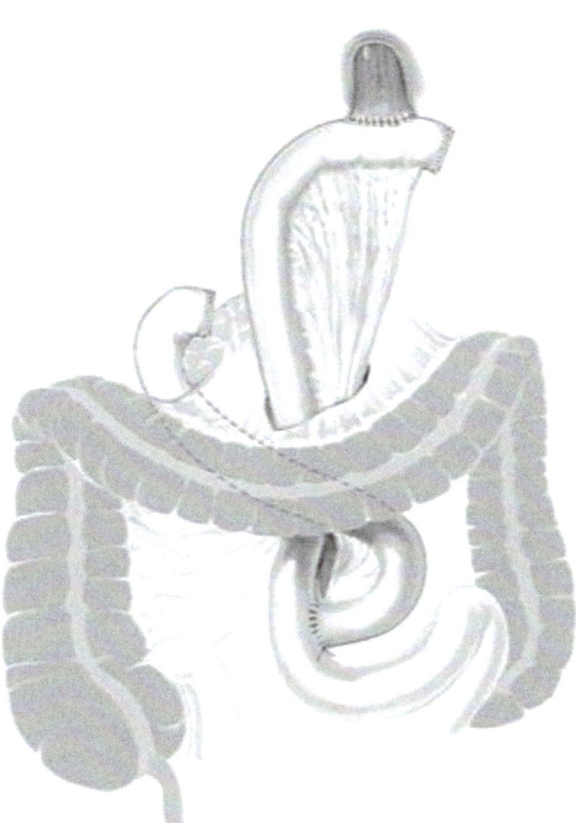

◘ **Abb. 11.8** Schematische Darstellung der Rekonstruktion nach
totaler Gastrektomie mittels Roux-Y-Ösophagojejunostomie. (Mit
freundlicher Genehmigung aus Clavien et al. 2016)

Literatur

AWMF (2012) Arbeitsgemeinschaft der Wissenschaftlichen Medizini-
schen Fachgesellschaften; Deutsche Krebsgesellschaft; Deutsche
Krebshilfe. S3-Leitlinie "Diagnostik und Therapie der Adenokarzinome des Magens und ösophagogastralen Übergangs" [2012].
http://www.awmf.org/uploads/tx_szleitlinien/032091_S3_Magen-
karzinon_Diagnostik_Therapie_Adenokarzinome_Magen_öso-
phagogastralen_Übergang_2012-02_01.pdf
Bernini M, Bencini L, Sacchetti R et al. (2013) Italian Research Group for
Gastric Cancer (IRGGC) The Cholegas Study: safety of prophylactic
cholecystectomy during gastrectomy for cancer: preliminary
results of a multicentric randomized clinical trial. Gastric Cancer
16(3): 370–376
Bozzetti F, Bonfanti G, Bufalino R et al. (1982) Adequacy of margins of
resection in gastrectomy for cancer. Ann Surg 196(6): 685–690
Bozzetti F, Marubini E, Bonfanti G et al. (1999) Subtotal versus total
gastrectomy for gastric cancer: five-year survival rates in a multicenter randomized Italian trial. Italian Gastrointestinal Tumor
Study Group. Ann Surg 230(2): 170–178
Clavien PA, Sarr MG, Fong Y, Miyazaki M (eds) (2016) Atlas of upper
gastrointestinal and hepato-pancreato-biliary surgery. Springer,
Berlin Heidelberg
Cunningham D, Allum WH, Stenning SP et al.: Perioperative chemotherapy versus surgery alone for resectable gastroesophageal
cancer. N Engl J Med 355: 11–12
De Andrade JP1, Mezhir JJ (2014) The critical role of peritoneal cytology in the staging of gastric cancer: an evidence-based review. J
Surg Oncol (3): 291–297
DeMeester SR (2006) Adenocarcinoma of the esophagus and cardia:
a review of the disease and its treatment. Ann Surg Oncol 13(1):
12–30
Feussner H, Härtl F (2006) Staging laparoscopy in oncology. Chirurg
77(11): 971–980

Fiori E, Lamazza A, Demasi E et al. (2013) Endoscopic stenting for gastric outlet obstruction in patients with unresectable antro pyloric cancer. Systematic review of the literature and final results of a prospective study. The point of view of a surgical group. Am J Surg 206(2): 210–217

T1Fukagawa T1, Katai H, Saka M et al. (2009) Gallstone formation after gastric cancer surgery. J Gastrointest Surg 13(5): 886–889

Gouzi JL, Huguier M, Fagniez PL et al. (1989) Total vs. subtotal gastrectomy for adenocarcinoma of the gastric antrum. A French prospective controlled study. Ann Surg 209: 161–166

Hulscher JB, Tijssen JG, Obertop H et al. (2001) Transthoracic versus transhiatal resection for carcinoma of the esophagus: a meta-analysis. Ann Thorac Surg 72: 306–313

Lauren P (1965) The two histological main types of gastric carcinoma: Diffuse and so-called intestinal type carcinoma. An attempt at a histo-clinical classification. Acta Pathol Microbiol Scand 64: 31–49

Lee JH, Kim YI (2010) Which Is the Optimal Extent of Resection in Middle Third Gastric Cancer between Total Gastrectomy and Subtotal Gastrectomy? J Gastric Cancer 10(4): 226–233

Mezhir JJ, Shah MA, Jacks LM et al. (2010) Positive peritoneal cytology in patients with gastric cancer: natural history and outcome of 291 patients. Ann Surg Oncol 17(12): 3173–3180

Mocellin S, Pasquali S (2015) Diagnostic accuracy of endoscopic ultrasonography (EUS) for the preoperative locoregional staging of primary gastric cancer. Cochrane Database Syst Rev. doi: 10.1002/14651858.CD009944

Nozaki I, Kubo Y, Kurita A et al. (2008) Long-term outcome after laparoscopic wedge resection for early gastric cancer. Surg Endosc 22(12):2665–2669

Okano K, Maeba T, Ishimura K et al. (2002) Hepatic resection for metastatic tumors from gastric cancer. Ann Surg 235(1): 86–91

Papachristou DN, Fortner JG (1981) Local recurrence of gastric adenocarcinomas after gastrectomy. J Surg Oncol 18(1): 47–53

Rindani R, Martin CJ, Cox MR (1999) Transhiatal versus Ivor-Lewis oesophagectomy: is there a difference?: Aust NZ J Surg 69: 187–194

Sasako M, Sano T, Yamamoto S et al. (2006) Left thoracoabdominal versus abdominal-transhiatal approach for gastric cancer of the cardia or subcardia: a randomized controlled trial. Lancet Oncol 7:644–651

Siewert JR, Feith M, Werner M, Stein HJ (2000) Adenocarcinoma of the esophagogastric junction: results of surgical therapy based on anatomical/topographic classification in 1,002 consecutive patients. Ann Surg 232(3): 353–361

Squires MH 3rd, Kooby DA, Poultsides GA et al. (2015) Is it time to abandon the 5-cm margin rule during resection of distal gastric adenocarcinoma? A multi-institution study of the U.S. Gastric Cancer Collaborative. Ann Surg Oncol 22(4): 1243–1251

Stein HJ, Feith M, Mueller J et al. (2000) Limited resection for early adenocarcinoma in Barrett's esophagus. Ann Surg 232(6): 733–742

Suh YS, Han DS, Kong SH et al. (2012) Should adenocarcinoma of the esophagogastric junction be classified as esophageal cancer? A comparative analysis according to the seventh AJCC TNM classification. Ann Surg 255(5): 908–915

Yasuda K (2002) EUS in the detection of early gastric cancer. Gastrointest Endosc 56(4 Suppl): S68–S75

Ychou M, Boige V, Pignon JP et al.: Perioperative chemotherapy compared with surgery alone for resectable gastroesophageal adenocarcinoma: An FNCLCC and FFCD multicenter phase III trial. J Clin Oncol 29: 1715–1721 (2011)

Lymphadenektomie bei Magenkarzinom und AEG

H. Seeliger

© Springer-Verlag GmbH Deutschland 2017
M.E. Kreis, H. Seeliger (Hrsg.), *Moderne Chirurgie des Magen- und Kardiakarzinoms*,
DOI 10.1007/978-3-662-53188-4_12

Das Ausmaß der Lymphadenektomie beim Magenkarzinom gehört zu den in den beiden vergangenen Dekaden
am häufigsten diskutierten Problemen in der Magenchirurgie. Im Fokus steht dabei die Frage, ob die in Japan als
Standardprozedur durchgeführte D2-Lymphadenektomie
in westlichen Patientenkollektiven gegenüber der D1-Lym-
phadenektomie einen vergleichbaren Überlebensvorteil
bei niedriger Morbidität mit sich bringt. Die Anwendung
endoskopischer Resektionsverfahren für Frühkarzinome
erfordert es, in Abhängigkeit von der Invasionstiefe des
Tumors Patientengruppen zu identifizieren, bei denen das
Risiko einer Lymphknotenmetastasierung gering ist. Der
zunehmende Einsatz laparoskopischer und auch roboter-
assistierter Verfahren insbesondere bei distalen Tumoren
und Frühkarzinomen, aber auch bei lokal fortgeschrittenen Karzinomen wirft die Frage auf, ob die minimalinvasiv

durchgeführte Lymphadenektomie hinsichtlich Sicherheit und onkologischem Ergebnis dem offenen Verfahren
gleichwertig ist.

12.1   Definition der Lymphknotenstationen

Die Japanese Gastric Cancer Association (JGCA) definiert die anatomischen Lokalisationen der dem Magen
benachbarten Lymphknotenstationen (◨ Abb. 12.1,
◨ Tab. 12.1). Dabei werden die Lymphknotenstationen 1–6
entlang der großen und kleinen Magenkurvatur (Kompartiment I) von den Lymphknotenstationen des Kom-
partiments II (7–12 und 14v) abgegrenzt. Die Lymphknoten der darüber hinausgehenden Stationen werden
nicht zu den regionären Lymphknoten gezählt und stellen

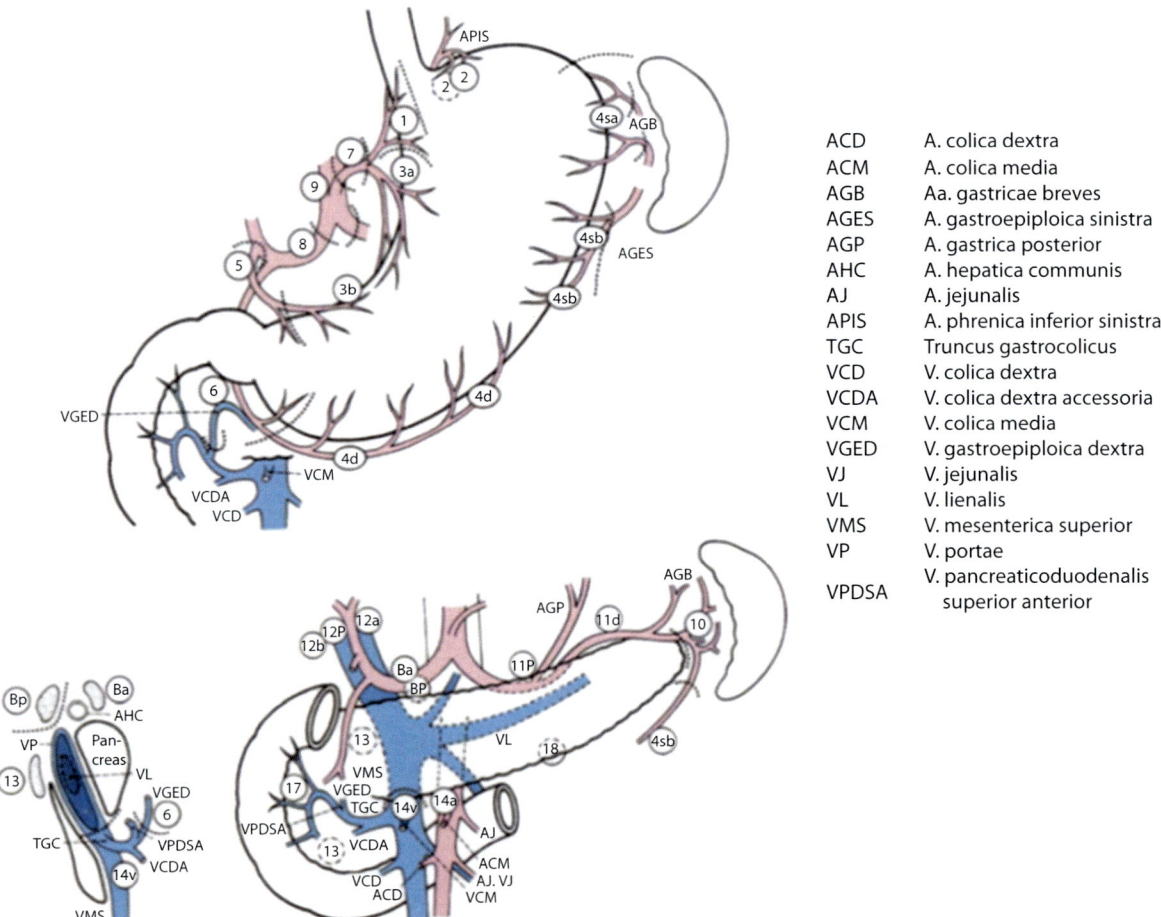

ACD	A. colica dextra
ACM	A. colica media
AGB	Aa. gastricae breves
AGES	A. gastroepiploica sinistra
AGP	A. gastrica posterior
AHC	A. hepatica communis
AJ	A. jejunalis
APIS	A. phrenica inferior sinistra
TGC	Truncus gastrocolicus
VCD	V. colica dextra
VCDA	V. colica dextra accessoria
VCM	V. colica media
VGED	V. gastroepiploica dextra
VJ	V. jejunalis
VL	V. lienalis
VMS	V. mesenterica superior
VP	V. portae
VPDSA	V. pancreaticoduodenalis superior anterior

◨ **Abb. 12.1a,b**   Lymphknotenstationen entsprechend der Definition der Japanese Gastric Cancer Association (2011a). **a** Stationen der
D2-Lymphadenektomie, **b** paraaortale Lymphknotenstationen.

◨ **Tab. 12.1** Lymphknoten(*LK*)-Stationen entsprechend der Definition der Japanese Gastric Cancer Association (2011a)

Nr.	Definition
1	Rechte parakardiale Lymphknoten inkl. LK am ersten Ast des aufsteigenden Schenkels der A gastrica sinistra
2	Linke parakardiale LK, inkl. LK am ösophagokardialen Ast der A. phrenica inferior sinistra
3a	Kleinkurvaturseitige LK an den Ästen der A. gastrica sinistra
3b	Kleinkurvaturseitige LK am 2. Ast und den distalen Anteilen der A. gastrica dextra
4sa	Links-großkurvaturseitige LK an den Aa. gastricae breves (perigastrisch)
4sb	Links-großkurvaturseitige LK an der A. gastroepiploica sinistra (perigastrisch)
4d	Rechts-großkurvaturseitige LK am 2. Ast und der distalen Anteile der A. gastroepiploica dextra
5	Suprapylorische LK am ersten Ast und proximalen Anteil der A. gastrica dextra
6	Infrapylorische LK am 1. Ast und proximalen Anteil der A. gastroepiloica dextra bis zum Konfluens von rechter V. gastroepiploica und V. pancreaticoduodenalis anterior superior
7	LK am Stamm der A. gastrica sinistra zwischen Ursprung und Abgang des aufsteigenden Astes
8a	Anterosuperiore LK an der A. hepatica communis
8p	Posteriore LK an der A. hepatica communis
9	LK am Truncus coeliacus
10	LK am Milzhilus inkl. A. lienalis distal des Pankreasschwanzes, am Abgang der Aa. gastricae breves und an der A. gastroepiploica sinistra proximal des 1. Magenastes
11p	LK der proximalen A. lienalis bis zur Hälfte zwischen Abgang und Ende des Pankreasschwanzes
11d	LK der distalen A. lienalis von der Hälfte zwischen Abgang und Ende des Pankreasschwanzes bis zum Ende des Pankreasschwanzes
12a	LK am Lig. hepatoduodenale an der A. hepatica propria und der kaudalen Hälfte zwischen der Hepatikusgabel und dem Pankreasoberrand
12b	LK am Lig. hepatoduodenale am Gallengang, in der kaudalen Hälfte zwischen der Hepatikusgabel und dem Pankreasoberrand
12p	LK am Lig. hepatoduodenale an der Pfortader, in der kaudalen Hälfte zwischen der Hepatikusgabel und dem Pankreasoberrand
13	LK an der Hinterfläche des Pankreaskopfes kranial der Papilla Vateri
14v	LK an der V. mesenterica superior
15	LK an A. und V. colica media
16a1	Paraaortale LK am Zwerchfellhiatus
16a2	Paraaortale LK zwischen dem Oberrand des Ursprung des Truncus coeliacus und dem Unterrand der linken V. renalis
16b1	Paraaortale LK zwischen dem Unterrand der linken V. renalis und dem Oberrand des Abgangs der A. mesenterica inferior
16b2	Paraaortale LK zwischen dem Oberrand des Abgangs der A. mesenterica inferior und der Aortenbifurkation
17	LK an der Vorderfläche des Pankreaskopfes unter der Pankreaskapsel
18	LK am Unterrand des Pankreaskorpus
19	Infradiaphragmatische LK entlang der A. subphrenica
20	Paraösophageale LK im Hiatus diaphragmaticus
110	Paraösophageale LK im unteren Mediastinum
111	Supradiaphragmatische LK
112	Dorsale mediastinale LK

danach eine Fernmetastasierung dar. Die Stationen 19, 20, 110 und 111 werden bei Kardiakarzinomen als regionäre Lymphknotenstationen gewertet. Diese umfassen die paraösophagealen Lymphknoten im unteren Mediastinum sowie im Hiatus sowie die infra- und supradiaphragmatischen Lymphknoten. Die aktuelle Version der japanischen Leitlinie der JGCA differenziert das Ausmaß der Lymphadenektomie und die einzubeziehenden Lymphknotenstationen in Abhängigkeit von der Tumorlokalisation und des Resektionsausmaßes (Gastrektomie vs. subtotale Gastrektomie) in D1-, D1+- und D2-Lymphadenektomie (Japanese Gastric Cancer Association 2011b). Nach der aktuellen Definition der UICC wird der N-Status nach der Anzahl der tumorbefallenen regionären Lymphknoten unterschieden: N1 (Metastasen in 1 oder 2 Lymphknoten), N2 (Metastasen in 3–6 Lymphknoten), N3 (Metastasen in mehr als 6 Lymphknoten; Sobin et al. 2009).

12.2 Lymphknotenmetastasierung beim Magenkarzinom

Die lymphogene Metastasierung stellt den typischen Metastasierungsweg des Magenkarzinoms dar, und in über 80 % der Fälle zeigt sich ein lokoregionäres Rezidiv nach kurativer Resektion in den regionären Lymphknotenstationen (Gunderson u. Sosin 1982). Kein bildgebendes Verfahren (Endosonografie, Computertomografie, Kernspintomografie) ist derzeit in der Lage, im präoperativen Staging mit einer ausreichenden Sensitivität und Spezifität das Ausmaß der Lympknotenmetastasierung vorherzusagen, um daraus eine Konsequenz für das chirurgische Vorgehen bei der Lymphadenektomie herzuleiten (Seevaratnam et al. 2012b). Die Wahrscheinlichkeit einer lymphogenen Metastasierung nimmt mit dem T-Status zu und beträgt für T2-Tumoren 50 % und für T3-Tumoren 83 %. Im Fall des Frühkarzinoms ist für das Mukosakarzinom (T1a) von einer Lymphknotenmetastasierung in 5 % und für das Submukosakarzinom (T1b) von bis zu 25 % auszugehen (de Gara et al. 2003). Dabei scheint beim Mukosakarzinom aufgrund der höheren Dichte von Lymphgefäßen in den tiefen Schichten der Mukosa die Invasion in das tiefe Drittel der Mukosa (m3) mit einer höheren Rate von Lymphknotenmetastasierung einherzugehen als in das oberflächliche und mittlere Drittel (m1 und m2; Hölscher et al. 2009). Beim fortgeschrittenen Magenkarzinom ist die Lokalisation des Primärtumors für die potenziell betroffenen Lymphknotenstationen von Bedeutung. So zeichnen sich Karzinome des oberen Drittels durch eine häufige Beteiligung der Lymphknoten im Ligamentum hepatoduodenale (Station 12) und im Milzhilus (Station 10), jedoch auch der paraaortalen Lymphknoten (Station 16) aus. Die Beteiligung der paraaortalen Lymphknoten ist bei fortgeschrittenen Karzinomen des mittleren und unteren Drittels weniger wahrscheinlich als bei Karzinomen des oberen Drittels. Darüber hinaus zeigt sich bei Karzinomen des unteren Drittels eine geringe Beteiligung der Lymphknotenstation 4, wodurch bei diesen Tumoren die Rationale zur subtotalen Gastrektomie untermauert werden kann, bei der die Station 4sa belassen wird (Di Leo et al. 2007). Kardiakarzinome zeigen eine häufige Beteiligung der parakardialen und kleinkurvaturseitigen Lymphknoten (Stationen 1–3) und der Lymphknoten am Truncus coeliacus, der A. gastrica sinistra und der Milzarterie (Stationen 7, 9 und 11), darüber hinaus ist jedoch auch eine Beteiligung der paraaortalen Lymphknoten (Station 16) in über 10 % der Fälle nachgewiesen (Okholm et al. 2014).

12.3 Ausmaß der Lymphadenektomie

Die D1-Lymphadenektomie ist in der westlichen Literatur definiert als Dissektion der perigastralen Lymphknotenstationen 1–6 (Kompartiment I). Die D2-Lymphadenektomie beinhaltet diese Stationen und darüber hinaus die Stationen 7–11 an der A. gastrica sinistra, der A. hepatica communis, am Truncus coeliacus, an der A. lienalis und im Milzhilus (Kompartimente I und II). Eine darüber hinausgehende Lymphadenektomie wird als D3 bezeichnet. Die japanische Leitlinie zählt in ihrer aktuellen Form die Station 7 mit zur D1-Lymphadenektomie. Darüber hinaus differenziert sie zwischen der D1- und der D2-Lymphadenektomie und der D1+-Lymphadenektomie, jeweils im Fall der totalen Gastrektomie (D1 = Stationen 1–7; D1+ = D1 und zusätzlich Stationen 8a, 9 und 11p; D2 = D1 und zusätzlich Stationen 8a, 9, 10, 11p, 11d und 12a) sowie der transhiatal erweiterten Gastrektomie (D1+ = D1 und zusätzlich Station 110; D2 = D1 und Stationen 19, 20, 110 und 111) und der subtotalen Magenresektion (D1 = Stationen 1, 3, 4sb, 4d, 5, 6, 7; D1+ = D1 und zusätzlich Stationen 8a und 9; D2 = D1 und zusätzlich Stationen 8a, 9, 11p und 12a; Japanese Gastric Cancer Association 2011b).

Nach der deutschen S3-Leitlinie stellt die D2-Lymphadenektomie derzeit den Standard für die chirurgische Behandlung in kurativer Intention dar, ohne zwischen Frühkarzinomen und fortgeschrittenen Karzinomen zu differenzieren (Moehler et al. 2011). Die japanische Leitlinie sieht hier die D1-Lymphadenektomie im Fall von Mukosakarzinomen und die D1+-Lymphadenektomie bei Submukosakarzinomen vor sowie bei klinischem Anhalt für Lymphknotenmetastasierung die D2-Lymphadenektomie (Japanese Gastric Cancer Association 2011).

12.3.1 D1- versus D2-Lymphadenektomie beim lokal fortgeschrittenen Magenkarzinom

Die D2-Lymphadenektomie stellt in Japan seit den 1960er Jahren das Standardverfahren der extraluminalen Resektion beim Magenkarzinom dar und hat in fernöstlichen

Patientenkollektiven eine niedrige postoperative Morbidität und Mortalität. Die onkologischen Ergebnisse hinsichtlich Überlebens- und Lokalrezidivrate sprechen dabei klar für Überlegenheit der D2- gegenüber der D1-Lymphadenektomie, auch wenn retrospektive und nichtrandomisierte Studien die ursprüngliche Datengrundlage bilden. Als Ursachen kann vor allem die extensive Erfahrung japanischer Chirurgen mit ausgedehnten Lymphadenektomien, jedoch auch das geringere Alter mit konsekutiv niedrigerer Komorbidität und die technisch einfachere Durchführbarkeit bei schlankeren Patientenkollektiven gesehen werden (Degiuli et al. 2016; Tsujinaka et al. 2007).

In westlichen Ländern hat sich die D2-Lymphadenektomie erst deutlich später als Standard etablieren können. Mit zunehmender chirurgischer Expertise und dem weitgehenden Verzicht auf Splenektomie und Pankreaslinksresektion bei der Gastrektomie und damit der Reduktion septischer Komplikationen durch Pankreasfisteln konnten auch in westlichen Ländern verminderte Komplikationsraten bei der D2-Lymphadenektomie erreicht werden (Degiuli et al. 2014).

Die Datenbasis der in der deutschen S3-Leitlinie und inzwischen in praktisch allen westlichen Leitlinien empfohlenen D2-Lymphadenektomie stellen im Wesentlichen die randomisierten Studien der niederländischen (DGCG; Bonenkamp et al. 1995; Songun et al. 2010), der britischen (MRC ST01; Cuschieri et al. 1999, 1996) und der italienischen (IGCSG-R01) Gruppen dar (Degiuli et al. 2014, 2010).

Die niederländische Studie ist die größte der genannten randomisierten Studien und rekrutierte insgesamt 711 Patienten (D1=380 Patienten; D2=331 Patienten). Die initial publizierten Daten zeigten in der D2-Gruppe gegenüber der D1-Gruppe eine signifikant höhere postoperative Komplikationsrate (43 vs. 25 %) und Mortalität (10 vs. 4 %). Die 5-Jahres-Überlebensrate war in beiden Gruppen vergleichbar (47 vs. 45 %) bei einem nicht signifikanten Vorteil der Rezidivrate in der D2-Gruppe (37 vs. 43 %). Patienten, bei denen eine Splenektomie oder Pankreaslinksresektion durchgeführt wurde, hatten ein signifikant erhöhtes Risiko für chirurgische Komplikationen und eine niedrigere 5-Jahres-Überlebensrate (Bonenkamp et al. 1995; Hartgrink et al. 2004). Die Langzeitdaten der gleichen Studie konnten jedoch erstmals einen onkologischen Vorteil der D2-Lymphadenektomie nachweisen. Hier zeigte sich für die D2-Gruppe ein 15-Jahres-Gesamtüberleben von 35 % gegenüber 22 % in der D1-Gruppe bei Patienten, die weder splenektomiert noch pankreasreseziert wurden (Songun et al. 2010). Für die gesamten Gruppen war nach D2-Lymphadenektomie die Rezidivrate signifikant niedriger und das Magenkarzinom-spezifische Überleben signifikant länger. Diese Daten legen nahe, die D2-Lymphadenektomie zu favorisieren – eine entsprechende chirurgische Expertise mit niedriger Komplikationsrate und Verzicht auf die Erweiterung der Prozedur durch Splenektomie und Pankreaslinksresektion vorausgesetzt.

In der britischen Studie wurden 400 Patienten randomisiert (D1=200 Patienten; D2=200 Patienten). Vergleichbar der niederländischen Studie ergab sich für die D2-Lymphadenektomie eine höhere Komplikationsrate (46 vs. 28 %) und Mortalität (13 vs. 7 %), die wiederum auf die hohe Rate an Pankreaslinksresektionen und Splenektomien (56 % bei D2-Lymphadenektomie) zurückzuführen war. Die 5-Jahres-Überlebensraten waren in beiden Gruppen vergleichbar (33 vs. 35 %; Cuschieri et al. 1999, 1996).

Die italienische Studie randomisierte insgesamt 267 Patienten (D1=133 Patienten; D2=134 Patienten) und hatte im Vergleich zu den beiden vorgenannten Studien in der D2-Gruppe eine deutlich geringere Rate an Splenektomien (9 %) und kombinierten Pankreaslinksresektionen und Splenektomien (1,5 %). Dadurch konnte der Nachteil der D2- gegenüber der D1-Lymphadenektomie hinsichtlich der postoperativen Morbidität (17,9 vs. 12,0 %, p=0,178) und der Mortalität (2,2 vs. 3,0 %, p=0,722) ausgeglichen werden, sodass die D2-Lymphadenektomie auch in westlichen Zentren sicher durchführbar ist. Die Langzeitergebnisse dieser Studie konnten wiederum keinen Vorteil der D2-Lymphadenektomie für das Gesamtkollektiv hinsichtlich Gesamtüberleben und tumorspezifisches Überleben nachweisen. In der Subgruppenanalyse zeigte sich ein Trend in Richtung D2-Lymphadenektomie bei Patienten mit lokal fortgeschrittenen und nodal-positiven Tumoren, der jedoch auch in der Kombination dieser Parameter (T2–4, N+) nicht signifikant war (5-Jahres-Gesamtüberleben D2=51 vs. 35 %; Degiuli et al. 2014, 2010).

Eine Metaanalyse der niederländischen, britischen und italienischen Studie konnte erwartungsgemäß keinen Unterschied zwischen D1- und D2-Lymphadenektomie für das Gesamtüberleben zeigen. Dennoch konnte ein signifikanter Vorteil für die D2-Lymphadenektomie bei Patienten mit T3-Tumoren und ein klarer Trend bei Patienten mit nodalpositiver Erkrankung nachgewiesen werden (El-Sedfy et al. 2015). In einer Cochrane-Analyse wurden neben den 3 europäischen Studien 2 weitere asiatische Studien analysiert (Robertson et al. 1994, Wu et al. 2006). Auch hier zeigte sich kein Unterschied im Gesamtüberleben und erkrankungsfreien Überleben, wohl aber ein Vorteil der D2-Lymphadenektomie im tumorspezifischen Überleben (Mocellin et al. 2015).

In der Summe hat diese Datenlage zu einem weitgehenden Konsens der Empfehlung zur D2-Lymphadenektomie beim Patienten mit Magenkarzinomen in der westlichen Welt geführt. Voraussetzung dafür ist die technisch sichere und komplikationsarme Durchführung der Lymphadenektomie unter Vermeidung der Pankreaslinksresektion und der Splenektomie – wann immer möglich, um den auch in westlichen Populationen wahrscheinlichen Überlebensvorteil bei der D2-Lymphadenektomie nicht einer erhöhten Komplikationsrate der Prozedur zu opfern.

12.3.2   Erweiterte Lymphadenektomie

Über die D2-Lymphadenektomie hinausgehende Verfahren haben in westlichen Ländern keinen Einzug in die Versorgungsroutine erhalten. Die in Japan und wenigen westlichen Zentren praktizierte Routine der Dissektion paraaortaler Lymphknoten (PAND, Station 16) wurde durch die japanische Studie JCOG 9501 wieder in Frage gestellt (Sasako et al. 2008). Diese Studie randomisierte 523 Patienten in 2 Gruppen mit D2- vs. D3-Lymphadenektomie und konnte in beiden Gruppen mit insgesamt niedriger perioperativer Morbidität und Mortalität keinen Vorteil der D3-Lymphadenektomie nachweisen. Auffällig war in dieser Studie ein sehr hohes 5-Jahres-Gesamtüberleben in beiden Gruppen von 70 % bzw. 69 % bei einem Anteil von über 60 % lymphogen metastasierten Patienten, das erneut die Unterschiede in der Biologie der Erkrankung in japanischen und westlichen Kollektiven reflektiert (Sasako et al. 2008). Auch die oben schon genannte Cochrane-Analyse, die 2 weitere kleinere Studien inkludierte, konnte keinen Vorteil der D3-Lymphadenektomie zeigen (Mocellin et al. 2015), sodass weder westliche noch japanische Leitlinien derzeit die routinemäßige Anwendung empfehlen. Ein offener Diskussionspunkt ist die Rolle der perioperativen Chemotherapie im Zusammenhang mit der Lymphadenektomie. Alle bisher vorliegenden Daten zur Lymphadenektomie beim Magenkarzinom wurden erhoben, bevor perioperative Regimes flächendeckend eingesetzt wurden. Ob sich bei Patienten mit paraaortaler Lymphknotenmetastasierung ein Vorteil durch eine D3-Lymphadenektomie nach neoadjuvanter Chemotherapie ergibt, bleibt abzuwarten.

12.4   Technik der D2-Lymphadenektomie

Die En-bloc-Lymphadenektomie stellt den chirurgischen Standard beim Magenkarzinom in westlichen Zentren dar. Nach Dissektion des Omentum majus und Eröffnen der Bursa omentalis erfolgt rechtsseitig die Darstellung der V. gastropeiploica dextra und ihres Abganges aus dem Truncus Henle bzw. der V. mesenterica superior und abgangsnahe Ligatur, um eine komplette Entfernung der infrapylorischen Lymphknotenstation 6 zu erreichen. Dies wird durch Duchtrennung der A. gastroepiploica dextra an ihrer Austrittsstelle aus dem Pankreaskopf komplettiert. Das Omentum minus wird lebernah inzidiert und der Lymphadenektomie zugeschlagen. Eine kaliberstarke atypische linke Leberarterie sollte nach Möglichkeit erhalten werden. Es erfolgt dann die Dissektion des lymphatischen Gewebes auf der Ventralseite der A. hepatica propria in Richtung zentral unter Unterbindung des Abganges der A. gastrica dextra, sodass die suprapylorische Lymphknotenstation 5 vom Lig. hepatoduodenale abgelöst werden kann. Nach Durchtrennung des

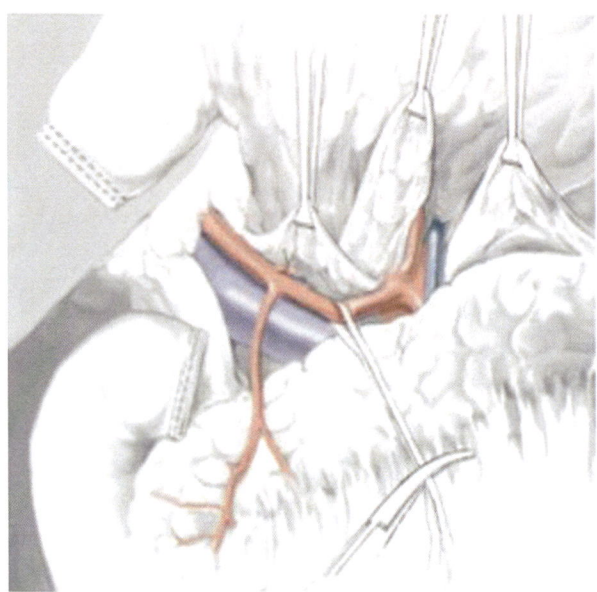

Abb. 12.2   Lymphadenektomie beginnend an der A. hepatica bis auf den Truncus coeliacus unter Mitnahme der suprapankreatischen Lymphknoten. (Aus Metzger 2007)

Peritoneums am Oberrand des Pankreas kann die Dissektion an der A. hepatica communis fortgesetzt werden unter Identifizierung und Versorgung kleiner Äste zum Pankreasoberrand (■ Abb. 12.2). Die A. gastrica sinistra wird identifiziert, das Weichgewebe distal disseziert, und die Arterie abgangsnah durchtrennt. Die Lymphadenektomie folgt anschließend der A. lienalis (Station 11). In der Folge wird das Peritoneum auf dem rechten Zwerchfellschenkel inzidiert, und es erfolgt die retroperitoneale Dissektion der Lymphknotenstationen 1, 3, 7 und 9, sodass die Dissektionsebenen an der A. gastrica sinistra und A. lienalis vereinigt werden. Linksseitig wird nun das Omentum bis zur linken Kolonflexur vom Querkolon abgelöst und die linken gastroepiploischen Gefäße im Bereich des Pankreasschwanzes durchtrennt. Danach werden die Aa. gastricae breves milznah durchtrennt und damit der Fundus vollständig mobilisiert. Die Dissektion wird entlang der distalen A. lienalis und im Milzhilus komplettiert, sodass schließlich die Durchtrennung des distalen Ösophagus erfolgen kann und damit der Magen mitsamt dem dissezierten lymphatischen Gewebe entfernt wird (Hoshi 2012).

Bei der subtotalen Gastrektomie erfolgt die Lymphadenektomie in gleicher Weise und Radikalität, bis auf die Dissektion der links parakardialen Lymphknoten der Station 2 und der Station 4sa. Dies hat zur Folge, dass die Magenresektion kleinkurvaturseitig bis knapp unterhalb der Kardia erfolgt, und an der großen Kurvatur die A. gastroepiploica sinistra vollständig mit einbezogen werden muss, sodass die Versorgung des Fundusrestes allein aus Aa. gastricae breves erfolgt (Ott et al. 2010). ■ Abb. 12.3 zeigt den intraoperativen Situs nach erfolgter Lymphadenektomie.

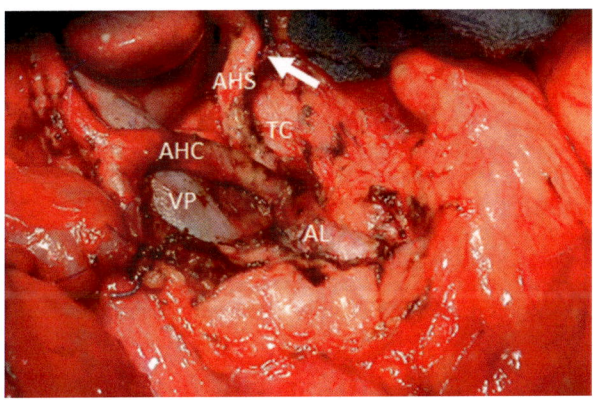

◘ Abb. 12.3 Operationssitus nach D2-Lymphadenektomie. Die A. gastrica sinistra hatte ihren Ursprung aus einer atypischen linken Leberarterie (*Pfeil* Ligierter Abgang der A. gastrica sinistra). *TC* Truncus coeliacus, *AL* a. lienalis, *AHC* A. hepatica communis, *AHS* atypische linke Leberarterie, *VP* V. portae

12.4.1 Laparoskopische und roboterassistierte Lymphadenektomie

Minimalinvasive Verfahren halten zunehmend Einzug in die onkologische Chirurgie. Trotz der damit verbundenen Lernkurve und längeren Operationszeiten sind bei Frühkarzinomen die perioperativen und Kurzzeitergebnisse der laparoskopischen distalen Magenresektion und Lymphadenektomie in asiatischen Kollektiven ermutigend (Katai et al. 2010, Kim et al. 2016). Die Anzahl der erfassten Lymphknoten entspricht in erfahrenen Zentren derjenigen bei der offenen Lymphadenektomie (Ding et al. 2012). Daten zur Lymphadenektomie bei der totalen Gastrektomie und bei lokal fortgeschrittenen Magenkarzinomen sind derzeit noch limitiert und beschränken sich auf nichtrandomisierte Studien. Roboterassistierte Verfahren könnten aufgrund 3-dimensionaler vergrößerter Visualisierung und vermehrter Freiheitsgrade des Instrumentariums Vorteile gegenüber der offenen oder konventionell laparoskopischen Lymphadenektomie haben. Die Ausbeute der Lymphadenektomie ist derjenigen bei der laparoskopischen Chirurgie vergleichbar (Son et al. 2014). Insbesondere bei der Lymphadenektomie entlang der Milzarterie und im Milzhilus und in der suprapankreatischen Region könnte dabei die roboterassistierte Chirurgie ihre Vorteile ausspielen. Gleiches könnte auch für adipöse Patienten gelten, bei denen roboterassistierte Verfahren eine verbesserte Visualisierung der Dissektionsebenen ermöglichen (Degiuli et al. 2016). Inwiefern sich diese verfahrensbedingten technischen Vorteile wirklich in einen onkologischen Benefit übersetzen lassen und welche Patienten diejenigen sind, die am meisten davon profitieren, wird Gegenstand zukünftiger Studien sein.

12.5 Qualität der Lymphadenektomie

Aufgrund der weitaus höheren Inzidenz des Magenkarzinoms in Japan im Vergleich zu westlichen Populationen ist von einer unterschiedlichen durchschnittlichen Expertise des einzelnen Chirurgen auszugehen. Ein direkter Zusammenhang zwischen der Morbidität der Lymphadenektomie und der Fallzahl bezogen auf die Institution und den einzelnen Chirurgen kann als gesichert gelten (Birkmeyer et al. 2002, Kim et al. 2016). Für die offene totale Gastrektomie mit D2-Lymphadenektomie ist von einer Lernkurve zwischen 15 und 30 Eingriffen auszugehen (Lee et al. 2006, Parikh et al. 1996), für die laparoskopische subtotale Gastrektomie stabilisiert sich die Lernkurve nach etwa 40 Eingriffen (Lu et al. 2013). In der roboterassistierten Chirurgie kann die Lernkurve für mit dem laparoskopischen Eingriff erfahrenen Chirurgen deutlich kürzer sein (Park et al. 2012). Um diese Zahlen auch in westlichen Ländern stabil erreichen zu können, kann eine Zentralisierung der Eingriffe mit systematischer Auditierung der Ergebnisqualität beitragen, wie sie in skandinavischen Ländern und Großbritannien implementiert wird. Die für andere onkologische Eingriffe eingeführten und kontrovers diskutierten Mindestmengenregelungen in Deutschland haben sich bislang nicht flächendeckend durchsetzen können.

Die Anzahl der bei der Lymphadenektomie entfernten Lymphknoten korreliert mit rezidivfreiem Überleben und Gesamtüberleben (Seevaratnam et al. 2012a), dementsprechend sieht die deutsche Leitlinie für eine adäquate D2-Lymphadenektomie mehr als 25 Lymphknoten vor. Inwieweit kann dies in der westlichen Realität abgebildet werden? Schon unter Studienbedingungen ist von einer Rate inadäquater D2-Lymphadenektomie von zwischen 26 % („major non compliance" in der niederländischen Magenkarzinomstudie, „minor non compliance" bei 81,5 %) und 90 % (nicht durchgeführte D2-Lymphknotendissektion in der Intergroup 0116 Studie) auszugehen (de Steur et al. 2015; Macdonald et al. 2001). Populationsbezogene westliche Studien gehen von einer Anzahl entfernter Lymphknoten von mehr als 15 in weniger als einem Drittel der Gastrektomien aus, sodass in der Realität die geforderten Standards vielfach unterschritten werden.

12.6 Individualisierung der Lymphadenektomie

An einem japanischen Kollektiv von 3843 Patienten mit Magenkarzinomen konnte ein Algorithmus entwickelt werden, der aus mehreren Variablen (Alter, Geschlecht, Borrmann-Klassifikation, Tumorgröße, Tumorlokalisation und Histologie) die Wahrscheinlichkeit der Lymphknotenmetastasierung in die einzelnen Lymphknotenstationen vorhersagen konnte (Maruyama et al. 1987). Dieser Maruyama-Index (MI) konnte auch in westlichen Kollektiven validiert werden (Bollschweiler et al. 1992). Der MI der unresezierten Lymphknotenmetastasierung wurde definiert als die Summe der Wahrscheinlichkeiten für eine Lymphknotenmetastasierung in den nichtresezierten Lymphknotenstationen eines einzelnen Patienten. Ein hoher MI kann durch 2 Szenarien entstehen: entweder durch inadäquate Lymphadenektomie oder durch eine Lymphknotenmetastasierung jenseits der vorgesehenen Lymphadenektomie. An den Studienkollektiven der niederländischen Magenkarzinomstudie und der Intergroup 0116-Studie zeigte sich für Patienten mit einem MI <5 ein signifikant besseres Überleben und eine niedrige Wahrscheinlichkeit des Tumorrezidivs (Hundahl et al. 2002, Peeters et al. 2005). Trotz seiner Relevanz hinsichtlich der prognostischen Einschätzung hat sich der MI aufgrund seiner Komplexität in westlichen Zentren nicht flächendeckend durchsetzen können (de Steur et al. 2013).

Eine weitere mögliche Strategie zur Individualisierung der Lymphadenektomie bei Patienten mit T1- und T2-Tumoren, die klinisch keine Lymphknotenmetastasierung aufweisen (cN0), stellt die Identifikation des Sentinel-Lymphknotens (SLN) dar, wie sie beim Mammakarzinom und malignen Melanom durchgeführt wird. Der SLN ist der erste den Tumor drainierende Lymphknoten. Ziel ist es, diesen zu biopsieren und in Abhängigkeit von einem Tumorbefall die Lymphadenektomie zu individualisieren. Um hierbei intraoperativ zu einer validen Aussage zu kommen, ist eine Reihe von Schritten erforderlich. Zunächst muss der SLN markiert werden, wobei Farbstoffe oder Radiokolloide zum Einsatz kommen, die zuvor endoskopisch submukosal in die unmittelbare Nachbarschaft des Tumors injiziert werden. Es folgt dann die Identifikation und Entnahme des SLN, der im Anschluss histopathologisch untersucht wird. Die Einzelschritte dieses Verfahrens sind bislang nicht ausreichend standardisiert und fehleranfällig mit nicht ausreichender Sensitivität und Spezifität, sodass dieses Verfahren außerhalb klinischer Studien derzeit keine Anwendung in der klinischen Praxis findet (Yashiro u. Matsuoka 2015). Die theoretischen Vorteile könnten jedoch in der Zukunft eine attraktive Perspektive für die maßgeschneiderte Chirurgie des Magenkarzinoms darstellen.

Literatur

Birkmeyer JD, Siewers AE, Finlayson EVA et al. (2002) Hospital volume and surgical mortality in the United States. N Engl J Med 346: 1128–1137

Bollschweiler E, Böttcher K, Hölscher AH et al. (1992) Preoperative assessment of lymph node metastases in patients with gastric cancer: evaluation of the Maruyama computer program. Br J Surg 79: 156–160

Bonenkamp JJ, Songun I, Hermans J et al. (1995) Randomised comparison of morbidity after D1 and D2 dissection for gastric cancer in 996 Dutch patients. Lancet 345: 745–748

Cuschieri A, Fayers P, Fielding J et al. (1996) Postoperative morbidity and mortality after D1 and D2 resections for gastric cancer: preliminary results of the MRC randomised controlled surgical trial. Lancet 347: 995–999

Cuschieri A, Weeden S, Fielding J et al. (1999) Patient survival after D1 and D2 resections for gastric cancer: long-term results of the MRC randomized surgical trial. Br J Cancer 79: 1522–1530

Degiuli M, Sasako M, Ponti A et al. (2010) Italian Gastric Cancer Study Group. Morbidity and mortality in the Italian Gastric Cancer Study Group randomized clinical trial of D1 versus D2 resection for gastric cancer. Br J Surg 97: 643–649

Degiuli M, Sasako M, Ponti A et al. (2014) Italian Gastric Cancer Study Group. Randomized clinical trial comparing survival after D1 or D2 gastrectomy for gastric cancer. Br J Surg 101: 23–31

Degiuli M, De Manzoni G, Di Leo A et al. (2016) Gastric cancer: Current status of lymph node dissection. World J. Gastroenterol. 22: 2875–2893

De Gara CJ, Hanson J, Hamilton S (2003) A population-based study of tumor-node relationship, resection margins, and surgeon volume on gastric cancer survival. Am J Surg 186: 23–27

Di Leo A, Marrelli D, Roviello F et al. (2007) Lymph node involvement in gastric cancer for different tumor sites and T stage: Italian Research Group for Gastric Cancer (IRGGC) experience. J Gastrointest Surg 11: 1146–1153

Ding J, Liao GQ, Liu HL et al. (2012) Meta-analysis of laparoscopy-assisted distal gastrectomy with D2 lymph node dissection for gastric cancer. J Surg Oncol 105: 297–303

El-Sedfy A, Dixon M, Seevaratnam R et al. (2015) Personalized surgery for gastric adenocarcinoma: A meta-analysis of D1 versus D2 lymphadenectomy. Ann Surg Oncol 22: 1820–1827

Gunderson LL, Sosin H (1982) Adenocarcinoma of the stomach: areas of failure in a re-operation series (second or symptomatic look) clinicopathologic correlation and implications for adjuvant therapy. Int J Radiat Oncol Biol Phys 8: 1–11

Hartgrink HH, van de Velde CJH, Putter H et al. (2004) Extended lymph node dissection for gastric cancer: who may benefit? Clin Oncol 22: 2069–2077

Hölscher AH, Drebber U, Mönig SP et al. (2009) Early gastric cancer: lymph node metastasis starts with deep mucosal infiltration. Ann Surg 250: 791–797

Hoshi H (2012) Standard D2 and modified nodal dissection for gastric adenocarcinoma. Surg Oncol Clin N Am 21: 57–70

Hundahl SA, Macdonald JS, Benedetti J et al. (2002) Surgical treatment variation in a prospective, randomized trial of chemoradiotherapy in gastric cancer: the effect of undertreatment. Ann. Surg Oncol 9: 278–286

Japanese Gastric Cancer Association (2011a) Japanese classification of gastric carcinoma, 3rd English edn. Gastric Cancer 14: 101–112

Japanese Gastric Cancer Association (2011b). Japanese gastric cancer treatment guidelines 2010 (ver. 3). Gastric Cancer 14: 113–123

Katai H, Sasako M, Fukuda H et al. (2010) Safety and feasibility of laparoscopy-assisted distal gastrectomy with suprapancreatic nodal dissection for clinical stage I gastric cancer: a multicenter phase II trial (JCOG 0703). Gastric Cancer 13: 238–244

Kim W, Kim HH, Han SU et al. (2016) Decreased morbidity of laparoscopic distal gastrectomy compared with open distal gastrectomy for stage I gastric cancer: short-term outcomes from a multicenter randomized controlled trial (KLASS-01). Ann Surg 263: 28–35

Lee JH, Ryu KW, Lee JH et al. (2006) Learning curve for total gastrectomy with D2 lymph node dissection: cumulative sum analysis for qualified surgery. Ann Surg Oncol 13: 1175–1181

Lu J, Huang CM, Zheng CH et al. (2013) Learning curve of laparoscopy spleen-preserving splenic hilar lymph node dissection for advanced upper gastric cancer. Hepatogastroenterology 60: 296–300

Macdonald JS, Smalley SR, Benedetti J et al. (2001) Chemoradiotherapy after surgery compared with surgery alone for adenocarcinoma of the stomach or gastroesophageal junction. N Engl J Med 345: 725–730

Maruyama K, Okabayashi K, Kinoshita T (1987) Progress in gastric cancer surgery in Japan and its limits of radicality. World J Surg 11: 418–425

Metzger J (2007) Total gastrectomy with conventional lymphadenectomy. In: Clavien PA, Sarr MG, Fong Y (eds) Atlas of upper gastrointestinal and hepato-pancreato-biliary surgery. Springer, Heidelberg Berlin New York

Mocellin S, McCulloch P, Kazi H et al. (2015) Extent of lymph node dissection for adenocarcinoma of the stomach. Cochrane Database Syst Rev 8, CD001964

Moehler M, Al-Batran SE, Andus T et al. (2011) AWMF. S3-Leitlinie „Magenkarzinom". Z Gastroenterol 49: 461–531

Okholm C, Svendsen LB, Achiam MP (2014) Status and prognosis of lymph node metastasis in patients with cardia cancer - a systematic review. Surg Oncol 23: 140–146

Ott K, Sendler A, Tannapfel A et al. (2010) Magenkarzinom. In: Siewert J (Hrsg) Praxis der Viszeralchirurgie: Onkologische Chirurgie. Springer, Berlin Heidelberg New York

Parikh D, Johnson M, Chagla L et al. (1996) D2 gastrectomy: lessons from a prospective audit of the learning curve. Br J Surg 83: 1595–1599

Park SS, Kim MC, Park MS, Hyung WJ (2012) Rapid adaptation of robotic gastrectomy for gastric cancer by experienced laparoscopic surgeons. Surg Endosc 26: 60–67

Peeters KCMJ, Hundahl SA, Kranenbarg EK et al. (2005) Low Maruyama index surgery for gastric cancer: blinded reanalysis of the Dutch D1-D2 trial. World J Surg 29: 1576–1584

Robertson CS, Chung SC, Woods SD et al. (1994) A prospective randomized trial comparing R1 subtotal gastrectomy with R3 total gastrectomy for antral cancer. Ann Surg 220: 176–182

Sasako M, Sano T, Yamamoto S et al. (2008) D2 lymphadenectomy alone or with para-aortic nodal dissection for gastric cancer. N Engl J Med 359: 453–462

Seevaratnam R, Bocicariu A, Cardoso R et al. (2012a) How many lymph nodes should be assessed in patients with gastric cancer? A systematic review. Gastric Cancer 15 (Suppl 1): S70–88

Seevaratnam R, Cardoso R, McGregor C et al. (2012b) How useful is preoperative imaging for tumor, node, metastasis (TNM) staging of gastric cancer? A meta-analysis. Gastric Cancer 15 (Suppl 1): S3–18

Sobin L, Gospodarowicz M, Wittekind C (eds) (2009) TNM classification of malignant tumours, 7th edn. Wiley-Blackwell, Hoboken

Son T, Lee JH, Kim YM et al. (2014) Robotic spleen-preserving total gastrectomy for gastric cancer: comparison with conventional laparoscopic procedure. Surg Endosc 28: 2606–2615

Songun I, Putter H, Kranenbarg EMK et al. (2010) Surgical treatment of gastric cancer: 15-year follow-up results of the randomised nationwide Dutch D1D2 trial. Lancet Oncol 11: 439–449

Steur WO de, Dikken JL, Hartgrink HH (2013) Lymph node dissection in resectable advanced gastric cancer. Dig Surg 30: 96–103

Steur WO de, Hartgrink HH, Dikken JL et al. (2015) Quality control of lymph node dissection in the Dutch Gastric Cancer Trial. Br J Surg 102: 1388–1393

Tsujinaka T, Sasako M, Yamamoto S et al. (2007) Influence of overweight on surgical complications for gastric cancer: results from a randomized control trial comparing D2 and extended para-aortic D3 lymphadenectomy (JCOG9501). Ann Surg Oncol 14: 355–361

Wu CW, Hsiung CA, Lo SS et al. (2006) Nodal dissection for patients with gastric cancer: a randomised controlled trial. Lancet Oncol 7: 309–315

Yashiro M, Matsuoka T (2015) Sentinel node navigation surgery for gastric cancer: Overview and perspective. World J Gastrointest Surg 7: 1–9

Rekonstruktionsmöglichkeiten bei Magen- und Kardiakarzinom

L. Staib

© Springer-Verlag GmbH Deutschland 2017
M.E. Kreis, H. Seeliger (Hrsg.), *Moderne Chirurgie des Magen- und Kardiakarzinoms*,
DOI 10.1007/978-3-662-53188-4_13

„Quick, simple and safe", so lautet ein internationaler, altbekannter Grundsatz für chirurgische Therapieverfahren. Er ist von zentraler Bedeutung für unser Handeln, denn zügig durchzuführende, einfach anzuwendende Operationsverfahren mit geringer Komplikationsrate führen zu einer optimalen Behandlungsqualität. Ergänzen müssen wir in unserer heutigen Zeit als weitere Behandlungsziele: Erhalt der spezifischen Organfunktionalität und höchstmögliche Lebensqualität. Diese Anforderungen treffen auch für die Behandlung des Magenkarzinoms zu. In der Viszeralchirurgie stellen wir derzeit einen Umbruch fest: Das Behandlungsspektrum mit gut etablierten und sicheren, offenen Therapieverfahren wird erweitert hin zu minimalinvasiven Therapieverfahren, auch bei den typischerweise bislang offen operierten Organentitäten von Ösophagus, Magen, Leber und Pankreas. Bei minimalinvasiven Verfahren werden die am einfachsten durchzuführenden Rekonstruktionsverfahren eingesetzt.

13.1   Anforderungen

Für das Magenkarzinom stellt sich daher die Frage, wie aufwendig die Rekonstruktion nach Gastrektomie zu gestalten ist und ob wir unsere Operationsmethoden der individuellen Patientensituation angesichts älter werdender Patientenkollektive und onkologischer Vorbehandlungen anpassen sollten. Dass das Vorgehen deutscher Chirurgen durchaus unterschiedlich ist, zeigte eine Diskussion im Rahmen des Charité-Symposiums „Aktuelle Chirurgie – Magenkarzinom" am 14.11.2014 in Berlin: Lediglich ca. 20 % der Anwesenden bilden einen Jejunal-Pouch nach Gastrektomie und nehmen dafür eine um ca. 15 min verlängerte Operationszeit in Kauf. Der Erhalt der Duodenalpassage findet nur ganz vereinzelt Anwendung. Einige Kollegen bevorzugen die Ultraschallpräparation und postulieren die Zeitersparnis, einige rekonstruieren grundsätzlich antekolisch im Hinblick auf eine länger erhaltene intestinale Passage im Falle eines Rezidivs. Einige Kollegen gastrektomieren minimalinvasiv und betreiben lediglich ein rein quantitatives Lymphknoten-Sampling (mit einem Bergebeutel), ohne die bisher gebräuchliche exakte topografische Zuordnung für den Pathologen. Viele Kollegen verzichten auf die Einlage einer Magensonde und auf eine routinemäßige postoperative Röntgendarstellung, einige gastroskopieren grundsätzlich vor Entlassung, andere Kollegen nur bei entsprechenden klinischen Zeichen. Mit der Etablierung moderner peri- und operativer Therapieverfahren stellt sich ein kontinuierlicher Wandel ein, sodass unsere traditionellen Behandlungsprinzipien immer wieder überprüft werden müssen.

Zurückblickend war man früher über einen langen Zeitraum der Meinung, ein Leben ohne den Magen sei unmöglich. Nach Pionierarbeiten von Péan und Billroth

hatte Schlatter 1887 durch eine Magenentfernung beim Karzinom gezeigt, dass man – zwar mit erheblichen Einschränkungen – ohne einen Magen leben kann und der Dünndarm wesentliche Funktionen übernimmt (Schlatter 1887). Seit dieser Zeit beschäftigten sich zahlreiche Chirurgen mit Fragestellungen der Resektion und der Gastrektomie, der Lymphdissektion, der neo-/adjuvanten Therapie und der optimalen Rekonstruktion nach Gastrektomie. Ziel dieser Studien war, eine möglichst gute Lebensqualität nach Verlust des Magenreservoirs bei optimaler Radikalität und bei geringer Morbidität und Letalität zu erzielen.

Ein optimaler Magenersatz soll aus Patientensicht folgende Kriterien gewährleisten:
- Rezidivfreiheit,
- gute intestinale Passage ohne Dumping, Völlegefühl oder Reflux,
- gute Gewichtsentwicklung und
- gute Lebensqualität.

Den optimalen Ersatz nach Gastrektomie gibt es nicht. Wir kennen mittlerweile über 60 publizierte Rekonstruktionsverfahren nach Gastrektomie. Diese lassen sich unterscheiden in Verfahren mit und ohne Erhalt der Duodenalpassage und in Verfahren mit und ohne Bildung eines (unterschiedlich großen) Magenreservoirs, unabhängig von Variationen der Längenmaße, der Anastomosentechniken und der Zugangswege. Erschwerend bei der Beurteilung des funktionellen Ergebnisses nach Rekonstruktion ist, dass eine hohe Variationsbreite zwischen einzelnen Individuen besteht, die abhängig von Alter, Komorbidität und persönlichen Gewohnheiten ist; diese beeinflusst erheblich die Lebensqualität nach Gastrektomie.

Wie hoch ist jedoch die klinische Evidenz für die Bildung eines Magenreservoirs durch einen Jejunum-Pouch und für den Erhalt der Duodenalpassage, beides Operationsschritte, die den operativen Aufwand („quick, simple") erhöhen, die erlernt werden müssen und die Komplikationsmöglichkeiten in sich bergen können („safe")? Lehnert hat hierzu bereits 2004 in der größten, zu diesem Thema publizierten Übersichtsarbeit 19 randomisierte Studien unter Beteiligung auch deutscher Zentren (Aachen, Bergisch Gladbach, Berlin, Heidelberg, Hannover, Kiel, Köln, Ulm) mit 866 Patienten analysiert, beide Fragestellungen aufgegriffen und die Evidenz für beide Fragestellungen erarbeitet (Lehnert u. Buhl 2004):

13.1.1   Jejunum-Pouch

Die Größe des Ersatzmagens steht im Zusammenhang mit der Häufigkeit der Nahrungsaufnahme und mit der Gewichtszunahme nach Gastrektomie, obwohl kontrovers diskutiert wird, welche Bedeutung dies für die Betroffenen hat. Die ersten Pouch-Techniken wurden von Hunt, Rodino und Lawrence in den 1950er und 1960er Jahren als Alternative zum Roux-Y-Verfahren publiziert (Hunt 1952, Rodino 1956, Lawrence 1962). Ende der 1970er bis Ende der 1990er Jahre wurde die Fragestellung der Bildung eines Magenersatzreservoirs in 14 randomisiert-kontrollierten Studien an kleinen Kollektiven, meist um 20–30 Patienten (Spanne 20–89), von verschiedenen Arbeitsgruppen untersucht. Die Nachbeobachtungszeit betrug meistens maximal 12 Monate (Spanne 6–96 Monate). Die Schenkellänge betrug bei reinen Roux-Y-Rekonstruktionen in den Kontrollgruppen 40–50 cm, in den Pouch-Gruppen auch kürzer (30–40 cm) mit Längen der Pouch-Schenkel zwischen 8 und 20 cm. Es wurden J-, S- und Loop-Pouch-Anlagen untersucht. Die Morbidität betrug um 30 % mit fallender Tendenz über die Jahre hinweg, mit einer Spanne von 0–64 %, abhängig von der Definition chirurgischer Komplikationen. Die Letalität betrug im Median 0 % mit einer Spanne von 0–20 %, unabhängig vom Rekonstruktionsverfahren. Die Studien fanden einen geringen Einfluss der Jejunum-Pouch-Größe auf den Gewichtsverlauf. Lebensqualitätsmessungen wurden in 9 der 14 Studien durchgeführt; 7 Studien fanden keinen Einfluss, 2 Studien fanden einen Einfluss zugunsten des Jejunum-Pouches.

13.1.2 Erhalt der Duodenalpassage

Der Erhalt der duodenalen Passage durch Interposition eines ausgeschalteten Jejunalsegmentes zwischen Ösophagus und Duodenum erscheint als die physiologischte aller Rekonstruktionen nach Gastrektomie. Hierdurch kann der Nahrungsbrei mit Gallen- und Pankreassekret frühzeitig vermischt werden, intestinale Hormone können stimuliert und das Dumping-Syndrom weitgehend vermieden werden. Die Schrittmacherfunktion des Duodenums für eine geordnete Propulsion des Nahrungsbreis Richtung Jejunum bleibt erhalten, Pendelperistaltikbewegungen werden dadurch minimiert. Für eine Verhinderung von galligem Reflux aus dem Duodenum durch das Interponat in den Ösophagus hinein erscheint ein ausreichend langer Jejunum-Pouch notwendig zu sein, da in der Regel keine Antirefluxplastik angelegt wird. Der Effekt einer erhaltenen Duodenalpassage war in der Übersichtsarbeit von Lehnert (Lehnert u. Buhl 2004) kaum von der Pouch-Anlage getrennt zu analysieren, da lediglich 2 Studien ohne Pouch und 4 Studien mit Pouch durchgeführt worden waren. Die Kollektive waren hier etwas größer als in den Jejunum-Pouch-Studien (Median 24 Patienten, Spanne 20–106 Patienten). Die Interponatlänge betrug meistens lediglich 15 cm, was erstaunlich ist, wenn die Längen einer Roux-Y-Rekonstruktion betrachtet werden (40–50 cm). Die Nachbeobachtung war mit 24 Monaten (Median, Spanne 6–60 Monate) tendenziell länger.

Morbidität und Letalität waren vergleichbar zu den Jejunum-Pouch-Studien. Eine bessere Lebensqualität sowie funktionelle Verbesserungen zeigten sich erst ab einer Nachbeobachtung von über 12 Monaten. Daher wurde empfohlen, den operativen Aufwand des Duodenalpassageerhaltes durch einen interponierten Jejunum-Pouch den Patienten vorzubehalten, die eine bessere Prognose quoad vitam hatten.

Auffallend war in den Studien die große Variabilität der Rekonstruktionsverfahren, deren funktionelle Ergebnisse offensichtlich nicht allzu sehr variierten. Zusammenfassend ergab sich in der Übersichtsarbeit von Lehnert nach Jejunum-Pouch-Anlage (nicht jedoch nach Duodenalpassageerhalt) eine bessere Nahrungsaufnahme und eine bessere Gewichtszunahme im Vergleich zur Roux-Y-Rekonstruktion, zumindest in den ersten postoperativen Monaten. Eine höhere Lebensqualität war auch nach über einem Jahr im Vergleich zur einfachsten Rekonstruktionsform (Y-Anastomose nach Roux) nachweisbar, sodass die Bildung eines Jejunum-Pouch nach Gastrektomie empfehlenswert ist und aufgrund des geringen zeitlichen Mehraufwandes von ca. 15 min ohne Erhöhung von Morbidität und Letalität auch in der palliativen Situation angezeigt sein kann. Für den technisch aufwendigeren Erhalt der Duodenalpassage ergab sich dagegen wenig klinische Evidenz. Dennoch ist zu berücksichtigen, dass sich diese geringe Evidenz auch durch das Fehlen größerer Studienkollektive erklärt. Die Arbeitsgruppe um Beger und Schwarz (Ulm) hatte in einer aufwendigen, 4-armigen randomisierten Studie systematisch die Roux-Y-Rekonstruktion mit größerem (20 cm) und kleinerem (10 cm) Pouch dem Duodenalpassageerhalt mit größerem (20 cm) und kleinerem (10 cm) Pouch gegenübergestellt. Die Arbeitsgruppe hatte eine klare Überlegenheit des Duodenalpassageerhaltes durch ein interponiertes Jejunumsegment sowohl mit kleinerem Pouch, als auch mit größerem Pouch (sog. Ulmer Ersatzmagen) gegenüber einer Roux-Y-Rekonstruktion ohne Erhalt der Duodenalpassage zeigen können (Schwarz et al. 1996). Die Arbeitsgruppe hatte zahlreiche weitere positive Ergebnisse physiologischer Parameter mit statistischer Signifikanz zeigen können, die für den Erhalt der Duodenalpassage sprachen: Keine Störung der Glukosehomöostase, ein um 8 % höheres Körpergewicht nach 6 Monaten, ein um ca. 60 % erhöhter Eisen- und ein um ca. 14 % erhöhter Hämoglobinwert. Das gastrininhibitorische Peptid (GIP) war um ca. 34 % höher, das Insulin um das 5-Fache erhöht und die Lebensqualität um 12,3 % höher bei Erhalt der Duodenalpassage (Schwarz u. Beger 1998). Da ein eigener Lebensqualitäts-Score verwendet worden war, wurden diese Ergebnisse in viszeralmedizinischen Gruppen nicht im Sinne einer klinischen Evidenz zugunsten des Duodenalpassageerhaltes gewertet. Die Ulmer Arbeitsgruppe empfahl aufgrund ihrer Ergebnisse folgende Indikationsstellung für die Rekonstruktion nach Gastrektomie: Die einfachste Roux-Y-Rekonstruktion sollte für Hochrisikopatienten angewendet werden, die Rodino-Rekonstruktion für R1-/R2-Situationen und die Rekonstruktion mit erhaltener Duodenalpassage und Pouch (sog. Ulmer Ersatzmagen) für alle anderen Patienten (Schwarz u. Beger 1998).

Auch eine neuere Metaanalyse von Gertler et al. (2009), die 9 randomisierte Studien mit n=474 Patienten betrachtete, bei denen Roux-Y-Rekonstruktionen mit Jejunal-Pouch-Rekonstruktionen verglichen worden waren, kam zu der Schlussfolgerung, dass durch Anlage eines Jejunal-Pouch weder die Morbidität, noch die Letalität der Gastrektomie erhöht wurden, dass weder die Operationszeit noch die stationäre Aufenthaltsdauer relevant verlängert wurden und dass die Pouch-Patienten signifikant seltener über Sodbrennen, Dumping-Beschwerden oder Probleme mit der Nahrungsaufnahme klagten; ihre Lebensqualität besserte sich zunehmend gegenüber den nach Roux Y rekonstruierten Patienten nach 6, 12 und 24 Monaten. In der Studie ergab sich für 4 weitere randomisierte Studien mit n=133 Patienten, in denen die Pouch-Anlage bei gleichzeitigem Erhalt der Duodenalpassage untersucht worden war, der gleiche Vorteil bezüglich der Pouch-Anlage, vor allem für Patienten mit guter onkologischer Prognose. Die Würzburger Arbeitsgruppe kam in ihrer randomisierten Studie, in der 138 Patienten entweder durch eine Roux-Y-Rekonstruktion (n=67) oder durch einen Jejunal-Pouch (n=71) behandelt und nach kurativer bzw. palliativer Intention stratifiziert worden waren, zu dem gleichen Ergebnis, sodass nach onkologischer Gastrektomie eine Pouch-Anlage insbesondere für Patienten mit guter Prognose empfehlenswert ist (Fein et al. 2008). Die Patienten waren in der Studie halbjährlich bezüglich ihres Körpergewichtes und ihrer Lebensqualität bis zu einer Nachbeobachtung von 12 Jahren untersucht worden. Die Vorteile der Pouch-Patienten bezüglich ihrer Lebensqualität konnten die Autoren bemerkenswerterweise noch nicht im ersten, jedoch im dritten, vierten und fünften postoperativen Jahr nachweisen. Hieraus lässt sich ableiten, dass eine längerfristig angelegte, strukturierte Nachuntersuchung bei komplexen chirurgischen Rekonstruktionsverfahren durchaus Sinn macht, um Unterschiede erkennen zu können (Komatsu et al. 2012).

Eine neuere Metaanalyse einer chinesischen Arbeitsgruppe untersuchte den Einfluss der Pouch-Größe nach Roux-Y-Rekonstruktion in 5 randomisiert kontrollierten Studien zwischen 1996 und 2011 mit n=118 Patienten (Dong et al. 2014), allerdings mit kleinen Patientenkollektiven zwischen 9 und 15 Patienten. Diese Daten waren partiell auch in der Analyse von Lehnert (Lehnert u. Buhl 2004) berücksichtigt worden. Kleine Pouch-Anlagen waren mit Längen von 5–15 cm definiert worden, große Pouches mit Längen von 15–20 cm. Die Arbeitsgruppe kam in der Metaanalyse zu dem Schluss, dass die Größe des Pouches keinen Einfluss

hatte auf Erbrechen, Sodbrennen und Dysphagie. Die kleineren Pouch-Anlagen wurden als vorteilhaft in Bezug auf die Nahrungsaufnahme beschrieben. Einschränkend muss zu dieser Studie erwähnt werden, dass für die größeren Pouch-Anlagen erstaunlicherweise kürzere Operationszeiten und eine kleinere Nahrungsaufnahmekapazität als für die kleineren gefunden wurden; dies erscheint zweifelhaft, zumal die publizierten Daten der zitierten Studien das Gegenteil zeigten. In der klinischen Beobachtung zeigt sich praktisch kein relevanter Unterschied: Für einen größeren Pouch muss eine etwas längere Roux-Y-Schlinge gewählt werden, der lineare Stapler ist etwas länger (was für den Zeitaufwand irrelevant ist), etwaige Übernähungen am Pouch fallen um ein paar Stiche mehr aus. Bei einem Jejuniminterponat fällt der etwas höhere Zeitaufwand für die Skelettierung eines längeren Jejunumsegmentes ebenfalls kaum ins Gewicht bei publizierten Operationszeiten von 300–360 min (Schwarz et al. 1996, Hoksch et al. 2002).

13.2   Rekonstruktionsformen

Folgende Rekonstruktionsformen nach Gastrektomie stehen uns heute nach oben beschriebener Datenlage zur Verfügung und können der individuellen Situation des Patienten angepasst werden (◘ Abb. 13.1 bis Abb. 13.4):

13.2.1   Roux-Y-Rekonstruktion (◘ Abb. 13.1)

Diese einfachste und auch für die minimalinvasive Gastrektomie gebräuchlichste Rekonstruktionsform wird in den meisten Kliniken auch in der offenen Chirurgie angewendet. Die Länge des alimentären Schenkels sollte ca. 40–50 cm betragen, um einem Reflux von Galle und Pankreassekret vorzubeugen. Die End-zu-Seit-Ösophagojejunostomie kann maschinell oder von Hand gefertigt werden. Es ist darauf zu achten, dass der jejunale Blindsack nicht zu groß belassen wird (<2 cm), um Dysphagiesymptomen vorzubeugen. Wird er länger belassen, bietet es sich an, ihn ventral um die Anastomosenvorderwand herumzuschlagen und zu pexieren; damit ist gleichzeitig die Vorderwandnaht der Anastomose gedeckt. Dieses Rekonstruktionsverfahren eignet sich für Hochrisikopatienten oder bei beengten Platzverhältnissen (tiefer Situs, Adipositas).

13.2.2   Hunt-Lawrence-Rodino-
Rekonstruktion (◘ Abb. 13.2)

Dieses nächstaufwendigere Verfahren erweitert die Roux-Y-Rekonstruktion um die Bildung eines Jejunum-Pouches, der nach dem Legen von Ecknähten mit einem 55–75 mm

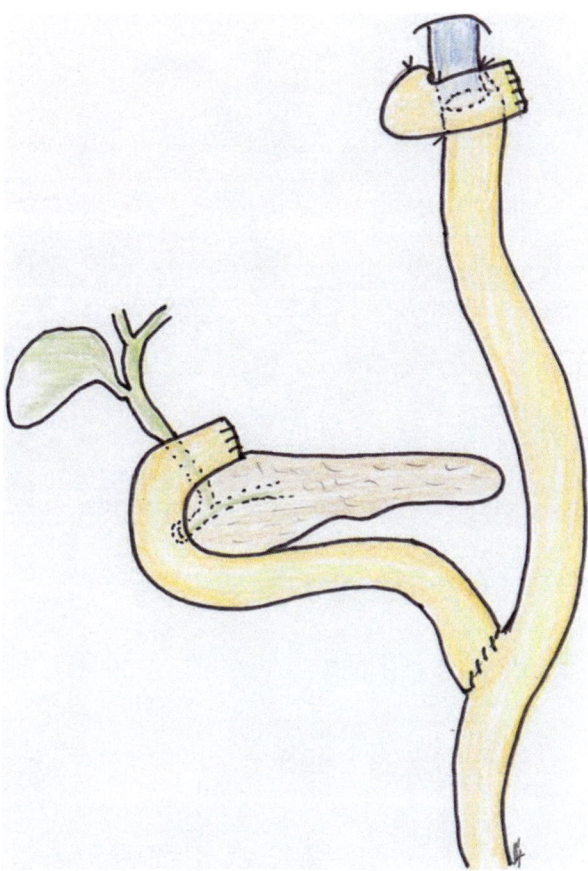

■ **Abb. 13.1**   Roux-Y-Rekonstruktion

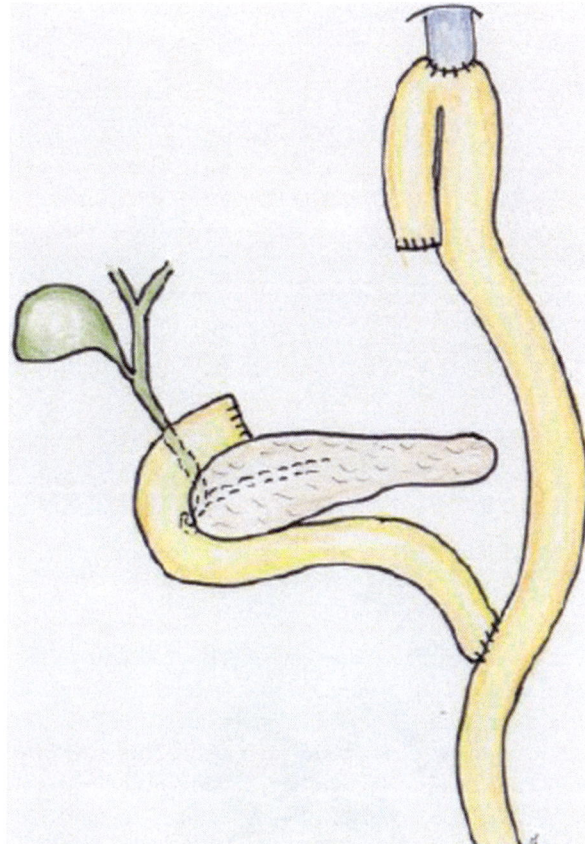

■ **Abb. 13.2**   Hunt-Lawrence-Rodino-Rekonstruktion

langen, linearen Klammernahtgerät gefertigt wird. Die Klammernähte sind durch vorsichtiges Evertieren des Pouches auf etwaige Nachblutungen zu kontrollieren. Es entsteht ein Ersatzmagen-Pouch mit einer Länge von ca. 5–8 cm (Volumen: 2 eröffnete Halbrohre mit je 2 cm Breite und 5–8 cm Länge). Diese Pouch-Länge, die in der Regel intraoperativ geschätzt und nicht gemessen wird, ist völlig ausreichend, da der Dünndarm eine enorme Dilatationsmöglichkeit besitzt und – vermeintlich gut gemeinte – großzügige Pouch-Anlagen mit deutlich über 10 cm Schenkellänge bis auf über das doppelte Volumen dilatieren und Dysphagiesymptome auslösen können. Auch bei dieser Rekonstruktionsform sollte auf eine ausreichende Distanz zwischen Ösophagus und einmündendem biliopankreatischem Schenkel von ca. 40–50 cm geachtet werden, was zu einer Verlängerung des auszuschaltenden Dünndarmsegmentes um die doppelte Pouch-Länge führt (also 50–60 cm bei einem 5- bis 8-cm-Pouch). Die Rekonstruktion kann retrokolisch erfolgen (Hunt 1952, Lawrence 1962) oder antekolisch (Rodino 1956).

13.2.3   Modifizierte Rodino-Rekonstruktion mit Antirefluxplastik (■ Abb. 13.3a,b)

Die oben beschriebene Hunt-Lawrence-Rodino-Rekonstruktion kann um eine Antirefluxplastik erweitert werden, um eines der wichtigsten Kriterien für eine gute Lebensqualität, nämlich die Refluxverhinderung, zu erfüllen. Dazu wird das ausgeschaltete Dünndarmsegment noch etwas länger belassen (ca. 10 cm länger). Der Ösophagus wird End zu Seit nach Bildung des Pouches in den abführenden Pouch-Schenkel inseriert, während der andere Pouch-Schenkel mit dem ca. 10 cm länger belassenen Jejunumsegment (ähnlich einer Fundoplicatio) als „Jejunoplicatio" um die Ösophagojejunostomie herum gelegt und mit dem Zwerchfell beidseits pexiert wird. Die Anastomosenvorderwand ist damit dorsal der Jejunoplicatio gelegen und nicht mehr einsehbar. Die effektive Pouch-Länge beträgt 5–8 cm nach Anlage der Jejunoplicatio, die Distanz zwischen Ösophagus und biliopankreatischem Schenkel beträgt ca. 30–40 cm. Diese Rekonstruktionsform wird in

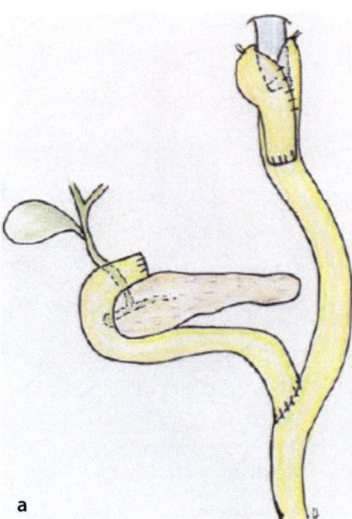
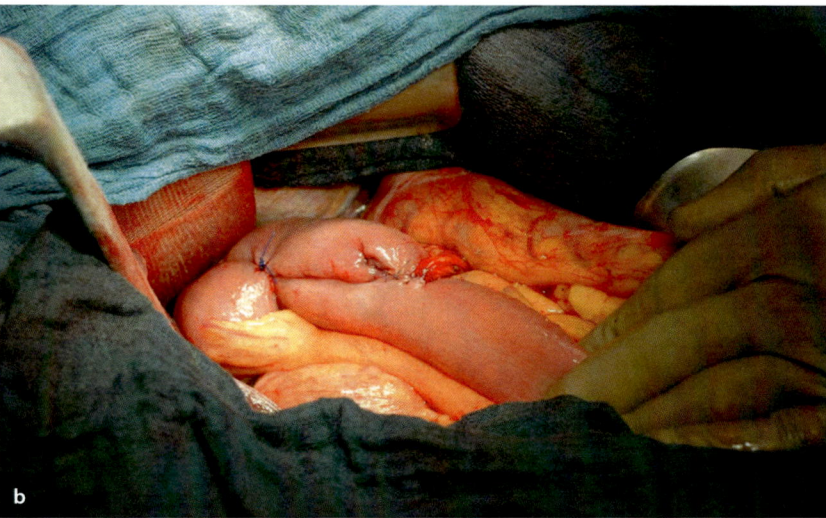

Abb. 13.3a,b   Modifizierte Rodino-Rekonstruktion mit Antirefluxplastik (**a**); Fallbeispiel (**b**)

der eigenen Klinik bevorzugt (Fallbeispiel ■ Abb. 13.3b), wenn die Platz- und Längenverhältnisse es erlauben und ein kurativer Eingriff bei Patienten mit adäquater Prognose durchgeführt wird. In der eigenen Klinik fanden wir bei n=28 Patienten mit Jejunum-Pouch und Antirefluxplastik im Vergleich zu n=21 Patienten mit Roux-Y-Rekonstruktion im nichtrandomisierten Vergleich eine nicht wesentlich verlängerte Operationszeit und identische Komplikations- sowie Letalitätsraten. Die Pouch-Länge des Ersatzmagens betrug im Median 10 cm (Spanne 5–14 cm), alle Ersatzmagen-Patienten erhielten die oben beschriebene Jejunoplicatio als Antirefluxplastik. 22 von 28 Anastomosen wurden von Hand gefertigt. Die Distanz zwischen Ösophagus und des biliopankreatischem Schenkel betrug im Median 30 cm (Spanne 30–40 cm). In der nach Roux Y versorgten Patientengruppe betrug diese Distanz gleichermaßen im Median 30 cm (Spanne 30–40 cm).

13.2.4   Jejunuminterponat mit kleinem Pouch (10 cm) und Erhalt der Duodenalpassage (■ Abb. 13.4)

Die Interposition eines ausgeschalteten, gut durchbluteten Jejunumsegmentes nach Longmire-Mouchet erfordert eine entsprechende operative Erfahrung mit diesem Verfahren. Die Bildung des Pouches erfolgt mit einem linearen Klammernahtgerät in der in ▶ Abschn. 13.1.2 genannten Weise. Die Distanz zwischen Ösophagus und Duodenum beträgt ca. 40 cm bei einer Pouch-Länge von 5–10 cm. Die Ösophagojejunostomie kann von Hand oder mit einem

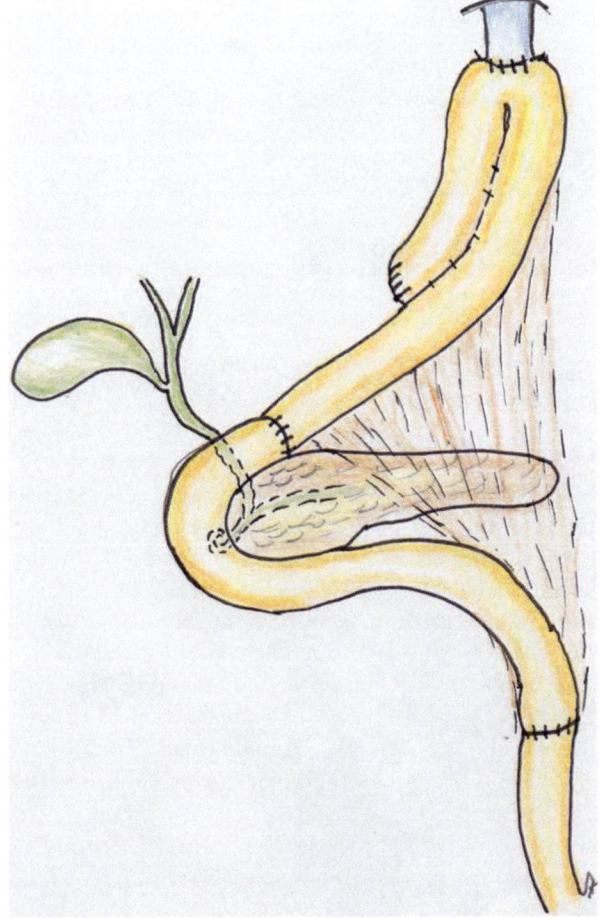

Abb. 13.4   Jejunuminterponat mit kleinem Pouch (10 cm) und Erhalt der Duodenalpassage

◻ **Abb. 13.5** Unterschiedliche Rekonstruktionsverfahren aus Patientensicht

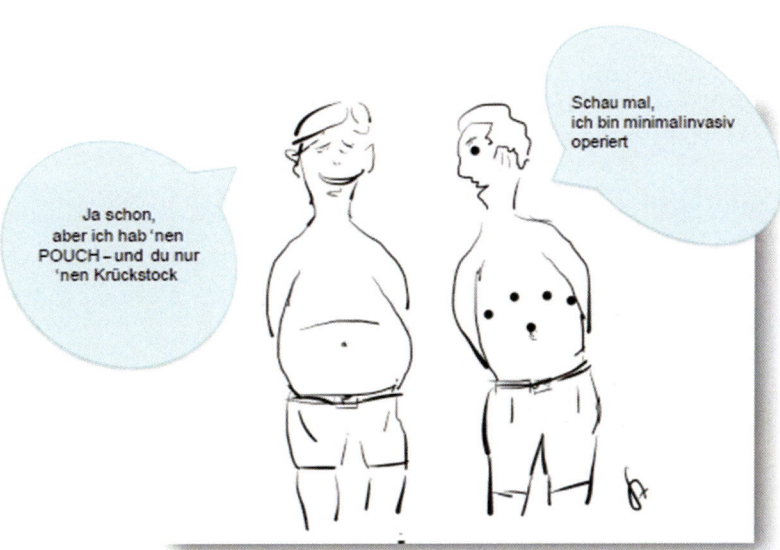

Klammernahtgerät gefertigt werden, die Jejunoduodenostomie wird in der Regel von Hand angelegt. Ein zusätzliches Anlegen einer Antirefluxplastik ist bei einer ausreichenden Pouch-Länge von mindestens 10 cm Schenkellänge unüblich, obgleich bei erhaltener Duodenalpassage eher mehr galliger Reflux zu erwarten wäre. Die oben angeführten Untersuchungen hatten allerdings das Gegenteil gezeigt (Schwarz et al. 1996, Lehnert u. Buhl 2004). Möglicherweise wirkt das Duodenum dabei als Schrittmacher einer aboral gerichteten Peristaltik. Ob sich die Lebensqualität durch dieses Verfahren im Vergleich zu einem nach Roux Y angelegten Jejunum-Pouch (mit oder ohne Antirefluxplastik) noch verbessern lässt, muss derzeit noch offen bleiben. Dieses Rekonstruktionsverfahren sollte bei Patienten mit guter Prognose Anwendung finden, da erst nach einem Jahr mit einer gegenüber den anderen Verfahren besseren Gewichtsentwicklung gerechnet werden kann.

Fazit
Zusammenfassend ist festzustellen, dass von uns heute die 4 oben genannten Rekonstruktionsverfahren mit etwas unterschiedlichem Zeitaufwand und sehr ähnlichen funktionellen Ergebnissen patientenorientiert angewandt werden können. Falls möglich und sinnvoll, sollte eine Roux-Y-Rekonstruktion mit einem kleinen Pouch kombiniert werden. Der Verhinderung eines galligen Reflux durch Ausschaltung einer ausreichend langen Roux-Y-Schlinge oder eine Jejunoplicatio sollte große Aufmerksamkeit geschenkt werden. Die klinische Erfahrung mit gastrektomierten Patienten, die unter heftigem Reflux aufgrund zu

kurz gewählter Schlingen oder Stenosen leiden, zeigt eine erhebliche – partiell durch den Chirurgen zu beeinflussende – Einschränkung der Lebensqualität.

Unabhängig von den chirurgisch-technischen Aspekten unterschiedlicher Zugangswege und unterschiedlicher Rekonstruktionsverfahren (◻ Abb. 13.5) müssen gastrektomierte Patienten mit dem Ziel einer nutritiv-funktionellen Nachsorge an die chirurgische oder gastroenterologische Klinik angebunden bleiben, auch wenn beim Magenkarzinom keine Evidenz für die Sinnhaftigkeit einer apparativ-onkologischen Tumornachsorge mangels therapeutischer Konsequenzen besteht. Es muss eine ausführliche Ernährungsberatung und -führung erfolgen, insbesondere im ersten Jahr nach der Operation, ggf. mit zusätzlich verabreichter Flüssignahrung und/oder Eiweißpulver. Günstig ist hierbei die Anbindung an eine Selbsthilfegruppe, sofern vorhanden, und die Zusammenstellung von schriftlichen Ernährungshinweisen. In der eigenen Klinik wird hierfür ein in Zusammenarbeit mit der Selbsthilfegruppe Gastrektomierter erstellter Magen-Ratgeber dem Patienten ausgehändigt. Der Ratgeber enthält neben verständlichen Beschreibungen des Krankheitsbildes und der Behandlungsverfahren auch Kochrezepte, die sich in der Selbsthilfegruppe bewährt hatten. Auch bei der hausärztlich zu verordnenden Substitutionsbehandlung, insbesondere von Pankreasenzym und Vitamin B_{12}, muss gelegentlich durch den nachsorgenden Arzt nachdrücklich Hilfestellung geleistet werden. Der Patient muss darüber aufgeklärt werden, dass ein Gewichtsverlust von ca. 10 % des präoperativen Ausgangsgewichtes in den ersten 3–6 postoperativen

Monaten normal ist, obgleich eine erhebliche interindivi-
duelle Spannweite in der Gewichtsentwicklung, unabhängig von Rekonstruktionsverfahren, zu beobachten ist. Bei
Dysphagiebeschwerden sollte eine gastroskopische und
ggf. radiologische Abklärung zum Ausschluss einer An-
astomosenstenose oder einer sonstigen Passagestörung
erfolgen. Im Spätverlauf kann es zu Fehlbesiedlungen,
Dilatationen, Blindsackbildung oder adhäsionsbedingten
Dysphagiebeschwerden kommen, die mitunter operativ
behandelt werden müssen, um die eingeschränkte Lebensqualität zu verbessern.

Erst weitere kontrollierte Studien mit größeren Kollektiven
werden klären können, ob die einfachste Y-Rekonstruktion
nach Roux durch einen 5–8 cm großen Pouch verbessert
werden kann, ob dies bei offenen Operationen gleichermaßen wie bei minimalinvasiven Zugängen gilt und ob auch
palliativ gastrektomierte Patienten hiervon profitieren.

Literatur

Dong H-L, Huang Y-B, Ding X-W et al. (2014) Pouch size influences clinical outcome of pouch construction after total gastrectomy. World J Gastroenterol 20(29): 10166 World J Gastroenterol 20 (29): 10166–10173

Fein M, Fuchs KH, Thalheimer A et al. (2008) Long-term benefits of Roux-en-Y pouch reconstruction after total gastrectomy: a randomized trial. Ann Surg 247(5): 759–765

Gertler R, Rosenberg R, Feith M et al. (2009) Pouch vs. no pouch following total gastrectomy: meta-analysis and systematic review. Am J Gastroenterol 104(11): 2838–2851

Hoksch B, Ablassmeier B, Zieren J, Müller JM (2002) Quality of life after gastrectomy: Longmire's reconstruction alone compared with additional pouch reconstruction. World J Surg 26: 335–341

Hunt CJ (1952) Construction of food pouch from segment of jejunum as substitute for stomach in total gastrectomy. Arch Surg 64: 601–608

Japanese Gastric Cancer Association (2011) Japanese classification of gastric carcinoma, 3rd English edn. Gastric Cancer 14(2): 101–112

Komatsu S, Ichikawa D, Okamoto K et al. (2012) Progression of remnant gastric cancer is associated with duration of follow-up following distal gastrectomy. World J Gastroenterol 18(22): 2832–2836

Lawrence W Jr (1962) Reservoir construction after total gastrectomy: an instructicve case. Ann Surg 155:191–198

Lehnert T, Buhl K (2004) Techniques of reconstruction after total gastrectomy. Br J Surg 91(5): 528–539

Rodino R (1956) Contribution à la technique de l'anastomose oesopha-go-jéjunale après gastrectomie totale. J Chir (Paris) 68: 716–729

Schlatter C (1887) Über Ernährung und Verdauung nach vollständiger Entfernung des Magens und Ösophagojejunostomie beim Menschen. Brun's Beiträge Klin Chir 19: 757–776

Schwarz A, Beger HG (1998) Gastric substitute after total gastrectomy – clinical relevance for reconstruction techniques., Langenbecks Arch Surg 383(6): 485–491

Schwarz A, Büchler M, Usinger K et al. (1996) Importance of the duodenal passage and pouch volume after total gastrectomy and reconstruction with the Ulm pouch: prospective randomized clinical study. World J Surg 20: 60–67

Laparoskopische Gastrektomie

M.A. Ströhlein, M.M. Heiss

© Springer-Verlag GmbH Deutschland 2017
M.E. Kreis, H. Seeliger (Hrsg.), *Moderne Chirurgie des Magen- und Kardiakarzinoms*,
DOI 10.1007/978-3-662-53188-4_14

Mit Einführung der minimalinvasiven Chirurgie in der Viszeralchirurgie wurden ab 1990 auch Magenresektionen in laparoskopischer Technik erstmalig beschrieben. Zwischenzeitlich gilt die laparoskopische Gastrektomie als etabliertes Verfahren bei gutartigen Erkrankungen und distalen Karzinomen in frühen Stadien.

14.1   Entwicklung

Zwischenzeitlich wurden laparoskopische Operationsverfahren wegen der bekannten Vorteile der minimalinvasiven Chirurgie (MIC) bei benignen Tumoren und gastrointestinalen Stromatumoren (GIST) in Deutschland weitgehend etabliert. Bei Magenkarzinomen und Karzinomen des gastroösophagealen Übergangs stellt sich die Situation komplexer dar: Die chirurgische Resektion mit einer subtotalen oder totalen Gastrektomie mit systematischer D2-Lymphadenektomie ist die einzige Behandlungsoption mit dem Ziel einer Überlebensverlängerung und damit integraler Bestandteil der modernen multimodalen Therapiekonzepte (Kim et al. 2014, Moehler et al. 2011). Die adäquate Lymphknotendissektion ist auch in der offenen Resektionstechnik anspruchsvoll und erfordert eine entsprechende Expertise. Dies gilt insbesondere für fortgeschrittene Magenkarzinome. Hieraus ergibt sich als obligate Voraussetzung für den Einsatz der MIC bei Magenkarzinomen, dass diese zentralen Forderungen an die chirurgische Qualität, d. h. einer radikalen En-bloc-Resektion mit systematischer Lymphknotendissektion bei niedriger perioperativer Morbidität, in gleicher oder besserer Weise erfüllt werden müssen.

Die größten Patientenkollektive zur laparoskopischen Gastrektomie werden in Asien beschrieben. Dies liegt allein schon an der unterschiedlichen Epidemiologie des Magenkarzinoms mit 78/100.000 in Japan verglichen mit einer Inzidenz von 10/100.000 in westlichen Ländern wie den USA (Strong

2014). Entsprechend wurden aus Japan, Korea und China Studien mit Patientenzahlen über 3000 publiziert, wohingegen europäische und amerikanische Zentren nur kleine Patientenserien berichten (Park et al. 2016). Folglich wurde die Operationstechnik vor allem im asiatischen Raum weiterentwickelt und ist dort weitgehend als gängiges Operationsverfahren insbesondere bei distalen Magenkarzinomen etabliert.

14.2   Allgemeine technische Schritte

Die Lagerung des Patienten erfolgt in Rücklage mit gespreizten Beinen und beidseits angelagerten Armen in Analogie zu anderen laparoskopischen Oberbaucheingriffen wie z. B. der laparoskopische Fundoplicatio oder Eingriffen der Adipositaschirurgie. Die Position des Operateurs befindet sich zwischen den gespreizten Beinen des Patienten. Der kameraführende 1. Assistent befindet sich auf der linken Seite des Patienten. Die Position des Trokars für die Kamera befindet sich bei normalgewichtigen Patienten 2–3 cm unterhalb des Bauchnabels bzw. bei adipösen Patienten 20–22 cm kaudal des Xyphoids, um für die spätere Präparation am oberen Duodenum und am gastroösophagealen Übergang eine günstige Exposition zu erreichen. Die beiden Arbeitstrokare befinden sich in einer halbkreisförmigen Anordnung mit Mittelpunkt am Xyphoid rechts und links lateral. Hier ist wegen des notwendigen Einsatzes von laparoskopischen Linearstaplern ein 12-mm-Trokar notwendig, der wahlweise links oder rechts platziert werden kann. Weiter lateral befinden sich jeweils 5-mm-Trokare für die Retraktion der Leber bzw. als Arbeitstrokar für den Assistenten. Für die Retraktion der Leber bietet sich ein fixierbares Retraktorsystem an, wodurch auf einen 2. Assistenten verzichtet werden kann. Fakultativ kann eine 5-mm-Optik verwendet werden, die einen sehr variablen Wechsel der Kameraperspektive über die eingebrachten Trokare erlaubt (◘ Abb. 14.1).

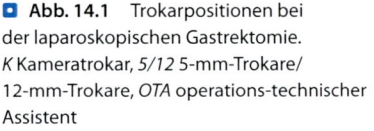

◘ **Abb. 14.1**   Trokarpositionen bei der laparoskopischen Gastrektomie. *K* Kameratrokar, *5/12* 5-mm-Trokare/12-mm-Trokare, *OTA* operations-technischer Assistent

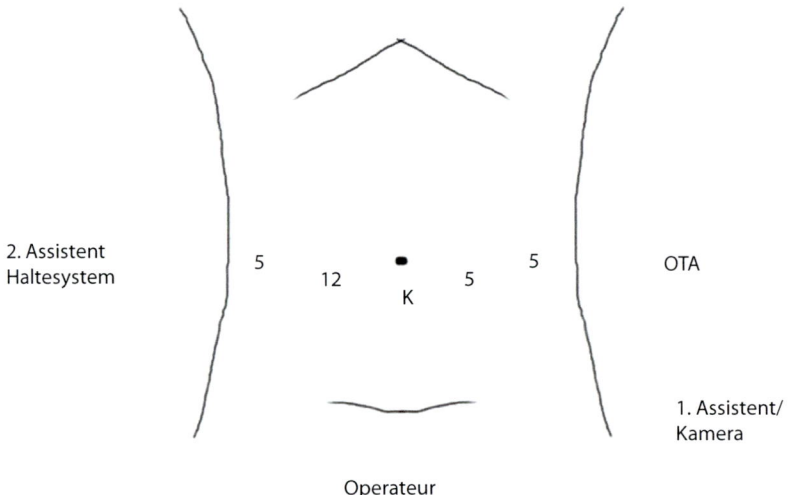

Die Präparationsschritte der subtotalen oder totalen Gastrektomie erfolgen analog zur offenen Resektionstechnik. Zur Präparation kann je nach persönlicher Vorliebe des Operateurs bipolare Instrumente oder Ultraschall-Präparationssysteme verwendet werden. Die Eröffnung der Bursa omentalis erfolgt durch die kolonnahe Präparation des Omentum majus vom Colon transversum. Im Falle einer totalen Gastrektomie erfolgt davon ausgehend die komplette Mobilisation der großen Magenkurvatur bis zum linken Zwerchfellschenkel mit einer Lymphadenektomie am Milzhilus. Die A. und V. gastroomentalis wird auf Höhe des Pankreaskopfs dargestellt und unter Mitnahme aller Lymphknoten mit Clips abgesetzt. Das Duodenum kann direkt distal des Pylorus freipräpariert und unterfahren werden. Am Pankreaskopf kann die Dissektion der Lymphknotenstation 13 erfolgen. Es folgt die Dissektion des Ligamentum hepatoduodenale mit Darstellung der A. gastrica dextra, die abgesetzt wird. Die A. hepatica communis wird als weitere Leitstruktur für die Lymphknotendissektion im Kompartment II freigelegt. Das Duodenum wird mit einem Linearstapler direkt distal des Pylorus abgesetzt. Dorsal des Magens wird hierdurch eine gute Exposition auf die A. und V. gastrica sinistra bzw. den Truncus coeliacus geschaffen, sodass hier problemlos eine Lymphadenektomie erfolgen kann.

Bei der distalen subtotalen Gastrektomie erfolgt das Absetzen des Magens unter Berücksichtigung adäquater Resektionsgrenzen nach oral mit abwinkelbaren Linearstaplern.

Im Falle einer totalen Gastrektomie wird die Präparation unter Mitnahme des Omentum minus zum rechten Zwerchfellschenkel weiterverfolgt. Der gastroösophageale Übergang kann nun freipräpariert werden. Beide Äste des N. vagus werden identifiziert und durchtrennt. Je nach geplanter Rekonstruktionstechnik erfolgt das Absetzen des Ösophagus mit einer Schere oder einem abwinkelbaren Stapler.

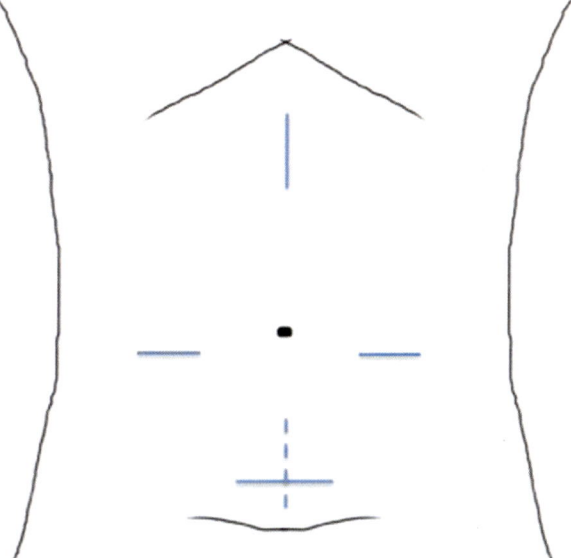

◻ **Abb. 14.2**   Mögliche Positionen der Bergeschnitte bei laparoskopischen Gastrektomien

14.3   Techniken zur Rekonstruktion

Für die Wiederherstellung der gastrointestinalen Passage wurden sehr unterschiedliche Anastomosierungstechniken entwickelt, die natürlicherweise vom Ausmaß der Resektion des Magens abhängen. Ein wesentlicher Faktor ist die technische Erfahrung des Operateurs, da insbesondere Techniken mit intrakoporporaler Handnaht eine hohe Expertise erfordern.

14.4   Laparoskopische Billroth-I-Rekonstruktion

Die Billroth-I(BI)-Rekonstruktionstechnik ermöglicht die Aufrechterhaltung einer annähernd physiologischen Passage unter Wegnahme des Pylorus. Technisch kann die Anastomose als komplett intrakorporale Anastomose durchgeführt werden. Hierbei wird ausreichend mobilisierten Duodenum eine zirkuläre Tabaksbeutelnaht angelegt, mit der eine intraluminal angebrachte Andruckplatte für die Klammernahtanastomose fixiert werden kann. Die Tabaksbeutelnaht kann in Handnaht oder mit einer Tabaksbeutelklemme erfolgen. Die Anastomosierung erfolgt über einen nach intrakorporal eingebrachten Zirkulärstapler, der über eine Gastrotomie an der Vorderwand nach endoluminal verbracht wird und anschließend mit dem Perforationsdorn durch die Hinterwand des Magens platziert wird. Hier erfolgt dann die Anastomosierung auf das Duodenum. Die Gastrotomie an der Vorderwand wird nach Entfernung des Staplers mit einer Handnaht verschlossen (◻ Abb. 14.2).

Eine weitere Möglichkeit zur BI-Rekonstruktion ergibt sich über die in jedem Fall gegebene Notwendigkeit des Bergeschnitts für das Gastrektomiepräparat. Der Bergeschnitt kann als Minilaparotomie im Oberbauch gesetzt werden. Über diesen Zugang kann bei ausreichender Mobilisation des Duodenums die distale Absetzung per Hand erfolgen. Anschließend kann dann die Andruckplatte des Zirkulärstaplers mit einer Tabaksbeutelnaht offen per Hand eingenäht werden. Die Anastomosierung erfolgt durch Eingehen mit dem Zirkulärstapler in den abgesetzten Magen von aboral, woraufhin die Anastomose von der Hinterwand des Magens auf das Duodenum erfolgt. Nach Entfernen des Staplers wird die Eindringstelle per Handnaht oder mit einem Linearstapler verschlossen. Diese laparoskopisch assistiere Technik erlaubt eine sehr sichere Kontrolle der Anastomosierung.

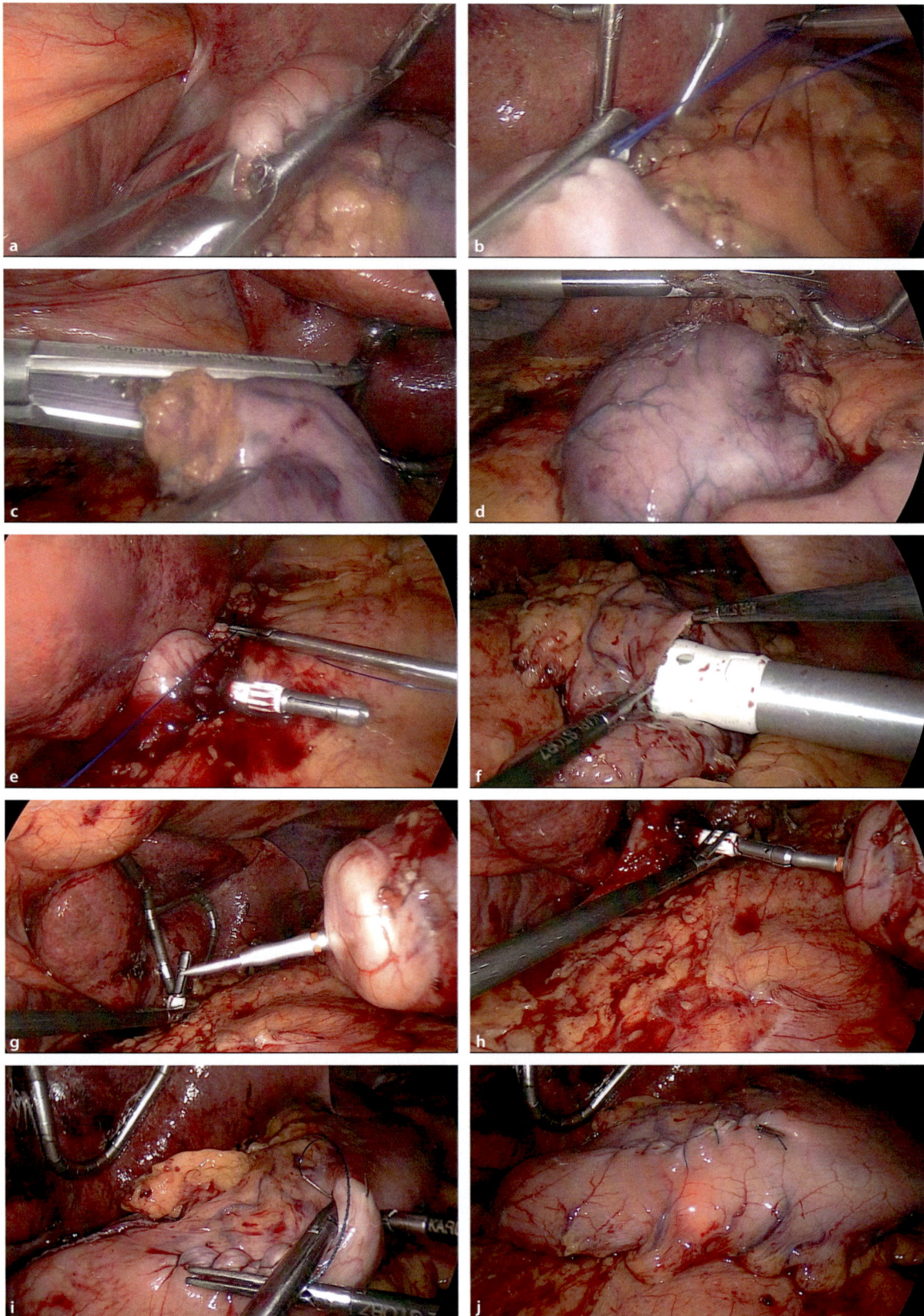

◘ Abb. 14.3a–j Laparoskopische Magenresektion mit intrakorporaler Rekonstruktion nach BI. **a** Platzierung einer Tabaksbeutelklemme am mobilisierten Duodenum, **b** Anlegen der Tabaksbeutelnaht, **c** Absetzen des Magens nach oral mit einem Linearstapler, **d** Resektat der distalen Gastrektomie mit Absetzungsstelle zum Duodenum, **e** Einknoten einer Stapler-Andruckplatte im Duodenum, **f** intrakorporales Einbringen eines Zirkulärstaplers, Eingehen in den Magen durch die Magenvorderwand, **g** Perforation der Magenhinterwand mit dem Staplergerät, **h** Konnektion des Zirkulärstaplers und Anlegen der Anastomose, **i** Handnaht der Gastrotomie an der Magenvorderwand, **j** abschließende endoskopische Kontrolle

14.5 Laparoskopische Billroth-II-Rekonstruktion

Die laparoskopische Billroth-II(BII)-Resektion erfordert eine Fußpunktanastomose, die in total intrakorporaler Technik mit einem Linearstapler nach Eröffnung der zu verbindenden Dünndarmanteile angelegt werden kann. Die dabei entstehende Eintrittsstelle wird mit einer Handnaht verschlossen. Für die Anlage der Gastrojejunostomie bei einer subtotalen Resektion oder einer Ösophagojejunostomie bei einer totalen Gastrektomie gibt es mehrere Möglichkeiten, die im Folgenden beschrieben werden.

Eine Möglichkeit der Rekonstruktion ist die Verwendung eines ORVIL™-Systems, das aus einer langen Magensonde mit einer am Ende konnektierten Andruckplatte besteht. Die Sonde wird peroral in den Ösophagus eingeführt und durch die orale Absetzungsstelle durchgeführt. Die Sonde wird anschließend nach intrakorporal und über einen Trokar gezogen, wodurch letztlich die Andruckplatte an der Anastomosierungsstelle platziert wird. Die eigentliche Anastomose erfolgt dann über einen nach intrakorporal eingebrachten Zirkulärstapler, der endoluminal in den zuführenden Teil einer hochgezogene Schlinge des Jejunums eingebracht wird. Der hierfür notwendige Perforationsabschnitt am Jejunum wird anschließend oral der vorher angelegten Fußpunktanastomose mit Linearstaplern abgesetzt und entfernt. Hierdurch entsteht letztlich eine Rekonstruktion in Roux-Y-Technik (◨ Abb. 14.3). Diese Technik ist sowohl bei einem Stapler-Verschluss an der ösophagealen oder gastralen Absetzungsstelle im Sinne eines Double-Staplings als auch nach Vorlegen einer Tabaksbeutelnaht möglich.

Eine alternative Methode besteht im laparoskopischen Einbringen einer Stapler-Andruckplatte in den eröffneten Magen oder Ösophagus nach Vorlegen einer Tabaksbeutelnaht. Diese eigentlich offensichtliche Technik erfordert allerdings hohes technisches Können.

Als weitere Alternative ist die Anlage der Anastomose mit einem Linearstapler mit anschließendem Verschluss der Eintrittsstelle mit einer Handnaht möglich.

14.6 Bergeschnitte

Ein wesentlicher Kritikpunkt für die Durchführung der laparoskopischen Chirurgie im Vergleich zur offenen Technik liegt in der Notwendigkeit relativ großer Bergeschnitte zur Entfernung des Gastrektomiepräparats aus dem Abdomen. Durch die obligate Resektion des Omentum majus sind hier Bergeschnitte von über 5 cm notwendig. Kritiker der Methode argumentieren, dass über einen entsprechenden Oberbauchschnitt die gesamte Operation in offener Technik durchgeführt werden kann. Allerdings ist

hierfür eine über Stunden dauernde Exposition mit Sperrersystemen notwendig, die die pulmonale Funktion erheblich einschränken können. Dies ist bei Bergeschnitten nicht notwendig, die zudem nur über kurze Zeiträume angelegt werden.

Demgegenüber steht allerdings der klare Vorteil der laparoskopischen Technik, dass die Stelle des Bergeschnitts frei ausgewählt werden kann. Die Autoren bevorzugen bei großen Präparaten einen modifizierten Pfannenstiel-Schnitt im Unterbauch mit querer Hautinzision und Längsspaltung der Faszie unter Schonung der Rektusmuskulatur. Diese Technik ermöglicht eine schnelle Rekonvaleszenz des Patienten und minimiert das Risiko einer postoperativen Narbenhernie unter 5 %. Bei BI-Resektionen mit offener Anlage der Tabaksbeutelnaht kann eine Minilaparotomie über 6 cm im Oberbauch erfolgen, über die das Resektat geborgen werden kann (◨ Abb. 14.4). In jedem Fall wird das Präparat über einen Bergebeutel nach extrakorporal entfernt.

Eine innovative Methode zur Bergung des Präparats bei weiblichen Patienten ist eine transvaginale Bergung im Sinne der NOTES-Technik. Einzelne Serien von Gastrektomien in Single-Port-Technik wurden ebenfalls beschrieben, wobei sich hier die Größe des Zugangs die Bergung ermöglicht (Ahn et al. 2014).

14.7 Morbidität – Anastomoseninsuffizienz

Die verminderte perioperative Morbidität stellt charakteristischerweise einen Hauptvorteil der minimalinvasiven Chirurgie dar. Entsprechend konnten in mehreren Metaanalysen signifikante Vorteile hinsichtlich der perioperativen Morbidität zugunsten der laparoskopischen Gastrektomie im Vergleich zum offenen Vorgehen dargestellt werden (◨ Tab. 14.1). Insbesondere war die Rate der Wundinfekte deutlich niedriger. Die Hospitalisierung war im Vergleich zur offenen Resektion um 3–4 Tage niedriger (Monig et al. 2014).

Die Rate an Anastomoseninsuffizienzen nach laparoskopischer Resektion war ebenfalls mit dem Niveau der offenen Resektion vergleichbar mit einer allgemeinen Rate zwischen 2 und 8,5 %. Interessanterweise gilt dies auch für Patientenserien mit totaler Gastrektomie mit unterschiedlichen Rekonstruktionstechniken (Okabe et al. 2015). Die Interpretation der Ergebnisse muss allerdings dahingehend eingeschränkt werden, als dass die Raten hauptsächlich bei Patienten mit Magenfrühkarzinomen erhoben wurden bzw. auf distale Magenresektionen beziehen. Zudem ist auf den unterschiedlichen Konstitutionstyp der asiatischen Bevölkerung mit einem BMI zwischen 22 und 24 in den untersuchten Kollektiven hinzuweisen, der sich nicht ohne Einschränkung auf westliche Verhältnisse übertragen lässt.

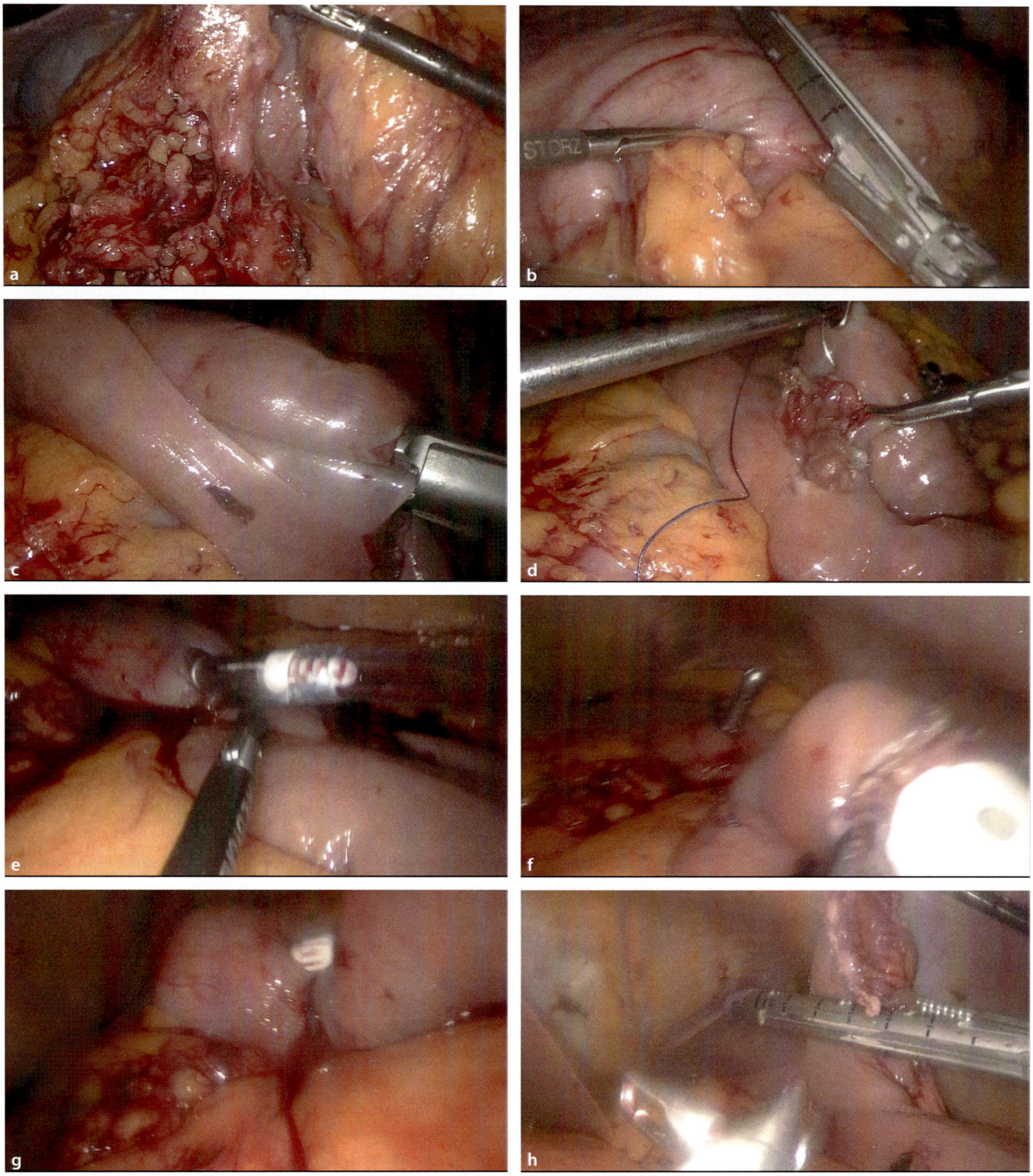

◘ **Abb. 14.4a-h**   Distale Gastrektomie mit intrakoroperaler Rekonstruktion nach Billroth II mit einen ORVIL™-System. **a** Dissektion der A. gastroepiploica dextra, **b** Absetzen des distalen Magens mit einem Linearstapler, **c** Anlegen der Fußpunktanastomose mit einem Linearstapler, **d** Verschluss der Stapler-Eintrittsstellen an der Fußpunktanastomose mit einer Handnaht, **e** Perforation des Rest-Magens zur Anlage der Anastomose mir einen ORVIL™-System, **f** Eingehen nach intraluminal in das Jejunum zur Anlage der Magenanastomose, **g** Anlegen der Anastomose, **h** Entfernung und Verschluss der Eintrittsstelle des Zirkulärstaplers mit einem Linearstapler und Fertigstellung der Roux-Y-Rekonstruktion

◻ **Tab. 14.1** Metaanalysen mit >1000 Patienten: Vergleich offene vs. laparoskopische Resektion bei Magenkarzinomen. (Nach Monig et al. 2014)

Autor	Studien Randomisiert/ Nichtrandomisiert	Patienten Lapa- roskopisch/Offen	Entfernte Lymphknoten	Hospitalisierung	Morbidität	Letalität
Hosono 2006	4/12	837/774	–	+	+	=
Wei 2011	1/9	495/544	=	+	+	=
Vinuela 2012	6/0	1658/1397	–	+	+	=
Chen 2013	2/13	1327/1192	=	+	+	=
Wang 2014	0/17	955/1358	=	+	+	=
Cheng 2014	0/17	3496/3613	=	+	+	=

+ Vorteile bei laparoskopischer Gastrektomie, = gleichwertige Ergebnisse laparoskopisch/offen, – Nachteile bei laparoskopischer Chirurgie

Die Morbiditäts- und Anastomoseninsuffizienzraten bei fortgeschrittenem Magenkarzinom mit D2-Lymphknotendissektion sind aktuell nicht in valider Kohortengröße untersucht.

14.8 Onkologische Ergebnisse

Im Vergleich zu zahlreichen Studien über die technische Machbarkeit der subtotalen und totalen laparoskopischen Gastrektomie liegen wenige valide Studien über die onkologischen Langzeitergebnisse vor, die allerdings bei relativ großen Patientenzahlen gleichwertige Ergebnisse im Vergleich von offener und laparoskopischer Technik zeigen (Cai et al. 2013, Lee et al. 2014, 2015).

Die aktuell beste Evidenz liefert eine Case-control-Studie aus Korea von Kim et al. mit 2976 Patienten und einem Beobachtungszeitraum von 7 Jahren. In dieser Studie zeigt sich bei Analyse der einzelnen Tumorstadien von UICC IA bis IIIC keinerlei Unterschied im Gesamtüberleben mit einer Morbidität von 17 % in der Gruppe mit offener Resektion und 13,4 % in der laparoskopischen Gruppe (Kim et al. 2014, Strong 2014; ◻ Tab. 14.2).

Insgesamt betreffen diese Studien Patienten mit distalen Karzinomen und vor allem Frühkarzinomen. An dieser Stelle ist die Frage zu stellen, in welchem Umfang diese Ergebnisse auf europäische Patienten bzw. auf Patienten der westlichen Welt übertragbar sind. Unterschiedliche Techniken der Lymphknotendissektion, unterschiedliche Strategien in der multimodalen Behandlung und auch unterschiedliche genetische Voraussetzungen haben hier sicherlich Einfluss.

Aktuell wurden 3 große randomisierte Studien in Japan, Korea und China auf den Weg gebracht, um die laparoskopische Gastrektomie auch bei fortgeschrittenen Karzinomen

◻ **Tab. 14.2** Studien zum onkologischen Langzeitergebnis nach laparoskopischer vs. offener Gastrektomie

Autor	Land	Design	Patienten LAP/Offen	Tumorstadien	Lymphadenek- tomie	Follow-up
Cai et al. 2013	China	RCT	49/47	Ib–IIIb	D2	22,1 Monate
Lee et al. 2014	Korea	Retro	223/576	Ib–IIIc	D1+/D2	60 Monate
Lee et al. 2015	Korea	2:1 Matching	251/502	Ia–Ib	D1+	60 Monate
Kim et al. 2014	Korea	Case control	1477/1499	Ia–IIIc	D1+/D2	71 Monate

Tumorstadien Klassifikation nach UICC, *RCT* randomisierte klinische Studie, *Retro* retrospektive Studie

▫ Tab. 14.3 Geplante/Begonnene multizentrisch randomisierte kontrollierte prospektive Studien zur laparoskopisch vs. offenen Resektion von fortgeschrittenen Magenkarzinomen. (Son et al. 2014)

Studie	Design	Einschlusskriterien TNM	Patienten	Primärer Endpunkt	Sekundäre Endpunkte (Auswahl)
KLASS 02	RCT Phase III	cT2/cT3/cT4a cN0-1	1.050	DFS 3 Jahre	Morbidität OS 3 Jahre
JLSSG 0901	RCT Phase II/III	cT2/cT3/cT4a cN0-2	500	DFS Anastomoseninsuffizienz	LK-Dissektion Konversion
CLASS 01	RCT Phase III	cT2/cT3/cT4a cN0-3	1.056	DFS 3 Jahre	Morbidität Mortalität OS 3 Jahre

KLASS Korean Laparoscopic Gastrointestinal Surgery Study, *JLSSG* Japanese Laparoscopic Gastric Surgery Study Group, *CLASS* Chinese Laparoscopic Gastrointestinal Surgery Study, *RCT* randomisierte klinische Studie, *DFS* rezidivfreies Überleben, *OS* Gesamtüberleben

mit D2-Lymphadenektomie und vor allem im prospektiv randomisierten Vergleich zu untersuchen (Son et al. 2014; ▫ Tab. 14.3).

14.9   Lernkurve

Ein wesentlicher Punkt bei der Einschätzung der Wertigkeit der laparoskopischen Chirurgie scheint die Lernkurve zu sein. Für die komplexe Operation der laparoskopischen Gastrektomie ist hier insbesondere die aufwendige Lymphadenektomie sowie die Anlage der Anastomosen mit niedriger Komplikationsrate zu nennen (Jung et al. 2016). In Publikationen aus dem asiatischen Raum wird folglich eine Lernkurve von 40–60 Eingriffen pro Operateur benannt (Kim et al. 2014, Strong 2014). Diese Anzahl ist in der Versorgungsstruktur in Europa und bei der viel geringeren Inzidenz des Magenkarzinoms schwierig realisierbar. Allerdings beinhaltet die Refluxchirurgie und insbesondere die Adipositaschirurgie analoge Präparationsschritte und Anastomosierungstechniken, sodass hier ein Transfer an Expertise möglich erscheint.

Zudem bietet die moderne laparoskopische Technik über Vergrößerungseffekte, HD(High-density)-Darstellung und ggf. auch 3-D-Systeme die Möglichkeit einer optimierten Exposition für die Lymphknotendissektion und Gefäßpräparation, die hinsichtlich der Präzision die offene Technik sogar übertreffen kann.

Fazit

Aus technischer Sicht ist die laparoskopische Gastrektomie mit niedriger Morbidität und guten perioperativen Daten sicher etabliert. Die offensichtlichen Vorteile der minimalinvasiven Chirurgie können auch bei Patienten mit Magenkarzinomen genutzt werden, wobei diese Aussage vor allem für Patienten mit kleinen distalen Karzinomen gilt, bei denen subtotale Resektionen durchgeführt werden können. Entsprechend wichtig ist daher eine genaue Stadien- und Lokalisationsdiagnostik. Ebenso kritisch ist die persönliche Expertise des Operationsteams, da für die komplexe laparoskopische Gastrektomie eine hohe Lernkurve besteht.

Auch die totale Gastrektomie mit Ösophagojejunostomie und die systematische D2-Lymphknotendissektion sind aus technischer Sicht uneingeschränkt durchführbar. Für valide Aussagen bezüglich der onkologischen Langzeitergebnisse bei fortgeschrittenen Tumoren fehlt aktuell die Evidenzgrundlage. Die genannten aktuellen Studien bei fortgeschrittenen Karzinomen untersuchen diesen Aspekt. Die technischen Möglichkeiten von HD- und 3-D-Videodarstellung könnten über Vergrößerungseffekte und bessere optische Exposition sogar deutliche Vorteile für die Dissektion bieten. Es ist daher zu erwarten, dass sich die laparoskopische Gastrektomie auch in Richtung der fortgeschrittenen Tumoren und der AEG-Tumoren weiterentwickelt.

Literatur

Ablassmaier B, Gellert K, Said S et al. (1996) Laparoscopic gastrectomy. A case report. Chirurg 67: 643–647

Ahn SH, Son SY, Jung do H et al. (2014) Pure single-port laparoscopic distal gastrectomy for early gastric cancer: comparative study with multi-port laparoscopic distal gastrectomy. J Am Coll Surg 219: 933–943

Azagra JS, Goergen M, De Simone P et al. (1999) Minimally invasive surgery for gastric cancer. Surg Endosc 13: 351–357

Barlehner E (1999) Initial experience with laparoscopic gastrectomy in benign and malignant tumors. Zentralbl Chir 124: 346–350

Cai J, Zhang C, Zhang H et al. (2013) Open versus laparoscopy-assisted D2 radical gastrectomy in advanced upper gastric cancer: a retrospective cohort study. Hepato-Gastroenterol 60: 1805–1808

Chen K, Xu XW, Mou YP et al. (2013) Systematic review and meta-analysis of laparoscopic and open gastrectomy for advanced gastric cancer. World J Surg Oncol 11: 182

Cheng Q, Pang TC, Hollands MJ et al. (2014) Systematic review and meta-analysis of laparoscopic versus open distal gastrectomy. J Gastrointest Surg 18: 1087–1099

Hosono S, Arimoto Y, Ohtani H et al. (2006) Meta-analysis of short-term outcomes after laparoscopy-assisted distal gastrectomy. World J Gastroenterol 12: 7676–7683

Jung do H, Son SY, Park YS et al. (2016) The learning curve associated with laparoscopic total gastrectomy. Gastric Cancer 19: 264–272

Kim HH, Han SU, Kim MC et al. (2014) Long-term results of laparoscopic gastrectomy for gastric cancer: a large-scale case-control and case-matched Korean multicenter study. J Clin Oncol 32: 627–633

Kitano S, Iso Y, Moriyama M et al. (1994) Laparoscopy-assisted Billroth I gastrectomy. Surg Laparosc Endosc 4: 146–148

Lee JH, Lee CM, Son SY et al. (2014) Laparoscopic versus open gastrectomy for gastric cancer: long-term oncologic results. Surgery 155: 154–164

Lee JH, Nam BH, Ryu KW et al. (2015) Comparison of outcomes after laparoscopy-assisted and open total gastrectomy for early gastric cancer. Brit J Surg 102: 1500–1505

Moehler M, Al-Batran SE, Andus T et al. (2011) German S3-guideline „Diagnosis and treatment of esophagogastric cancer". Z Gastroenterol 49: 461–531

Monig SP, Chon SH, Weindelmayer J et al. (2014) Spectrum of laparoscopic surgery for gastric tumors]. Chirurg 85: 675–682

Okabe H, Tsunoda S, Tanaka E et al. (2015) Is laparoscopic total gastrectomy a safe operation? A review of various anastomotic techniques and their outcomes. Surg Today 45: 549–558

Park YS, Son SY, Oo AM et al. (2016) Eleven-year experience with 3000 cases of laparoscopic gastric cancer surgery in a single institution: analysis of postoperative morbidities and long-term oncologic outcomes. Surg Endosc 30(9): 3965–3975

Son T, Kwon IG, Hyung WJ (2014) Minimally invasive surgery for gastric cancer treatment: current status and future perspectives. Gut Liver 8: 229–236

Strong VE (2014) Defining the role of laparoscopic gastrectomy for gastric cancer. J Clin Oncol 32: 613–614

Vinuela EF, Gonen M, Brennan MF et al. (2012) Laparoscopic versus open distal gastrectomy for gastric cancer: a meta-analysis of randomized controlled trials and high-quality nonrandomized studies. Ann Surg 255: 446–456

Wang W, Zhang X, Shen C et al. (2014) Laparoscopic versus open total gastrectomy for gastric cancer: an updated meta-analysis. PloS one 9: e88753

Wei HB, Wei B, Qi CL et al. (2011) Laparoscopic versus open gastrectomy with D2 lymph node dissection for gastric cancer: a meta-analysis. Surg Laparosc Endosc Percutan Tech 21: 383–390

Technik der Robotik-assistierten onkologischen Magenresektion

B. Mann

© Springer-Verlag GmbH Deutschland 2017
M.E. Kreis, H. Seeliger (Hrsg.), *Moderne Chirurgie des Magen- und Kardiakarzinoms*,
DOI 10.1007/978-3-662-53188-4_15

Laparoskopische Teilresektionen des Magens sind bei gutartigen Erkrankungen und gastrointestinalen Stromatumoren gut etabliert und sicher. Die onkologische subtotale oder totale Gastrektomie mit En-bloc-Lymphadenektomie und Omentektomie ist ein Eingriff, der auch bei hoher Expertise durch die Einschränkungen der konventionellen laparoskopischen Technik nur sehr selten minimalinvasiv durchgeführt wird und dann mit einer nicht unerheblichen Morbidität verbunden ist (Ludwig 2012). Die unterschiedlichen Vorteile der Robotik-assistierten Vorgehensweise kommen bei komplexen Magenresektionen besonders zum Tragen. Die Vorbereitungen und Voraussetzungen, die einzelnen Operationsschritte sowie die eigenen und publizierten Ergebnisse der Robotik-assistierten Gastrektomie werden dargestellt.

15.1   Robotik-Assistenzsysteme

Aktuell steht nur ein Robotik-Assistenzsystem mit entsprechender Zulassungen zum Einsatz in der Viszeralchirurgie zur Verfügung – das Da Vinci®-System der Fa. Intuitive Surgical™. Gastrektomien können mit dem Da Vinci®-Si-System gut und sicher etabliert werden. Ältere Generationen sollten für diesen Eingriff nicht verwendet werden. Die neueste Generation, das Xi-System, birgt hier im Gegensatz zur komplexen kolorektalen Chirurgie nur marginale Vorteile gegenüber der Si-Generation. In naher Zukunft werden weitere Systeme (z. B. Mirosurge® von Medtronic™ und Amadeus® von Titan Medical™) auf den Markt kommen, die in der Viszeralchirurgie eingesetzt werden können.

15.2   Technische Möglichkeiten des Da Vinci®-Roboters

Der Da Vinci®-Roboter ist ein Master-slave-System und setzt somit ausschließlich Aktivitäten des Operateurs im Situs um. Das System bietet eine ganze Reihe von Möglichkeiten (◘ Tab. 15.1), die es aktuell zur umfassendsten Verbesserung der minimalinvasiven Chirurgie macht. Bei der Gastrektomie helfen die abwinkelbaren und frei beweglichen Instrumente bei der schichtgerechten und blutarmen Lymphadenektomie. Die 3-D-Sicht und die stabile optische Plattform ermöglichen eine vollständig minimalinvasive Rekonstruktion und die sehr angenehme Ergonomie hilft dem Operateur besonders bei einem so aufwendigen und langwierigen Eingriff.

◘ **Tab. 15.1** Relevante Unterschiede zwischen konventionell laparoskopischer und Robotik-assistierter laparoskopischer Chirurgie

Herausforderung	Konventionelle Laparoskopie	Robotik-assistierte Laparoskopie
Visualisierung	2-dimensional	3-dimensional
Instrumente	Lang und starr	Frei beweglich und abwinkelbar
Vergrößerung	Bis 2,5-fach	Bis 10-fach
Optische Plattform	Labil	Stabil
Arbeitsergonomie	Schlecht, belastend	Angenehm, entspannend

15.3   Vorbereitung

15.3.1   Schulung/Training des Operationsteams

In den meisten deutschen viszeralchirurgischen Kliniken wird die kolorektale Chirurgie als Einstieg in die Robotik-assistierte Chirurgie gewählt. Dies ist sinnvollerweise mit der Fallzahl und der daraus resultierenden Planbarkeit in der Lernphase zu begründen. Prinzipiell sind Oberbaucheingriffe besser für den Anfang der Robotik-assistierten Chirurgie geeignet, da das Operationsfeld kleiner und besser erreichbar ist. Die Anforderungen an die Lagerung sowie die Trokarpositionierung sind niedrig und alle Operationen können ohne ein „Umdocken" beendet werden.

Die Schulung des gesamten Teams ist eine essenzielle Voraussetzung für die Etablierung komplexer Robotik-assistierter Eingriffe. Auch wenn bereits reichhaltige Erfahrung in der kolorektalen Chirurgie vorliegt, ist es sinnvoll, am Magen zunächst mit einfachen Eingriffen, wie atypische Resektionen oder Magenteilresektionen zu beginnen. Die Betreuung durch einen für die onkologische Robotik-assistierte Magenchirurgie Erfahrenen ist sinnvoll und hilfreich, ebenso wie Hospitationen in einer ebensolchen Klinik. Nach Ansicht des Autors sollten vor einer Gastrektomie mindestens 20 weniger anspruchsvolle Eingriffe am Magen erfolgreich durchgeführt werden.

15.3.2   Set-up im Operationssaal

Es ist empfehlenswert den Patienten-Cart des Da Vinci®-Systems an einer festen Position im OP zu platzieren. Patient, OP-Pflege, Anästhesie, die Da Vinci®-Konsole und

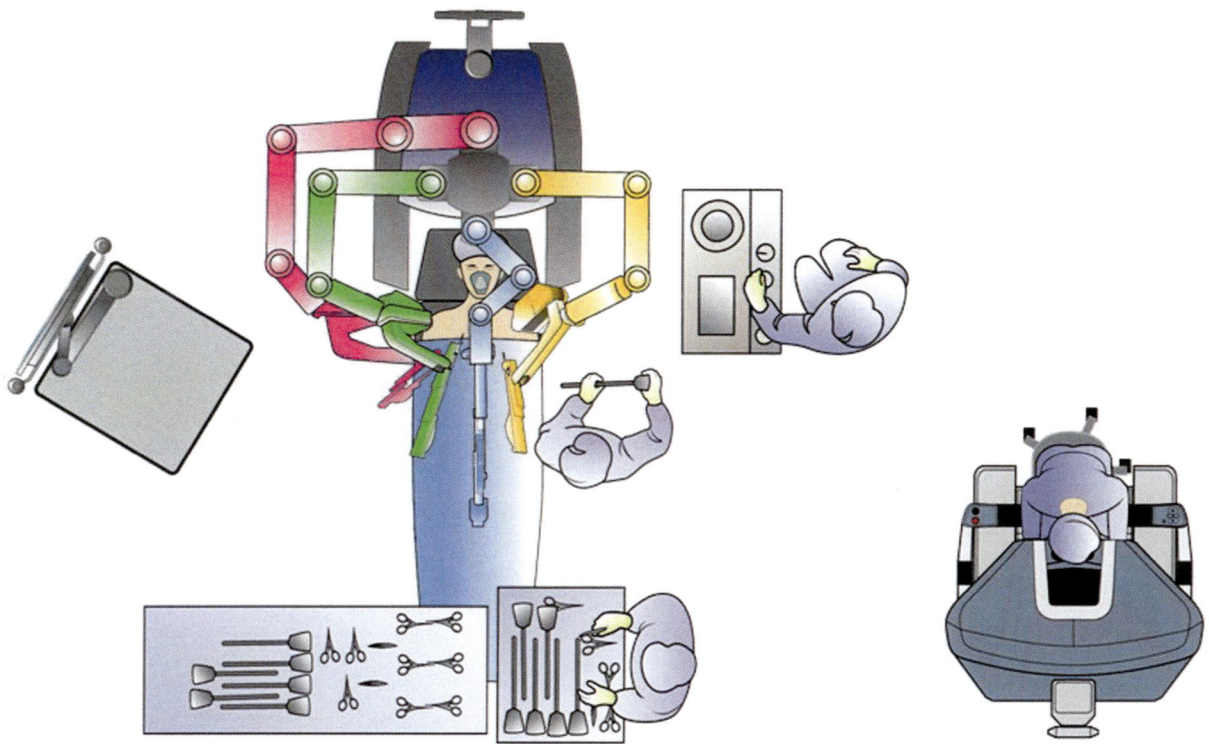

■ **Abb. 15.1**   Set-up im Operationssaal zur Robotik-assistierten Gastrektomie mit dem Da Vinci Si®-Roboter der Fa. Intuitive Surgical™. (Mit freundlicher Genehmigung der Fa. Intuitive Surgical)

der Videoturm des Si-Systems werden zur Gastrektomie wie in ■ Abb. 15.1 dargestellt positioniert. Initial bestehen oft Bedenken von Seiten der Anästhesie, der Kopf des Patienten sei unzureichend zugänglich, da er unter dem Patienten-Cart zu liegen kommt. Diese Befürchtungen sind unbegründet. Vielmehr erlaubt die dargestellte Positionierung eine viel bessere Zugänglichkeit des Patientenkopfes als in der kolorektalen Chirurgie, da die Roboterarme bei Oberbaucheingriffen über dem Becken und den Beinen des Patienten abgesenkt werden.

15.3.3   Lagerung

Der Patient liegt in Rückenlage. Der rechte Arm muss angelegt werden, der linke Arm nicht. Der Tisch wird während der Operation mäßig fußtief und minimal nach rechts gekippt. Es muss absolut sicher sein, dass der Patient nach der Lagerung nicht abrutschen kann. Wir sichern den Patienten mit jeweils einer Stütze mit Gelkissen unter der Fußsohle. Seitliche Stützen oder ein Vakuumkissen sind bei der Lagerung zur Gastrektomie nicht notwendig und können zu Kollisionen mit den Roboterarmen führen.

15.3.4   Instrumente

Für die Gastrektomie wird eine 30°-Optik verwendet. Die 0°-Optik kann im unteren Mediastinum bei transhiatal erweiterten Operationen hilfreich sein. Wir präparieren ausschließlich mit der monopolaren Schere (die Alternative ist der Präparierhaken) und benutzen die bipolare Haltezange („fenestrated bipolar forceps") zur Koagulation und als Pinzette. Die Cadiere-Haltezange dient als Halteinstrument, um die Leber oder den Magen zu retrahieren. Für die Rekonstruktion wird ein Nadelhalter des Systems verwendet. Der „vessel sealer" der Fa. Intuitive Surgical™ oder ein Ultraschalldissektor werden für die Gastrektomie nicht benötigt. Die großen Gefäße des Magens werden mit Hämoloc® Clips (Größe lila oder grün) versorgt. Wir bevorzugen dabei Clips, die vom Assistenten manuell mit der Clip-Zange gesetzt werden. Das spart Zeit und Geld im Vergleich zur Verwendung der Robotik-gesteuerten Clip-Applikatoren. Der Assistent arbeitet mit atraumatischen Darmfasszangen und es sollte ein ausreichend langes Saug-/Spülinstrument benutzt werden. Duodenum, Öosphagus und Jejunum werden mit einem endoskopischen 45-mm-linearen Klammerschneidegerät abgesetzt.

15.4   Operationsschritte

15.4.1   Trokarpositionierung

Der erste Zugang wird als Minilaparotomie am Unterrand des Nabels gesetzt, bei sehr kurzem Oberbauch ggf. einige Zentimeter unterhalb in der Medianlinie. Hier wird ein 12-mm-Einmaltrokar für die Kamera eingebracht. Unter laparoskopischer Sichtkontrolle werden nun 4 weitere Trokare semizirkulär mit möglichst weitem Abstand zueinander eingebracht (◘ Abb. 15.2): ein 8-mm-Robotik-Trokar in der vorderen Axillarlinie rechts 2 cm unterhalb des Rippenbogens und ein ebensolcher spiegelbildlich links. Ein dritter Robotik-Trokar in der Medioklavikularlinie rechts etwa 4 cm unterhalb des Rippenbogens und in derselben Position auf der linken Seite ein 12-mm-Einmaltrokar für den Assistenten.

15.4.2   Andocken

Der Manipulator wird nun soweit über den Patienten gefahren, dass der Kameraarm nach dem Andocken im vorderen Anteil des „grünen" Bereiches positioniert ist. Der Tisch wird dann vor dem Andocken so weit wie möglich fußtief und ganz leicht nach rechts gekippt. Die Robotik-Arme sind in ihrem ersten Gelenk etwa rechtwinklig gestellt. Arm I des Systems wird links außen angedockt, Arm II rechts medioklavikulär und Arm III rechts außen. Die Schere kommt in den Trokar I, die bipolare Haltezange in den Trokar II und die Cadiere-Haltezange in den Trokar III.

15.4.3   Mobilisierung des Omentums

Zunächst erfolgt die Exploration der Bauchhöhle zum Ausschluss von überraschenden Befunden. Falls das Omentum kaudal der Kolonflexuren am Aszendens oder Deszendens fixiert ist, sollten diese Verwachsungen konventionell laparoskopisch gelöst werden. Das Da Vinci Si®-System kann diese Regionen ohne Kollisionen bei der gewählten Trokarpositionierung kaum erreichen. Wir verwenden dafür die Kamera des Systems und präparieren mit der „kalten" laparoskopischen Schere, um das aufwendige und teure Richten eines zweiten konventionellen Laparoskopieturmes zu vermeiden. Mit dem Da Vinci Xi®-System kann sofort mit der Robotik-assistierten Präparation begonnen werden.

Wir beginnen die Robotik-assistierte Operation mit dem schichtgerechten Ablösen des Omentums an der linken Flexur und arbeiten uns dann bis zur rechten Flexur vor.

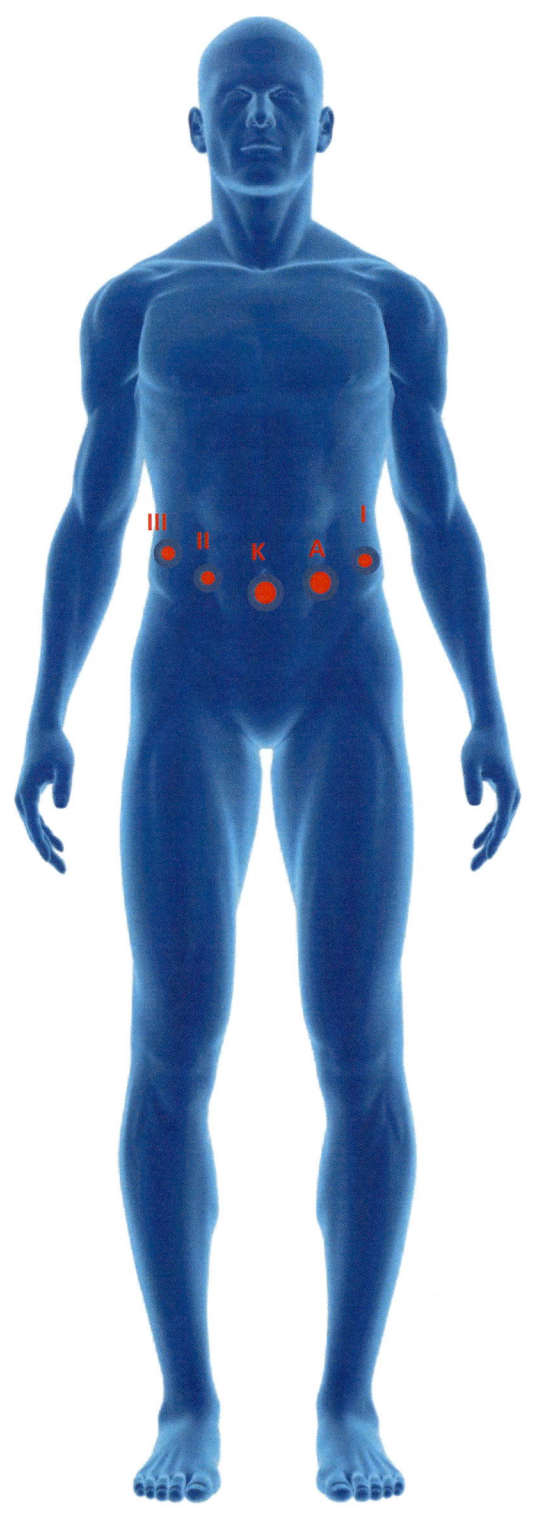

◘ **Abb. 15.2** Trokarpositionierung zur Robotik-assistierten Gastrektomie mit dem Da Vinci Si®-Roboter der Fa. Intuitive Surgical™. **I-III** Robotik-Trokare. **A** Assistenztrokar. **K** Kameratrokar

Gefäße müssen hier keine versorgt werden. Kleinste Blutungen werden mit der bipolaren Haltezange verschorft. Die Leber bzw. das bereits abgelöste Omentum werden für diesen Schritt mit der Cadiere-Zange nach kranial weg gehalten. Die Bursa omentalis ist nun weit eröffnet. Verwachsungen zwischen Pankreasvorderfläche und Magenhinterwand werden durchtrennt.

15.4.4 Absetzen der Gefäße/ Lymphadenektomie

Am Unterrand der Bauchspeicheldrüse wird die Einmündung der V. gastroomentalis in den Truncus Henle dargestellt. Die Vene wird doppelt geclipt und durchtrennt. Der Abgang der A. gastroomentalis aus der A. gastroduodenalis wird aufgesucht und das Gefäß wird in dieser Höhe doppelt geclipt und durchtrennt. Entlang der A. gastroduodenalis wird auf die A. hepatica communis zu präpariert. Der Magen wird mit der Cadiere-Haltezange nach ventral weggehalten. Das gesamte Fett- und Lymphgewebe entlang der Arterie wird in Richtung Truncus coeliacus vom Pankreas abpräpariert. Die V. gastrica sinistra kommt zur Ansicht und wird versorgt und durchtrennt. Der Trunkus wird vollständig freipräpariert und die Lymphadenektomie wird nach links entlang der A. lienalis bis zum Milzhilus fortgeführt. Anschließend wird die A. gastrica sinistra nach zentral doppelt mit Clips versorgt und durchtrennt.

Nun wird der Magen nach kaudal gelegt und der linke Leberlappen wird mit der Cadiere-Zange nach ventral weggehalten. Das Omentum minus wird an der Leber abgesetzt. Es muss dabei darauf geachtet werden, ob eine aberrierende A. hepatica sinistra durch das kleine Netz zieht, die ggf. erhalten werden muss. Die Lymphadenektomie folgt nun dem Ligamentum hepatoduodenale vom Leberhilus beginnend zum Duodenum hin. Im Sinne einer partiellen D3-Lymphadenektomie wird der peritoneale Überzug im Verlauf des Ductus hepaticus eröffnet. Das gesamte Gewebe links vom Duktus wird en bloc zum Resektat hin mobilisiert. Die A. gastrica dextra kann in fast allen Fällen mit der bipolaren Zange verschorft werden. Die Duodenalwand wird zirkumferenziell über etwa 2 cm freipräpariert. Dabei wird der bereits abgesetzt Stamm der gastroomentalen Gefäße mit dem umgebenden Gewebe zum Resektat hin mobilisiert.

Verwachsungen des Omentum majus mit der Milzkapsel und dem Milzhilus werden gelöst. Die Magenhinterwand und das Omentum werden vom Retroperitoneum vom Milzhilus ausgehend nach medial und kranial freipräpariert bis der Hiatus oesphagei erreicht ist. Der peritoneale Überzug des Hiatus wird von links nach rechts ventral

eröffnet. Dabei wird die hier verlaufende Zwerchfellvene geschont. Der Magen wird nun nach ventral weggehalten und es wird dorsal vom Truncus coeliacus ausgehend bis zum Hiatus präpariert.

Bei transhiatal erweiterten Eingriffen kann nun problemlos zirkumferenziell ins untere Mediastinum hineinpräpariert und lymphadenektomiert werden, bis die Höhe erreicht ist, in der der Ösophagus abgesetzt werden kann.

15.4.5 Aborales und orales Absetzen

Das Duodenum wird spätestens jetzt mit einem abwinkelbaren 45-mm-Linearstapler abgesetzt. Häufig erfolgt dieser Schritt bereits nach Abschluss der Lymphadenektomie des Ligamentums hepatoduodenale. Anschließend wird der Ösophagus mit einem ausreichenden Sicherheitsabstand zum oralen Tumorende ebenfalls mit einem 45-mm-Stapler abgesetzt. Liegt der orale Rand des Tumors ausreichend weit aboral, ist es sehr sinnvoll einen entsprechenden oralen Magenrest zu erhalten. Auch kleinste erhaltene Magenanteile vermindern die Komplikationsrate der oralen Anastomose deutlich und verbessern auch die funktionellen Ergebnisse für den Patienten.

15.4.6 Bergung des Resektats

Die Roboterarme werden dekonnektiert und das Pneumoperitoneum wird abgelassen. Vom Kamerazugang ausgehend erfolgt eine etwa 5 cm lange mediane Minilaparotomie nach kranial. Eine Bauchdeckenschutzfolie wird eingesetzt. Wir verwenden hier die kleine Schutzfolie (5–9 cm) der Fa. Applied Medical™ mit der dazugehörigen Abdeckkappe, über die nach der Bergung der Kameratrokar eingebracht werden kann. Das Gastrektomie Resektat mit dem anhängenden Omentum und Lymphadenektomiepaket wird vorsichtig und ohne Zerreißungen geborgen. Das Resektat wird nativ zum Pathologen geschickt, um die Absetzungsränder im Schnellschnitt untersuchen zu lassen.

15.4.7 Rekonstruktion

Bei schlanken Patienten kann häufig über die Bergeinzision das Treitz-Band und die erste Jejunalschlinge gut eingesehen werden. In diesen Fällen ist es sinnvoll, über die Minilaparotomie etwa 15 cm aboral von Treitz das Jejunum mit einem Stapler abzusetzen und das Mesojejunum entsprechend der gewählten Rekonstruktion zu skelettieren. Falls ein Jejunal-Pouch gebildet werden soll, kann dieser direkt über die mediane Inzision vor der Bauchdecke konstruiert werden.

In den anderen Fällen wird die Abdeckkappe auf die Schutzfolie aufgesetzt und der 12er-Kameratrokar durch diese eingebracht. Das Pneumoperitoneum wird etabliert und die Robotik-Arme werden erneut angedockt. Nun erfolgt das Absetzten des Jejunums und die Skelettierung Robotik-assistiert laparoskopisch. In unserer Erfahrung sind die Jejunal-Pouches eine Seltenheit geworden. Wir versuchen, wann immer dies möglich ist, einen kleinen oder kleinsten oralen Magenrest zu erhalten und an diesen das Jejunum terminolateral zu anastomosieren. Auch bei transhiatal erweiterten Gastrektomien kommt der Pouch nicht zum Einsatz. Somit reduziert sich die Indikation zum „Ersatzmagen" auf die wenigen Fälle, in denen kein Magenrest erhalten werden kann und trotzdem keine transhiatale Erweiterung notwendig ist.

Nun wird das Colon transversum an die Bauchdecke gehalten und im Mesokolon wird in einem gefäßfreien Fenster eine Durchtrittstelle für die Jejunalschlinge geschaffen. Das Jejunum wird durch diese spannungsfrei in den Oberbauch bzw. in das untere Mediastinum gelegt. Über den Trokar I wird nun die Schere durch den Nadelhalter ersetzt und der Assistent reicht dem Operateur eine doppelt armierte 4/0-monofile selbstarretierende resorbierbare Naht. Es erfolgt bei zunächst noch nicht eröffnetem Lumen die hintere Nahtreihe als seromuskuläre fortlaufende Naht im Sinne einer terminolateralen Ösophago- bzw. Gastrojejunostomie. Durch die Möglichkeiten des Robotik-Systems kann diese unter idealen und zuvor nicht bekannten Sichtbedingungen auch im unteren Mediastinum erfolgen.

Nach Beendigung der Hinterwand der Anastomose wird unter Schonung der fortlaufenden Naht mit der monopolaren Robotik-Schere die Klammernahtreihe am Ösophagus entfernt und die Wand am Jejunum auf einer entsprechenden Länge eröffnet. Eine weiche Magenverweilsonde (Charriere 14–16) wird vom Anästhesisten bis zur Anastomose vorgeschoben und vom Operateur etwa 10 cm in die Jejunalschlinge oder den Pouch weitergeleitet. Nun wird mit der zweiten Hälfte der doppelt armierten Naht die Vorderwand der Anastomose ebenfalls seromuskulär extramukös fortlaufend genäht.

Eine Ösophago-Pouch-jejunale-Anastomose kann ebenfalls als Robotik-assistierte Handnaht erfolgen, ebenso wie eine Jejunoplikatio. Nach Beendigung der Rekonstruktion erfolgt eine Dichtigkeitsprüfung mit blauer Indikatorlösung über die Magensonde.

Etwa 40 cm aboral der Ösophagusanastomose wird die zuführende Schlinge nach Roux Y eingeleitet. Auch diese Naht wird bei uns in den meisten Fällen mit einer identischen Naht als laterolaterale Jejunojejunostomie Robotik-assistiert handgenäht. In seltenen Fällen liegt die Einleitungsstelle so günstig unter der Bergeinzision, dass diese Naht offen chirurgisch erfolgen kann.

Auf Drainagen und Wundverschluss soll an dieser Stelle nicht eingegangen werden.

15.5 Ergebnisse der Robotik-assistierten onkologischen Magenresektion

Wir haben unser Robotik-Programm mit kolorektalen Eingriffen begonnen und zunächst Erfahrung in über 200 Fällen gesammelt. Erst dann haben wir mit Eingriffen am oberen Gastrointestinaltrakt begonnen und hier zunächst über 20 atypische Resektionen und Magenteilresektionen durchgeführt. Eine solch ausgedehnt Lernphase halten wir vor allen Dingen in Hinsicht auf die laparoskopische Rekonstruktion nach Gastrektomie für empfehlenswert.

In unserer Klinik hatte sich in den Zeiten vor der Robotik-Assistenz die minimalinvasive Gastrektomie wegen der problematischen Rekonstruktion nicht durchsetzen können. Laparoskopische Nähte sind ebenso wie lineare Stapleranastomosen oder zirkulär gestapelte Ösophagojejunostomien über eine Minilaparotomie nicht befriedigend. Im Gegensatz dazu ist die Robotik-assistierte Handnaht in unserer Erfahrung mindestens so sicher wie die offen chirurgische Rekonstruktion. Von über 70 solcher Anastomosen hatten wir nur in 2 Fällen eine Insuffizienz zu beklagen (◘ Abb. 15.3). Beide traten an einer Ösophagojejunostomie auf und beide konnten erfolgreich mittels Endo-VAC-Therapie zur Ausheilung gebracht werden. Insuffizienzen an Magennähten oder an Jejunalnähten haben wir bisher nicht erlebt. Dies verwundert nicht, da die Sicht und die Präzision weit besser sind, als in der offenen Chirurgie.

Andere Komplikationen sind selten und wir haben bisher keine Komplikation erlebt, die der Robotik-assistierten Vorgehensweise anzulasten wäre (z. B. Bauchdecken- oder Gefäßverletzungen). Unsere onkologischen Ergebnisse sind wegen der kurzen Nachbeobachtungsphase noch nicht zu beurteilen. Die entsprechenden Surrogatparameter sind allerdings vielversprechend (◘ Tab. 15.2).

Eine wissenschaftliche Evidenz für den Stellenwert der Robotik-assistierten Gastrektomie gibt es bis heute nicht. Es liegen bis heute lediglich Fallbeobachtungsstudien vor allem aus fernöstlichen Ländern (Shen, 2016; Kim, 2016; Hyun, 2014) und Europa (Coratti, 2015; Kostakis, 2015) vor, die folgende Punkte sehr wahrscheinlich machen:

- Die minimalinvasive Technik verkürzt die Rekonvaleszenz nach Gastrektomien
- Der Schmerzmittelbedarf ist nach minimalinvasiven Gastrektomien niedriger
- Robotik-assistierte Gastrektomien sind nicht komplikationsträchtiger als offen chirurgische

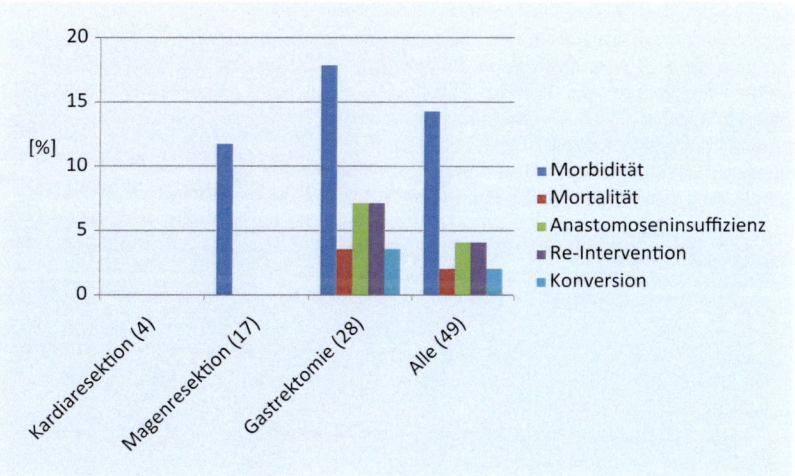

■ **Abb. 15.3** Ergebnisse nach Robotik-assistierten Magenresektionen im Augusta Klinikum Bochum in den Jahren 2013–2015

■ **Tab. 15.2** Histopathologische Ergebnisse nach Robotik-assistierter Gastrektomie. (Augusta Klinikum Bochum in den Jahren 2012–2015)

UICC-Stadium	n	N res.	N bef.	Oraler SA	Aboraler SA	R0	R1	R2
IA	4	21 (9-31)	0	5,2 cm	5,9 cm	4	–	–
IB	6	26 (17-33)	2 (0-5)	6,3 cm	6,1 cm	6	–	–
II	14	29 (22-47)	4 (0-14)	7,9 cm	6,9 cm	13	1	–
III A	8	25 (19-41)	5 (1-12)	6,5 cm	5,2 cm	7	–	–
III B	2	28 (22-34)	8 (7-9)	8,3 cm	7,3 cm	1	1	–
IV	1	33	21	4 cm	8 cm	–	1	–

N res. Anzahl entfernter Lymphknoten, Median (Minimum–Maximum), *N bef.* Anzahl befallener Lymphknoten, *oraler SA* oraler Sicherheitsabstand (Mittelwert), *aboraler SA* aboraler Sicherheitsabstand (Mittelwert)

— Robotik-assistierte Gastrektomien sind schneller und komplikationsärmer als konventionell laparoskopisch durchgeführte
— Es gibt keinen Anhalt für einen onkologischen Nachteil nach Robotik-assistierten Gastrektomien im Vergleich zu offen chirurgisch oder konventionell laparoskopisch operierten Patienten

Ermutigt durch unsere eigenen Erfahrungen und durch die in anderen Zentren empfehlen wir allen Patienten die Robotik-assistierte Gastrektomie als Alternative zur offen chirurgischen Vorgehensweise. Konventionell laparoskopische Gastrektomien führen wir nicht mehr durch. Eine prospektiv randomisierte Studie, vergleichbar mit der ROLARR-Studie für das Rektumkarzinom, wird es mit hoher Wahrscheinlichkeit zumindest in der westlichen Welt nicht geben. Die Inzidenz des Magenkarzinoms ist niedrig und dies bedingt niedrige Fallzahlen auch in ausgewiesenen Zentren, die eine solche Studie sehr schwer realisierbar machen.

Erfreulicherweise startet die DGAV im Frühjahr 2016 ein StoDoQ-Robotik-Register. Das entsprechende Register für das Magenkarzinom ist für spätestens 2017 angekündigt. In diesem Register werden hoffentlich schnell sehr relevante Daten erhoben werden, anhand derer der Stellenwert der Robotik-Assistenz für Patienten mit Magenkarzinom beurteilt werden können.

Literatur

Coratti A, Fernandes E, Lombardi A et al. (2015) Robot-assisted surgery for gastric carcinoma: Five years follow-up and beyond: A single western center experience and long-term oncological outcome. Eur J Surg Oncol 41 (8): 1106–1113
Hyun MH, Lee CH, Kwon YJ et al. (2013) Robot vs. Laparoscopic gastrectomy for cancer. Ann Surg Oncol 20 (4): 1258–1265
Kim HI, Han SU, Yang HK, Kim YW et al. (2016) Multicenter prospective comparative study of robotic versus laparoscopic gastrectomy for gastric adenocarcinoma. Ann Surg. 263 (1): 103–109

Kostakis ID, Alexandrou A, Kouraklis G et al. (2016) Comparison bet-
    ween minimally invasive and open gastrectomy for gastric cancer
    in Europe: a systematic review and meta-analysis. Scand J Surg 29.
    pii: 1457496916630654. Epub ahead of print

Ludwig K, Scharlau U, Schneider-Koriath S, Bernhardt J (2012) Minimal
    invasive gastric surgery. Chirurg 83 (1): 16–22

Shen W, Xi H, Wei B, Cui J et al. (2016) Robotic versus laparoscopic
    gastrectomy for gastric cancer: comparison of short-term surgical
    outcomes. Surg Endosc. 30 (2): 574–580

Palliative chirurgische Verfahren des Magen- und Kardiakarzinoms

C. Hackl, M.H. Dahlke

© Springer-Verlag GmbH Deutschland 2017
M.E. Kreis, H. Seeliger (Hrsg.), *Moderne Chirurgie des Magen- und Kardiakarzinoms*,
DOI 10.1007/978-3-662-53188-4_16

Während die komplette chirurgische R0-Resektion, oft im Rahmen multimodaler Therapiekonzepte, für Patienten mit Magenkarzinom die einzige Chance auf Kuration bietet, werden etwa 65 % aller an einem Magenkarzinom leidenden Patienten erst in einem lokal (zu) fortgeschrittenem und/oder metastasiertem Stadium diagnostiziert (Jemal et al. 2011, 2010, Ochenduszko et al. 2015). Palliative (chirurgische) Verfahren sind somit für gut zwei Drittel aller Patienten mit Magenkarzinom von besonderer Bedeutung.

16.1   Indikationsstellung

In den letzten Jahren konnte immer öfter gezeigt werden, dass bei einigen Patienten mit „grenzwertig" resektablem Magenkarzinom durch aggressive, neoadjuvante Polychemotherapie eine sekundäre Resektabilität erreicht werden kann (Kim 2014). Auch im Fall einer lokal begrenzten Peritonealkarzinose kann eine multimodale Therapiekombination aus neoadjuvanter Polychemotherapie, kurativintendierter Gastrektomie, aggressiver zytroreduktiver Chirurgie und intraperitonealer hyperthermer Chemotherapie, gefolgt von adjuvanter Chemotherapie, in Einzelfällen ein verlängertes Überleben bieten (Rudloff et al. 2014).

Ungeachtet dieser relevanten Erweiterungen der Indikationsstellung zur Durchführung einer potenziell kurativen Resektion, bleibt die Mehrheit der an einem Magenkarzinom leidenden Patienten primär nichtresektabel. Dennoch sollten diese Patienten im Rahmen der viszeralmedizinischen Evaluation immer auch dem Viszeralchirurgen vorgestellt werden, um einerseits die Resektabilität des Tumors im Zentrum erneut zu evaluieren und um andererseits die in diesem Kapitel dargestellten palliativen Verfahren zur Verbesserung der Lebensqualität zu diskutieren und anzubieten.

In der palliativen Situation sollen operative Interventionen grundsätzlich auf ein Minimalmaß an perioperativer Morbidität beschränkt werden, da das Medianüberleben dieser Patientengruppe in der Regel 12 Monate nicht übersteigt (Jemal et al. 2011, 2010, Ochenduszko et al. 2015) und die Erhaltung einer für den Patienten akzeptablen Lebensqualität somit das erste Therapieziel ist. Das individuelle Vorgehen soll hierzu immer im interdisziplinären Konsens eines Tumorboards diskutiert und festgelegt werden. Insbesondere Patienten, die aufgrund von Komorbiditäten eine zusätzliche relevante Prognoseeinschränkung und ein erhöhtes perioperatives Risiko aufweisen, sollen der interdisziplinären Evaluation zugeführt werden. Bei der Entscheidungsfindung kann beispielsweise der Karnofsky-Index (oder die ECOG Klassifikation) behilflich sein: Bei einem Punktwert unter Karnofsky 70 ist meistens zu einer nur supportiven Therapie zu raten („best supportive care"). Für alle anderen Patienten stehen auch in der palliativen Situation verschiedene chirurgische Therapieverfahren zur Verfügung (■ Tab. 16.1).

■ Tab. 16.1 fasst klinische Situationen zusammen, auf welche in diesem Kapitel detaillierter eingegangen wird.

16.2   Vorgehen bei grenzwertig resektablem Magenkarzinom

Für den kurativen Ansatz beim Magenkarzinom haben mehrere Phase-II-Studien gezeigt, dass eine aggressive neoadjuvante Chemotherapie keine signifikante Reduktion der Operabilität durch chemotherapieassoziierte Morbidität und Mortalität verursacht. Auch die postoperative Komplikationsrate ist durch Vorbehandlung nicht signifikant erhöht. Somit sollte bei Patienten mit grenzwertig nichtresektablen Befunden immer ein Zwischen-Staging, beispielsweise 3 Monate nach begonnener Polychemotherapie, durchgeführt werden, um eine möglicherweise eingetretene sekundäre Resektabilität nicht zu verpassen. Wenn

■ Tab. 16.1 Palliative Chirurgie bei Magenkarzinomen und AEG	
Grenzwertige Resektabilität	Neoadjuvante Therapie, Re-Staging, interdisziplinäre Reevaluation der sekundären Resektabilität
Symptomatische, nicht kurativ resektable Situation	Stenose: Interventionelle Verfahren, palliative Gastrektomie, Gastroenterostomie, Ablauf-PEG
	Blutung: Interventionelle Verfahren, Angiografie, Radiatio, palliative Gastrektomie, palliative Teilresektion, palliative gezielte Umstechung
	Therapierefraktärer Aszites: Repetitive Drainage, Dauerkatheter, Denver-Shunt, intraperitoneale Chemotherapie, Catumaxomab
	Ileus: Enteroenterostomie, Stoma, Ablauf-PEG
Asymptomatische, nicht kurativ resektable Situation	Palliative Gastrektomie/palliative Gastroenterostomie im Rahmen perioperativer Polychemotherpie
Metastasen	In der Regel palliative Chemotherapie. In Einzelfällen Resektion zu erwägen.

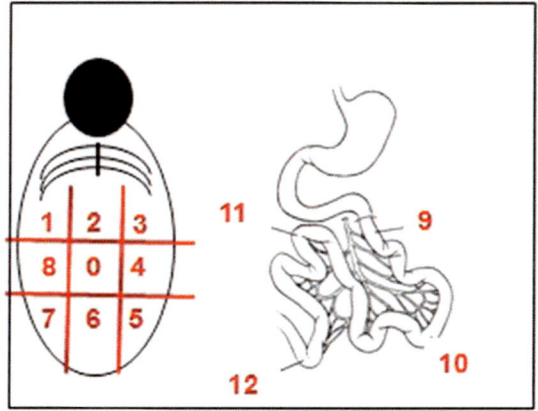

Region	Läsionsgröße			
	0 mm	< 0,5 cm	>0,5 cm und < 5 cm	>0,5 cm oder Konfluenz
	0 Punkte	1 Punkt	2 Punkte	3 Punkte
0				
1				
2				
3				
4				
5				
6				
7				
8				
9				
10				
11				
12				

Summe = Peritonealkarzinoseindex (PCI), 0 bis 39 Punkte

Abb. 16.1 Definition des Ausmaßes einer Peritonealkarzinose nach Sugarbaker. Einteilung der Abdominalhöhle in 12 Bereiche und Quantifizierung der in den 12 Bereichen befindlichen Peritonealkarzinose je nach Größe und Konfluenz. (Mod. nach Sugarbaker 1996)

auch nach dem Zwischen-Staging nicht klar wird, ob eine lokale Resektabilität gegeben ist oder nicht, und zusätzlich kein Hinweis auf Fernmetastasierung oder Einbruch in zentrale Gefäße (wie Aorta, Truncus coeliacus, A. hepatica, A. mesenterica superior) vorliegt, sollte eine explorative Laparotomie in kurativer Intention angestrebt werden.

Bei allen fortgeschrittenen Magenkarzinomen kann noch vor einer möglichen neoadjuvanten Vorbehandlung durch eine diagnostische Laparoskopie eine Peritonealkarzinose mit einer Sensitivität von über 90 % detektiert werden. Die Laparoskopie ist somit jeder Schnittbildgebung signifikant überlegen; in dieser wird eine Peritonealkarzinose oft nicht diagnostiziert oder unterschätzt (Kim 2014, Koh et al. 2009). Das laparoskopische Staging dient somit einerseits der Erstdiagnose bzw. dem Ausschluss einer Peritonealkarzinose, andererseits auch der Quantifizierung derselbigen. Hierzu kann beispielsweise der Peritoneal-Cancer-Index (PCI) nach Sugarbaker verwendet werden, welcher die Abdominalhöhle in 12 Bereiche aufteilt und je nach Größe der Peritonealkarzinoseknötchen einen Punktwert von 0–3

Punkten vergibt. Maximal kann der PCI somit bei 36 liegen (Abb. 16.1, Jacquet u. Sugarbaker 1996). Da das Vorliegen einer peritonealen Tumoraussaat erhebliche prognostische Relevanz hat, und schon eine positive peritoneale Zytologie selten mit einem Gesamtüberleben von mehr als 36 Monaten vergesellschaftet ist (Bentrem et al. 2005, Mezhir et al. 2013, 2010), sollte eine Staging-Laparoskopie häufiger durchgeführt werden, als es zurzeit in unserem Sprachgebiet der Fall ist.

Auf der einen Seite trifft dies zu, weil bei Vorliegen einer lokalen Peritonealkarzinose (PCI <15) in gut selektierten Einzelfällen ein langfristiges Überleben durch aggressive zytoreduktive Chirurgie („cytoreductive surgery", CRS) inklusive Peritonektomie, Gastrektomie und intraperitonealer hyperthermer Chemotherapie („hyperthermic intraperitoneal chemotherapy", HIPEC), eingebettet in perioperative Chemotherapie, erreicht werden kann (Rudloff et al. 2014). Auf der anderen Seite jedoch auch, weil ein Überlebensvorteil für die Gastrektomie bei Vorliegen einer Peritonealkarzinose nicht abschließend gezeigt ist.

16.3 Vorgehen bei symptomatischem, nicht kurativ resektablem Magenkarzinom

Fallbeispiel 1 veranschaulicht den rapiden, palliativen Verlauf einer Magenkarzinompatientin aus unserem Krankengut (◘ Abb. 16.1). Die Patientin stellte sich erstmals aufgrund seit 3 Monaten bestehendem Druck im Oberbauch in unserer Klinik vor. Infekt- oder B-Symptomatik wurden verneint, die Familienanamnese zeigte sich unauffällig, als Nebenerkrankungen lagen eine Hypothyreose und eine arterielle Hypertonie vor. Bei unauffälliger klinischer Untersuchung zeigte eine Oberbauchsonografie eine suspekte Kokarde am gastroduodenalen Übergang. Durch eine alsdann durchgeführte Ösophagogastroduodenoskopie konnte ein semizirkulär exophytisch-polypös wachsendes Karzinom im Antrum gesichert werden. Histologisch zeigte sich ein Adenokarzinom vom diffusen Typ nach Lauren, Differenzierungsgrad G3, endosonografisch uT3/uN1/uMX. Das CT-Staging zeigte ebenfalls die Verdickung des Magenausgangs und ergab keinen Hinweis auf zusätzliche pulmonale oder hepatische Filiae, aber an Zahl vermehrte, jedoch nicht pathologisch vergrößerte Lymphknoten (◘ Abb. 16.2a,b). Wir entschlossen uns somit zur Durchführung einer Staging-Laparoskopie und konnten das Vorliegen einer lokalisierten Peritonealkarzinose im Mittelbauch und im linken Oberbauch bestätigen. Der PCI wurde mit einem Wert von PCI=5 als relativ niedrig bestimmt und der Befall des Dünndarms oder des Dünndarmmesenteriums durch Peritonealkarzinose konnten ausgeschlossen werden. Im interdisziplinären Tumorboard wurde die Indikation zur neoadjuvanten Chemotherapie mit folgender

Gastrektomie plus kompletter makroskopischer Zytoreduktion und intraperitonealer Chemotherapie (CRS/HIPEC) gestellt. Bereits nach 3 Wochen neoadjuvanter Chemotherapie stellte sich die Patientin notfallmäßig in unserer Klinik vor, da die Magenpassage vollständig blockiert war. Computertomografisch zeigte sich nun neu aufgetretener Aszites sowie der dringende Verdacht auf eine Progredienz der Peritonealkarzinose (◘ Abb. 16.2c). Die explorative Laparotomie bestätigte alsdann die deutliche Zunahme der Peritonealkarzinose (PCI=16), neu aufgetretenen Aszites, Krukenberg-Tumoren an beiden Ovarien, sowie einen massiv progredienten Lokalbefund mit vollständigem Verschluss des Antrums. Zusätzlich war es nun zur Infiltration des Tumors in den Pankreaskopf gekommen. Eine kurative Resektion war somit nicht mehr sinnvoll möglich und selbst die palliative Gastrektomie erschien uns zu riskant. Es erfolgte somit lediglich die Anlage einer palliativen, anterioren Gastroenterostomie. Die Patientin konnte postoperativ wieder orale Nahrung zu sich nehmen, verstarb aber unter massivem Tumorprogress noch vor Beginn einer palliativen Chemotherapie.

Die aktuellen Leitlinien der europäischen onkologischen Fachgesellschaften European Society for Medical Oncology (ESMO), European Society of Surgical Oncology (ESSO) und der European Society of Radiotherapy and Oncology (ESTRO) empfehlen die Durchführung einer palliativen Gastrektomie bei symptomatischen Patienten und zu erwartender mittlerer Überlebenszeit (Waddell et al. 2014). Für diese palliativ behandelten Patienten spielt die Chirurgie eine Rolle in der Behebung tumorbedingter Stenosesymptomatik, der Wiederherstellung und Aufrechterhaltung der Passage oral aufgenommener Nahrung, in der

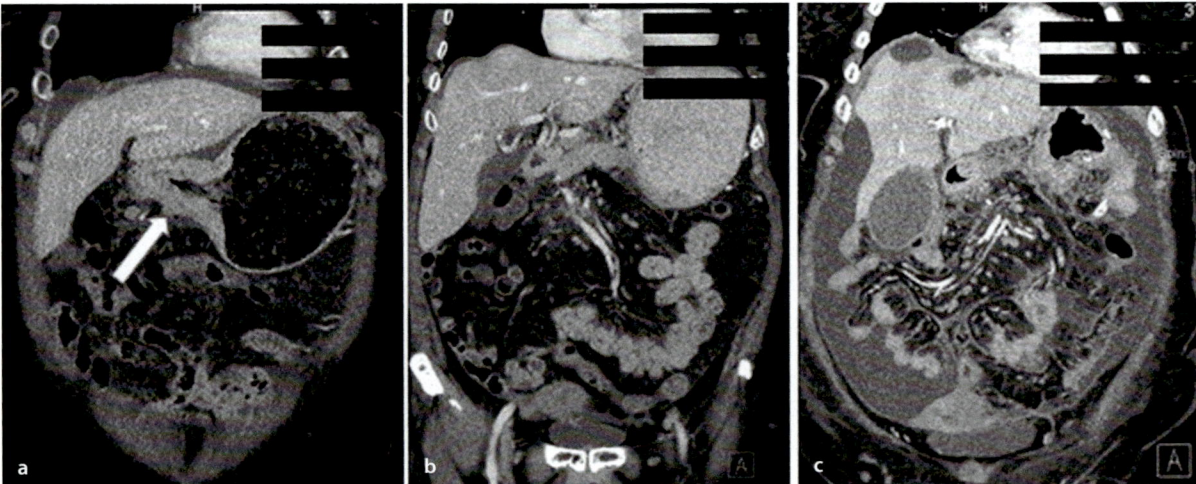

◘ **Abb. 16.2a–c**   Rapider palliativer Verlauf einer Magenkarzinompatientin. **a, b** Staging bei Erstdiagnose: Distales Magenkarzinom, Adenokarzinom vom diffusen Typ nach Lauren, G3, endosonografisch uT3 uN1, computertomografisch cM0, in explorativer Laparoskopie lokale Peritonealkarzinose, PCI 5. **c** Wiederaufnahme nach 1 Zyklus neoadjuvanter Chemotherapie mit massivem Progress, lokaler Stenose, malignem Aszites, PCI 16. Durchführung einer palliativen Gastroenterostomie

Behandlung interventionell nicht beherrschbarer Blutungen, bei Tumorperforationen und zur Linderung bei therapierefraktärem Aszites (🔹 Tab. 16.1).

16.3.1 Vorgehen bei Stenose

Die Magenausgangsstenose kann durch mehrere Maßnahmen chirurgisch und interventionell verbessert werden. Zu den häufig angewandten chirurgischen Verfahren zählen die palliative Gastrektomie, sowie Bypass-Verfahren im Sinne von verschiedenen palliativen Gastroenterostomien. Ablauf-PEG (perkutane endoskopische Gastrostomien) und endoskopische Stents sind der Beitrag der interventionellen Endoskopie.

Ablauf-PEG und endoskopische Stents sollten Patienten angeboten werden, welche eine nur noch sehr geringe Lebenserwartung haben (No et al. 2013, Jeurnink et al. 2010, Mehta et al. 2006), da sie zwar die am wenigsten invasiven Maßnahmen darstellen, auf der anderen Seite aber auch die intestinale Passage entweder gar nicht oder nur bedingt wiederherstellen. Bis vor einigen Jahren galt die palliative Gastrektomie bei Patienten mit mittlerer Lebenserwartung als Routineeingriff (Watanabe et al. 1998, Okumura et al. 2014, Hartgrink et al. 2002, Bozzetti et al. 1987). Hierdurch konnte in selektiertem Krankengut das mediane Überleben um bis zu 5 Monate verlängert werden (Okumura et al. 2014). Die inzwischen etablierte Polychemotherapie konnte jedoch, wie beispielsweise in den Studien REAL-2 und SPIRITS gezeigt, bei fortgeschrittenem Magenkarzinom mittlere Überlebenszeiten von über einem Jahr erreichen (Okumura et al. 2014, Cunningham et al. 2008, Koizumi et al. 2008). Dies stellte in Folge die Rolle der „primären" palliativen Gastrektomie in Frage. Aktuell bleibt die Datenlage somit letztendlich unklar und es bleibt offen, ob durch eine Kombination aus palliativer Gastrektomie und Chemotherapie das Überleben von Patienten mit nicht R0-resektablem Magenkarzinom verbessert werden kann. Verschiedene Studien haben dieses Thema jedoch erneut aufgegriffen und werden in den nächsten Jahren weitere Klarheit bringen. Die Evaluierung dieser Studien gegen die schon oben erwähnten Daten zur CRS/HIPEC werden dann allerdings neue Komplexität in die Debatte bringen, insbesondere, da wir im eigenen Krankengut zeigen konnten, dass Patienten mit lokal fortgeschrittenem Magenkarzinom ohne und mit Peritonealkarzinose unter optimaler Therapie mit Resektion oder CRS/HIPEC dasselbe Überleben aufweisen (Boerner et al. 2016).

Unabhängig von der additiven Therapie sollten R2-Situationen aufgrund der zu erwartenden hohen postoperativer Morbidität unbedingt vermieden werden. Dies trifft insbesondere dann zu, wenn aufgrund postoperativer Komplikationen nach palliativer Gastrektomie eine ausbleibende Chemotherapie das Langzeitüberleben signifikant verschlechtert. Weiter kontrovers bleibt die Datenlage bei möglicher R1-Resektion bzw. im Vergleich von R1-Resektion vs. Gastroenterostomie (Okumura et al. 2014).

16.3.2 Vorgehen bei akuter Blutung

Bei Magenkarzinompatienten mit akuter oberer GI-Blutung stellt nach intensivtherapeutischer Stabilisierung (Volumensubstitution, Bluttransfusion, Gerinnungsmanagement) die endoskopische Diagnostik und Therapie den Goldstandard dar und sollte innerhalb der ersten 24 h nach Symptombeginn erfolgen (Barkun 2010, Laine u. Jensen 2012, Sung et al. 2011). Endoskopisch kann primär in 67–100 % der Fälle die Blutung gestillt werden, auch im Falle wiederholter Blutungen ist eine endoskopische Therapie indiziert (40–80 % Erfolg bei der Blutstillung; Kim u. Choi 2015). In Fällen persistierender Blutungen, welche nicht mehr adäquat vom erfahrenen endoskopischen Interventionalisten behandelt werden können, besteht die weitere Möglichkeit, die Blutungsquelle angiografisch zu detektieren und zu embolisieren („coiling"). Bei nicht akut lebensbedrohlichen Blutungen ist alternativ die Durchführung einer lokalen Bestrahlung sinnvoll. Hierzu konnte exemplarisch gezeigt werden, dass in >90 % der betroffenen Patienten mit Gesamtstrahlendosen über 30 Gy in 73 % der Fälle die Blutung innerhalb von 2 Tagen zum Stillstand kommt (Kondoh et al. 2015, Tey et al. 2015). Bei akut lebensbedrohlichen, endoskopisch und angiografisch nichtstillbaren Blutungen bzw. bei subakuten, konservativ und interventionell nichtkontrollierbaren Blutungen steht die chirurgische Therapie weiterhin zur Verfügung. Das interdisziplinäre Team sollte hierbei den Zeitpunkt der Operation neben allen nichtchirurgischen Möglichkeiten nicht verpassen. Im OP besteht dann einerseits die Möglichkeit, die Blutungsquelle im Rendezvous-Verfahren endoskopisch darzustellen und chirurgisch gezielt zu umstechen und/oder die zuführenden Gefäße zu ligieren. Andererseits kann, wenn aufgrund des fortgeschrittenen Tumors eine eindeutige Identifikation der Blutungsquelle nicht möglich ist, die palliative partielle Magenresektion oder Gastrektomie zur Blutungskontrolle durchgeführt werden.

16.3.3 Vorgehen bei chemotherapierefraktärem Aszites

Tumorbedingter Aszites kann durch verschiedene pathophysiologische Prozesse hervorgerufen werden. Während in der Mehrzahl der Fälle eine zugrunde liegende Peritonealkarzinose als ursächlich anzusehen ist, können beispielsweise auch eine lebermetastasenbedingte portale

Hypertension, eine vorbestehende und im Rahmen der malignen Erkrankung dekompensierte Leberzirrhose, eine lebervenöse Thrombose oder eine mechanische Kompression der V. cava zu tumorbedingtem Aszites führen.

Es ist somit zunächst zu prüfen, ob durch relativ wenig belastende Interventionen bereits eine Entlastung des Patienten möglich ist. Dies kann beispielsweise durch Platzierung eines Cava-Stents bei mechanischer Einengung der unteren Hohlvene oder durch medikamentöse Intervention bei zusätzlicher struktureller Lebererkrankung erfolgen. Bei nichtsuffizient kausal therapierbarem Aszites ist die therapeutische Parazentese die Therapie der Wahl. Hierbei sollten die Parazenteseintervalle dem Allgemeinzustand des Patienten (abdominelles Druckgefühl, Kurzatmigkeit, Behäbigkeit) individuell angepasst werden. Die chirurgische Platzierung eines peritonealen Portsystems kann die wiederholte häusliche Aszitesdrainage vereinfachen und somit die Lebensqualität des Palliativpatienten steigern (Coupe et al. 2013, Narayanan et al. 2014). Die Anlage eines peritoneovenösen Shunts (Denver-Shunt) ist bei hohen Komplikationsraten und nur etwa 60 %iger Symptomkontrolle kein Standardvorgehen (Schumacher et al. 1994, Tomiyama et al. 2006). Die Applikation intraperitonealer Chemotherapie zur Asziteskontrolle konnte in Einzelstudien eine relevante Symptomkontrolle erreichen (Kitayama et al. 2010, Randle et al. 2014), auch HIPEC wurde mit diesem Ziel angewandt. Oft ist der Erfolg jedoch nicht von Dauer und die intraperitoneale Chemoperfusion kann somit nicht als Standardtherapie bezeichnet werden. Vielversprechender für die Aszitesbehandlung, auch im eigenen Krankengut, mag der gegen das epitheliale Zelladhäsionsmolekül (EpCAM) und das T-Zell-Antigen CD3 gerichtete bispezifische monoklonale Antikörper Catumaxomab sein. In einer ersten prospektiv randomisierten Studie, die Patienten mit malignem Aszites in Parazentese oder Parazentese plus intraperitoneale Infusion von Catumaxomab randomisierte, konnte die Aszitesbildung signifikant reduziert werden und bei Magenkarzinompatienten sogar ein geringer, aber signifikanter Überlebensvorteil erreicht werden (77 vs. 44 Tage; Heiss et al. 2010).

16.3.4   Vorgehen bei Ileus

Im Fallbeispiel 2 kontaktierte uns eine onkologische Schwerpunktpraxis zur Evaluation der chirurgischen Optionen bei einem Patienten unter palliativer Chemotherapie bei fortgeschrittenem Magenkarzinom mit peritonealkarzinosebedingter Subileussymptomatik. Eine explorative Laparoskopie zeigte eine massive Peritonealkarzinose (PCI >20) mit Befall des gesamten Dünndarms und partiell an die Bauchdecke adhärente Dünndarmschlingen (Abb. 16.3). Der Allgemeinzustand des Patienten war zum Operationszeitpunkt den Umständen entsprechend noch gut. Dennoch wurden keine sinnvollen Möglichkeiten einer Adhäsiolyse, Gastroenterostomie, Enteroenterostomie oder Stomaanlage

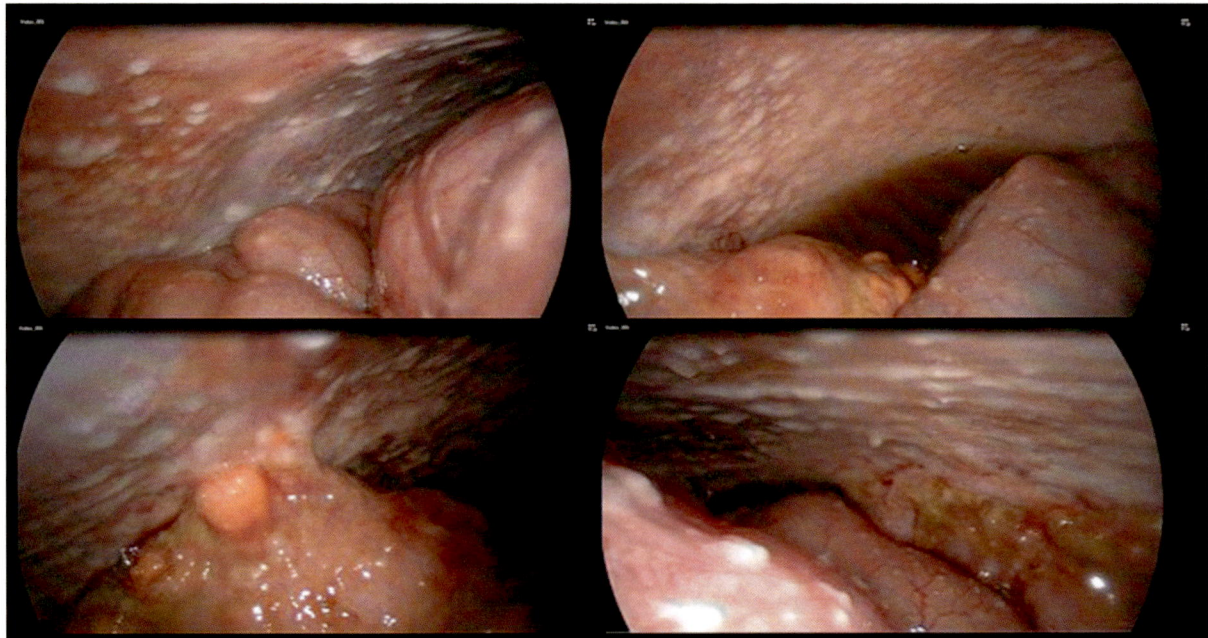

 Abb. 16.3   Patient unter palliativer Chemotherapie eines fortgeschrittenen Magenkarzinoms mit peritonealkarzinosebedingter Subileussymptomatik. Eine explorative Laparoskopie zeigte eine massive Peritonealkarzinose (PCI >20) mit Befall des gesamten Dünndarms und partiell an die Bauchdecke adhärente Dünndarmschlingen. Anlage einer Ablauf-PEG

gesehen und somit eine Ablauf-PEG sowie ein Port zur parenteralen Zusatzernährung angelegt. Unter palliativer Therapie konnte der Patient ins häusliche Umfeld entlassen werden, wo er nach wenigen Wochen verstarb.

Bei Vorliegen eines peritonealkarzinosebedingten Ileus ist die Lebenserwartung höchst limitiert. Die chirurgische Intervention sollte sich dringend auf den Eingriff mit der geringsten Morbidität beschränken. Der erfahrene Viszeralchirurg muss hier verhindern, dass eine vielleicht vermeintlich einfach erscheinende Adhäsiolyse und Stomaanlage in die „abdominal catastrophe" führen, die dann den Patienten bis an sein Lebensende hospitalisieren. Zur Verfügung stehende operative Möglichkeiten, die nach eingehender Prüfung dennoch Anwendung finden können, sind die Schaffung von Umgehungsanastomosen, die Ausleitung eines Stomas und die Anlage einer Ablaufsonde. Die jeweilige Indikation muss, wie dargelegt, individualisiert und in enger Absprache mit dem Patienten gestellt werden.

16.4 Vorgehen bei asymptomatischem, nicht kurativ resektablem Magenkarzinom

Das Vorgehen bei asymptomatischen Patienten mit nicht kurativ resektablem Magenkarzinom ist im aktuellen Diskurs umstritten (Ebinger et al. 2015). In einer kürzlich veröffentlichten populationsbasierten Analyse von über 80.000 Patienten mit Magenkarzinom im Stadium IV konnte gezeigt werden, dass die Rate der Patienten, welche erst im metastasierten Stadium diagnostiziert wurden, von 1998–2009 von 31 % auf 37,5 % signifikant angestiegen ist. Die Autoren argumentieren, dass dies möglicherweise auf die Verbesserung des präoperativen Stagings zurückzuführen ist. Im Umkehrschluss ist somit wahrscheinlich, dass bei einigen Patienten nun Magenresektionen nicht durchgeführt werden, die noch vor wenigen Jahren als kurativ resektabel eingestuft und reseziert worden wären. Zusätzlich zeigten die Autoren dieser Studie im gleichen Zeitraum einen Rückgang palliativer Gastrektomien von 18,8 % auf 10,2 %, was wahrscheinlich durch den Erfolg aktuell zur Verfügung stehenden Polychemotherapieregimes begründet ist. Die zitierte Studie zeigt allerdings auch ein signifikant verlängertes Gesamtüberleben und ein signifikant verlängertes krebsspezifisches Überleben nach palliativer Gastrektomie im Vergleich zu nichtoperierten Patienten (Ebinger et al. 2015). Ähnliche Ergebnisse konnten auch in 2 zuvor durchgeführten Analysen aus der SEER-Datenbank („Surveillance, Epidemiology and End Results", Datenbank des US-amerikanischen National Cancer Institute), sowie einer Metaanalyse von 19 nichtrandomisierten Studien gezeigt werden (Shridhar et al. 2012, Smith et al. 2010, Lasithiotakis et al. 2014). Allerdings bleiben diese Ergebnisse umstritten, weil einerseits nur ein zwar signifikanter, aber absolut gesehen sehr geringer und oft klinisch nicht bedeutender Überlebensvorteil (wenige Wochen bis Monate) nachgewiesen werden konnte, andererseits die resezierten Patienten möglicherweise eine hochselektierte Patientengruppe darstellen, die einen den Umständen entsprechend guten Allgemeinzustand aufweisen. Eine erste randomisierte klinische Studie (GYMSSA-trial) randomisierte 16 Patienten mit fortgeschrittenem, peritoneal metastasiertem Magenkarzinom zwischen systemischer Chemotherapie allein vs. maximaler zytoreduktiver Chirurgie, intraperitonealer hyperthermer Chemotherapie plus systemischer Chemotherapie. Es konnte gezeigt werden, dass im therapieintensivierten Studienarm das mediane Gesamtüberleben mit 11,3 Monaten signifikant höher lag als im Vergleichsarm (4,3 Monate). Im therapieintensivierten Arm überlebten 4 Patienten mit initialem Peritonealkarzinoseindex unter 15 Punkten länger als 12 Monate (Rudloff et al. 2014). Eine weitere Studie, welche bei fortgeschrittenem Magenkarzinom systemische Chemotherapie vs. palliative Gastrektomie plus systemische Chemotherapie untersuchte und 175 Patienten randomisierte, präsentierte hingegen auf dem ASCO-Meeting 2015 keinen signifikanten Überlebensvorteil der palliativen Gastrektomie (2-Jahres-Gesamtüberleben 25,1 % vs. 31,7 %, p=0,68; Yang et al. 2015a). Somit muss aktuell bis zur Festigung der Datenlage durch noch durchzuführende prospektive, randomisierte Studien, weiterhin der Einzelfall individuell diskutiert und das therapeutische Vorgehen interdisziplinär beschlossen werden, weil der Stellenwert der palliativen Resektion beim Magenkarzinom unklar bleibt.

16.5 Vorgehen bei synchronen Metastasen

Synchrone, nichtperitoneale Metastasen und Rezidive sind beim Magenkarzinom grundsätzlich mit einem schlechten Gesamtüberleben assoziiert. In einer selektierten Patientenkohorte mit synchronen Lebermetastasen oder Krukenberg-Tumoren als einziger metastatischer Ausbreitung konnte jedoch durch multimodale Therapiekonzepte mit aggressiver Chirurgie durchaus auch ein relevantes Langzeitüberleben erreicht werden. Im Falle einer R0-Resektion von Primarius und hepatischen Metastasen beispielsweise 1-, 3-, und 5-Jahres-Überlebensraten von 50 %, 14 % und 9 % (Tiberio et al. 2015, Cho et al. 2015). Eine palliative Gastrektomie mit palliativer Leberresektion ohne Erreichen einer R0-Resektion hat in diesen Fällen bisher keinen Überlebensvorteil gezeigt (Tiberio et al. 2015). In Einzelfällen sollten auch die Möglichkeiten lokal ablativer Verfahren, wie beispielsweise der Radiofrequenzablation oder der irreversiblen Elektroporation erwogen werden (Martella et al. 2015).

In palliativ-chirurgischen Ansätzen kann bei Patienten mit lokaler Peritonealkarzinose (PCI<15) eine palliative Gastrektomie mit perioperativer Chemotherapie eine signifikant verlängerte Überlebenszeit erreichen. Besonders bei Patienten mit initialem Magenkarzinom im Stadium IV und Peritonealkarzinose, welche nach RECIST-Kriterien ein Ansprechen auf neoadjuvante Chemotherapie zeigen, kann eine R0-Resektion im Sinne einer Gastrektomie und CRS, eingebunden in eine perioperative Polychemotherapie, ein 3-Jahres-Überleben von 50 % erreichen vs. 0 % bei vergleichbaren, nichtoperierten Patienten (Kim 2014). Ähnliche Ergebnisse wurden in multiplen retrospektiven Analysen gezeigt (Hioki et al. 2010, Yang et al. 2015b), prospektive Studien hierzu sind ausstehend.

Fazit

Zusammenfassend bleibt festzuhalten, dass für Patienten mit resektablem Magenkarzinom die aggressive chirurgische Therapie, eingebettet in perioperative Polychemotherapie, die einzige Möglichkeit der Kuration darstellt. Auch in grenzwertig resektablen Fällen sollte nach initialer Chemotherapie immer im Rahmen eines Zwischen-Stagings die Möglichkeit einer sekundär eingetretenen Resektabilität erwogen werden. In unklaren Fällen kann die chirurgische Exploration erfolgen. Für Patienten im palliativen Setting kann die Chirurgie in der Behebung tumorbedingter Stenosesymptomatik, der Wiederherstellung und Aufrechterhaltung einer Passage oral aufgenommener Nahrung, in der Behandlung interventionell nichtbeherrschbarer Blutungen und der Linderung von therapierefraktärem Aszites eine Rolle spielen. Das optimale chirurgische Vorgehen bei asymptomatischen, nicht kurativ resektablen Magenkarzinomen mit und ohne Peritonealkarzinose, sowie bei Vorliegen einzelner resektabler Metastasen kann aktuell mangels solider Daten nicht klar definiert werden und muss im Rahmen einer interdisziplinären, individualisierten Entscheidungsfindung erfolgen.

Literatur

Barkun AN, Bardou M, Kuipers EJ et al. (2010) International Consensus Upper Gastrointestinal Bleeding Conference G. International consensus recommendations on the management of patients with nonvariceal upper gastrointestinal bleeding. Ann Intern Med 152: 101–113. doi: 10.7326/0003-4819-152-2-201001190-00009

Bentrem D, Wilton A, Mazumdar M et al. (2005) The value of peritoneal cytology as a preoperative predictor in patients with gastric carcinoma undergoing a curative resection. Ann Surg Oncol 12: 347–353. doi: 10.1245/ASO.2005.03.065

Boerner T, Graichen A, Jeiter T et al. (2016) CRS-HIPEC prolongs survival but is not curative for patients with peritoneal carcinomatosis of gastric cancer. Ann Surg Oncol 23 (12): 3972–3977

Bozzetti F, Bonfanti G, Audisio RA et al. (1987) Prognosis of patients after palliative surgical procedures for carcinoma of the stomach. Surg Gynecol Obstet 164: 151–154

Cho JH, Lim JY, Choi AR et al. (2015) Comparison of surgery plus chemotherapy and palliative chemotherapy alone for advanced gastric cancer with Krukenberg tumor. Cancer Res Treat 47: 697–705. doi: 10.4143/crt.2013.175

Coupe NA, Cox K, Clark K et al. (2013) Outcomes of permanent peritoneal ports for the management of recurrent malignant ascites. J Palliat Med 16: 938–940. doi: 10.1089/jpm.2012.0535

Cunningham D, Starling N, Rao S et al. (2008) Upper Gastrointestinal Clinical Studies Group of the National Cancer Research Institute of the United K. Capecitabine and oxaliplatin for advanced esophagogastric cancer. N Engl J Med 358: 36–46. doi: 10.1056/NEJMoa073149

Ebinger SM, Warschkow R, Tarantino I et al. (2015) Modest overall survival improvements from 1998 to 2009 in metastatic gastric cancer patients: a population-based SEER analysis. Gastric Cancer. doi: 10.1007/s10120-015-0541-9

Hartgrink HH, Putter H, Klein Kranenbarg E, Bonenkamp JJ et al. (2002) Dutch Gastric Cancer G. Value of palliative resection in gastric cancer. Br J Surg 89: 1438–1443. doi: 10.1046/j.1365-2168.2002.02220.x

Heiss MM, Murawa P, Koralewski P et al. (2010) The trifunctional antibody catumaxomab for the treatment of malignant ascites due to epithelial cancer: Results of a prospective randomized phase II/III trial. Int J Cancer 127: 2209–2221. doi: 10.1002/ijc.25423

Hioki M, Gotohda N, Konishi M et al. (2010) Predictive factors improving survival after gastrectomy in gastric cancer patients with peritoneal carcinomatosis. World J Surg 34: 555–562. doi: 10.1007/s00268-010-0396-5

Jacquet P, Sugarbaker PH (1996) Clinical research methodologies in diagnosis and staging of patients with peritoneal carcinomatosis. Cancer Treat Res 82: 359–374

Jemal A, Center MM, DeSantis C, Ward EM (2010) Global patterns of cancer incidence and mortality rates and trends. Cancer Epidemiol Biomarkers Prev 19: 1893–18907. doi: 10.1158/1055-9965.EPI-10-0437

Jemal A, Bray F, Center MM et al. (2011) Global cancer statistics. CA Cancer J Clin 61: 69–90. doi: 10.3322/caac.20107

Jeurnink SM, Steyerberg EW, van Hooft JE et al. (2010) Surgical gastrojejunostomy or endoscopic stent placement for the palliation of malignant gastric outlet obstruction (SUSTENT study): a multicenter randomized trial. Gastrointest Endosc 71: 490–499. doi: 10.1016/j.gie.2009.09.042

Kim SW (2014) The result of conversion surgery in gastric cancer patients with peritoneal seeding. J Gastric Cancer 14: 266–270. doi: 10.5230/jgc.2014.14.4.266

Kim YI, Choi IJ (2015) Endoscopic management of tumor bleeding from inoperable gastric cancer. Clin Endosc 48: 121–127. doi: 10.5946/ce.48.2.121

Kitayama J, Ishigami H, Kaisaki S et al. (2010) Weekly intravenous and intraperitoneal paclitaxel combined with S-1 for malignant ascites due to advanced gastric cancer. Oncology 78: 40–46. doi: 10.1159/000290955

Koh JL, Yan TD, Glenn D, Morris DL (2009) Evaluation of preoperative computed tomography in estimating peritoneal cancer index in colorectal peritoneal carcinomatosis. Ann Surg Oncol 16: 327–333. doi: 10.1245/s10434-008-0234-2

Koizumi W, Narahara H, Hara T et al. (2008) Takeuchi M. S–1 plus cisplatin versus S–1 alone for first-line treatment of advanced gastric cancer (SPIRITS trial): a phase III trial. Lancet Oncol 9: 215–221. doi: 10.1016/S1470-2045(08)70035-4

Kondoh C, Shitara K, Nomura Mchibana H (2015) Efficacy of palliative radiotherapy for gastric bleeding in patients with unresectable advanced gastric cancer: a retrospective cohort study. BMC Palliat Care 14: 37. doi: 10.1186/s12904–015–0034-y

Laine L, Jensen DM (2012) Management of patients with ulcer bleeding. Am J Gastroenterol 107: 345–360. quiz 361. doi: 10.1038/ajg.2011.480

Lasithiotakis K, Antoniou SA, Antoniou GA et al. (2014) Gastrectomy for stage IV gastric cancer. a systematic review and meta-analysis. Anticancer Res 34: 2079–2085

Martella L, Bertozzi S, Londero AP et al. (2015) Surgery for liver metastases from gastric cancer: a meta-analysis of observational studies. Medicine (Baltimore) 94: e1113. doi: 10.1097/MD.0000000000001113

Mehta S, Hindmarsh A, Cheong E et al. (2006) Prospective randomized trial of laparoscopic gastrojejunostomy versus duodenal stenting for malignant gastric outflow obstruction. Surg Endosc 20: 239–242. doi: 10.1007/s00464-005-0130-9

Mezhir JJ, Shah MA, Jacks LM et al. (2010) Positive peritoneal cytology in patients with gastric cancer: natural history and outcome of 291 patients. Ann Surg Oncol 17: 3173–3180. doi: 10.1245/s10434-010-1183-0

Mezhir JJ, Posner MC, Roggin KK (2013) Prospective clinical trial of diagnostic peritoneal lavage to detect positive peritoneal cytology in patients with gastric cancer. J Surg Oncol 107: 794–798. doi: 10.1002/jso.23328

Narayanan G, Pezeshkmehr A, Venkat S et al. (2014) Safety and efficacy of the PleurX catheter for the treatment of malignant ascites. J Palliat Med 17: 906–912. doi: 10.1089/jpm.2013.0427

No JH, Kim SW, Lim CH et al. (2013) Long-term outcome of palliative therapy for gastric outlet obstruction caused by unresectable gastric cancer in patients with good performance status: endoscopic stenting versus surgery. Gastrointest Endosc 78: 55–62. doi: 10.1016/j.gie.2013.01.041

Ochenduszko S, Puskulluoglu M, Konopka K et al. (2015) Comparison of efficacy and safety of first-line palliative chemotherapy with EOX and mDCF regimens in patients with locally advanced inoperable or metastatic HER2-negative gastric or gastroesophageal junction adenocarcinoma: a randomized phase 3 trial. Med Oncol 32: 242. doi: 10.1007/s12032-015-0687-7

Okumura Y, Yamashita H, Aikou S et al. (2014) Palliative distal gastrectomy offers no survival benefit over gastrojejunostomy for gastric cancer with outlet obstruction: retrospective analysis of an 11-year experience. World J Surg Oncol 12: 364. doi: 10.1186/1477–7819-12-364

Randle RW, Swett KR, Swords DS et al. (2014) Efficacy of cytoreductive surgery with hyperthermic intraperitoneal chemotherapy in the management of malignant ascites. Ann Surg Oncol 21: 1474–1479. doi: 10.1245/s10434-013-3224-y

Rudloff U, Langan RC, Mullinax JE et al. (2014) Impact of maximal cytoreductive surgery plus regional heated intraperitoneal chemotherapy (HIPEC) on outcome of patients with peritoneal carcinomatosis of gastric origin: results of the GYMSSA trial. J Surg Oncol 110: 275–284. doi: 10.1002/jso.23633

Schumacher DL, Saclarides TJ, Staren ED (1994) Peritoneovenous shunts for palliation of the patient with malignant ascites. Ann Surg Oncol 1: 378–381

Shridhar R, Dombi GW, Weber J et al. (2012) Adjuvant radiation therapy increases overall survival in node-positive gastric cancer patients with aggressive surgical resection and lymph node dissection: a SEER database analysis. Am J Clin Oncol 35: 216–221. doi: 10.1097/COC.0b013e31820dbf08

Smith JK, Hill JS, Ng SC et al. (2010) Potential benefit of resection for stage IV gastric cancer: a national survey. J Gastrointest Surg 14: 1660–1668. doi: 10.1007/s11605-010-1351-3

Sugarbaker PH (ed) (1996) Peritoneal carcinomatosis: principles of management. Kluwer, Boston

Sung JJ, Chan FK, Chen M et al. (2011) Asia-Pacific Working Group consensus on non-variceal upper gastrointestinal bleeding. Gut 60: 1170–1177. doi: 10.1136/gut.2010.230292

Tey J, Choo BA, Leong CN et al. (2015) Clinical outcome of palliative radiotherapy for locally advanced symptomatic gastric cancer in the modern era. Medicine (Baltimore) 93: e118. doi: 10.1097/MD.0000000000000118

Tiberio GA, Baiocchi GL, Morgagni P et al. (2015) Gastric cancer and synchronous hepatic metastases: is it possible to recognize candidates to R0 resection? Ann Surg Oncol 22: 589–596. doi: 10.1245/s10434-014-4018-6

Tomiyama K, Takahashi M, Fujii T et al. (2006) Improved quality of life for malignant ascites patients by Denver peritoneovenous shunts. Anticancer Res 26: 2393–2395

Waddell T, Verheij M, Allum W et al. (2014) European Society for Medical O, European Society of Surgical O, European Society of R, Oncology. Gastric cancer: ESMO-ESSO-ESTRO clinical practice guidelines for diagnosis, treatment and follow-up. Eur J Surg Oncol 40: 584–591. doi: 10.1016/j.ejso.2013.09.020

Watanabe A, Maehara Y, Okuyama T et al. (1998) Gastric carcinoma with pyloric stenosis. Surgery 123: 330–334

Yang HK, Tsujinaka T, Nakamura K et al. (2015a) Randomized controlled trial of comparing gastrectomy (Gx) plus chemotherapy (CTX) with CTX alone in advanced gastric cancer (AGC) with a single non-curable factor: JCOG 0705/KGCA01 study (REGATTA). J Clin Oncol 33 (15 Suppl): 200

Yang K, Liu K, Zhang WH et al. (2015b) The value of palliative gastrectomy for gastric cancer patients with intraoperatively proven peritoneal seeding. Medicine (Baltimore) 94: e1051. doi: 10.1097/MD.0000000000001051

Chirurgie beim Lokalrezidiv des Magen- und Kardiakarzinoms: Potenziale und Limitationen

T. Schmidt, T. Hackert, M.W. Büchler, A. Ulrich

© Springer-Verlag GmbH Deutschland 2017
M.E. Kreis, H. Seeliger (Hrsg.), *Moderne Chirurgie des Magen- und Kardiakarzinoms*,
DOI 10.1007/978-3-662-53188-4_17

Rezidive nach kurativer Resektion eines Magenkarzinoms sind mit einem schlechten Langzeitüberleben der Patienten assoziiert. Bei einem limitierten Lokalrezidiv ohne gleichzeitige Fernmetastasen oder Peritonealkarzinose besteht in einer stark selektionierten Subgruppe von Patienten die Möglichkeit, durch eine erneute chirurgische Resektion das Überleben zu verbessern. In diesem Kapitel werden die Potenziale einer erneuten Resektion anhand der Analyse der vorliegenden Studien bei gleichzeitiger Berücksichtigung der Limitationen dargestellt.

17.1   Einleitung

Obwohl es in den letzten Jahrzehnten möglich war, das Überleben von Patienten mit Magenkarzinomen deutlich zu verbessern, bleibt das Magenkarzinom weltweit eine häufige Ursache der krebsbedingten Todesfälle. Dies gilt insbesondere für den ostasiatischen Raum, aber auch für Europa und im Speziellen Deutschland mit etwa 10.000 Todesfällen im Jahr und einem relativen 5-Jahres-Überleben von 33 % (Robert Koch-Institut, http://www.rki.de). Während Fortschritte in der Chemotherapie und der molekularen, zielgerichteten Therapie zu einer Lebensverlängerung nach Rezidiven von Magenkarzinomen geführt haben, ist eine komplette Heilung in dieser Situation noch eine Herausforderung und die Prognose hinsichtlich des Langzeitüberlebens weiterhin schlecht. Isolierte Lokalrezidive sind häufig und treten bei bis zu 50 % aller Patienten auf (D'Angelica et al. 2004, Maehara et al. 2000, Schwarz u. Zagala-Nevarez 2002, Yoo et al. 2000). Das Lokalrezidiv ist definiert als Wiederauftreten des Tumors

- in den regionalen Lymphknoten,
- in der perianastomotischen Region,
- im Resektionslager,
- im Restmagen oder
- in den an den Magen angrenzenden Strukturen.

Lokalrezidive treten gehäuft bei älteren Patienten, großen, lokal fortgeschrittenen, diffusen Tumoren oder bei einer proximalen Lokalisation auf (Buzzoni et al. 2006).

Aufgrund der Lage der Rezidive ist deren chirurgische Therapie eine große Herausforderung und nur selten indiziert. Aus chirurgischer Sicht sollte eine Resektion überprüft werden, wenn (a) eine kurative oder zumindest lebensverlängernde Maßnahme möglich erscheint oder (b) durch eine palliative Maßnahme die Lebensqualität während der verbleibenden Lebenszeit deutlich verbessert werden kann. In diesem Kapitel wird insbesondere der kurative/lebensverlängernde Ansatz bei Lokalrezidiven dargestellt.

17.2   Auftreten von Magenkarzinomrezidiven

Das Auftreten von Rezidiven ist in der Literatur nur unzureichend dokumentiert. Ältere Publikationen, die das Auftreten von Rezidiven beschreiben, wurden an Autopsien vorgenommen und schlossen Patienten ein, die nach heutigem Standard nur suboptimal therapiert wurden und eine Rezidivrate von bis zu 81 % aufwiesen (D'Angelica et al. 2004, McNeer et al. 1951). Solch hohe Werte sind in aktuellen Publikationen nicht mehr zu finden, allerdings ist weiterhin von einer Rezidivrate von bis zu 50 % in westlichen Patientenkollektiven auszugehen. Diese treten insbesondere innerhalb der ersten 2 Jahre nach Primäroperation auf, wie d'Angelica et al. (2004) in ihrer retrospektiven Analyse von 1172 Patienten zeigen konnten. 496 Patienten (42 %) entwickelten nach R0-Resektion in kurativer Intention ein lokales oder systemisches Tumorrezidiv, bei 79 % dieser Patienten wurde dies innerhalb der ersten 2 Jahre nach der Primäroperation beobachtet. Bei 54 % der Patienten wurden ein lokoregionäres Rezidiv gefunden, bei 51 % Fernmetastasen und bei 29 % eine Peritonealkarzinose. 32,5 % der Patienten wiesen Rezidive gleichzeitig an zwei oder mehr Lokalisationen auf. Als lokoregionär wurden alle Rezidive in lokalen Lymphknoten, an der Anastomose oder im Resektionslager definiert. Die Prognose der Patienten war mit Auftreten des Rezidivs stark limitiert, 90 % verstarben innerhalb der ersten 2 Jahre nach Rezidivdiagnose. Als Risikofaktoren für das peritoneale Rezidiv wurden identifiziert:

- Weibliches Geschlecht
- Fortgeschrittenes T-Stadium
- Diffuses Tumorwachstum

Lokoregionäre Rezidive traten häufiger bei Männern und bei proximaler Primärtumorlokalisation auf. Weitere Studien mit kleinerer Fallzahl zeigten ähnliche Ergebnisse (Landry et al. 1990, Schwarz u. Zagala-Nevarez, 2002).

Eine italienische Studie, die 1754 Patienten im Follow-up einschloss (Baiocchi et al. 2014) zeigte eine Rezidivrate von 46,4 % (814/1754 Patienten), 94 % der Patienten mit Rezidiv erlitten dies innerhalb der ersten 2 Jahre und 98 % innerhalb der ersten 3 Jahre nach initialer Operation. Rezidive traten hauptsächlich lokoregionär (35,4 %), peritoneal (30,3 %) oder als Fernmetastasen (47,3 %) auf.

In einer koreanischen Studie mit 2038 kurativ resezierten Patienten mit Magenkarzinom wurde bei 508 (25 %) Patienten ein Rezidiv gefunden. Auch hier zeigte sich in 33 % der Fälle ein lokoregionäres Rezidiv, bei 44 % war das Peritoneum mitbetroffen und bei 38 % der Patienten lagen Fernmetasten vor. Insgesamt waren ein hohes Patientenalter und größere Tumoren mit Fernmetastasen assoziiert und ein hohes Alter, diffuses Tumorwachstum und proximale Lage des Primärtumors mit einem lokoregionären Rezidiv (Yoo et al. 2000).

Zuletzt wurde auch das Auftreten von Rezidiven nach laparoskopischen Magenresektionen untersucht (Nakagawa et al. 2014, Song et al. 2008). In einer Serie von 577 Patienten kam es bei 28 Patienten (5 %) zu einem Rezidiv mit 2 lokoregionären, 7 hämatogenen, 4 Lymphknoten-Rezidiven sowie 9 Peritonealkarzinosen und 6 gemischten Rezidiven (Nakagawa et al. 2014). Im Median traten die Rezidive nach etwas über einem Jahr auf. Die ausgesprochen niedrige Rezidivrate in dieser Fallserie erklärt sich durch die Patientenselektion. 79,4 % der Patienten hatten T1-Karzinome und 82 % zum Zeitpunkt der Primäroperation noch keine Lymphknotenmetastasen. In der Subgruppe der Patienten mit T3- und T4-Karzinomen kam es zu einer Rezidivrate von 17 bzw. 50 %, ähnlich den westlichen Patientenkollektiven.

Das Auftreten von Rezidiven mit den entsprechenden Lokalisationen der wichtigsten Studien ist in ◘ Tab. 17.1 zusammengefasst. Die unterschiedliche Rezidivrate lässt sich vor allem durch die Zusammenstellung der Patientenkollektive erklären. In asiatischen Kollektiven haben Patienten in der Regel deutlich niedrigere Tumorstadien aufgrund des regelmäßigen Screenings. Trotz der unterschiedlichen Rezidivrate unterscheidet sich die Lokalisation der Rezidive nur wenig (◘ Tab. 17.1).

17.3 Chirurgische Rezidivtherapie

Trotz des häufigen Auftretens von Rezidiven wird die Indikation zur chirurgischen Re-Resektion nur selten gestellt. Die aktuellen S3-Leitlinien zum Magenkarzinom zeigen einen starken Konsens, dass beim (isolierten) Auftreten eines Lokalrezidivs ggf. erneut eine Operation durchgeführt werden kann und stufen diese Situation nicht grundsätzlich als palliativ ein (Moehler et al. 2011). Insgesamt ist jedoch die Literatur hierzu nur spärlich, und der Konsens basiert auf wenigen Fallserien (Badgwell et al. 2009, Bali et al. 2009, de Liano et al. 2008, Song et al. 2008). Eine Resektion bei Lokalrezidiv erscheint – ähnlich der metastasierten Situation – nur in wenigen Fällen sinnvoll und ist von der Lokalisation abhängig. So kann beispielsweise im Falle eines Rezidivtumors im verbliebenen Restmagen durch eine sekundäre Restgastrektomie häufig eine signifikante Lebenszeitverlängerung erreicht werden. Insbesondere nach Frühkarzinomen könnte es sich statt eines Rezidivs aber auch um einen erneuten, metachronen Primärtumor handeln.

17.4 Chirurgische Resektion: Potenziale

Trotz der vorbeschriebenen hohen Rezidivraten umfassen Studien zur Re-Resektion nur kleine Kollektive von 13–60 Patienten, was die generelle Zurückhaltung bei der Indikationsstellung für ein solches Vorgehen verdeutlicht.

◘ **Tab. 17.1** Ausgewählte Studien zur Frequenz und Lokalisation von Magenkarzinomrezidiven

Referenz	Land	Anzahl		Rezidivlokalisation			
		Patienten	Rezidive	Lokoregional	Fernmetastase	Peritoneal	Multipel
(Landry et al. 1990)	USA	130	88 (68 %)	22 % (56 %)	63 % (76 %)	15 % (34 %)	
(Yoo et al. 2000)	Korea	2328	508 (21,8 %)	19 % (33 %)	26 % (34 %)	34 % (44 %)	16 %
(Schwarz u. Zagala-Nevarez 2002)	USA	73	35 (48 %)	6 % (40 %)	37 % (54 %)	23 % (54 %)	34 %
(Roviello et al. 2003)	Italien	441	215 (49 %	45 %	35 %	17 %	
(D'Angelica et al. 2004)	USA	1172	496 (42 %)	26 % (54 %)	28 % (51 %)	14 % (29 %)	32 %
(Carboni et al. 2005)	Italien	713	315 (44 %)	12 %	53 %		35 %
(Marrelli et al. 2005)	Italien	536	272 (51 %)	(47 %)	(34 %)	(32 %)	15 %
(de Liano et al. 2008)	Spanien	126	46 (37 %)	30 %	33 %	25 %	11 %
(Eom et al. 2010)	Korea	2786	439 (15,8 %)	26 %	24 %	26 %	23 %
(Jeong et al. 2011)	Korea	398	58 (14,6 %)	(27 %)	(71 %)	(23 %)	
(Song et al. 2010)	Korea	1417	50 (3,5 %)	20 %	38 %	22 %	20 %
(Nakagawa et al. 2014)	Japan	577	28 (4,9 %)	7 %	39 %	32 %	21 %
(Baiocchi et al. 2014)	Italien	1754	814 (46 %)	43 %	37 %	30 %	
(Spolverato et al. 2014)	USA	817	244 (29,9 %)	24 %	23 %	19 %	33 %

In einer retrospektiven Datenbankanalyse mit 7459 Patienten wurden 60 Patienten identifiziert, bei denen eine chirurgische Exploration aufgrund eines Rezidivs eines Magenkarzinoms oder eines Adenokarzinoms des gastroösophagealen Übergangs (AEG) durchgeführt wurde (Badgwell et al. 2009). In 29 Fällen wurde schließlich eine Rezidivresektion durchgeführt, 21 % der Patienten wiesen ein extraluminales Rezidiv und 79 % ein Lokalrezidiv im Bereich der Anastomose auf. Im Fall einer Rezidivresektion erfolgte dann häufig auch die (partielle) Mitresektion von benachbarten Organen wie Leber, Pankreas, Milz, Nebenniere, Kolon oder Zwerchfell. Im Vergleich zu den ausschließlich explorierten Patienten konnte das mediane Überleben durch die Rezidivresektion signifikant von 6 Monaten auf 25,8 Monate gesteigert werden (Badgwell et al. 2009).

In der Arbeitsgruppe von De Liano et al. wurden 5 von 46 Patienten mit Rezidiv einer erneuten chirurgischen Resektion zugeführt (11 %; de Liano et al. 2008). In 4 Fällen konnte eine kurative Resektion durch Restgastrektomie erreicht werden, in einem Fall wurden zusätzlich ein Teil der Leber und des Kolons entfernt. Zudem wurde bei einer weiteren Patientin die bilaterale Resektion der Ovarien erforderlich. Auch in diesem hochselektionierten Patientenkollektiv konnte eine Verlängerung des medianen Überlebens gegenüber der nichtresezierten Gruppe (n=41) von 2,4 Monaten auf 26 Monate erreicht werden.

Ähnliche Ergebnisse berichteten Nunobe at al. (2011) aus ihrer Kohorte von 36 Patienten mit Magenkarzinomrezidiv. In je 18 Fällen handelte es sich um Lokalrezidive bzw. singuläre Lymphknotenmetastasen. Häufigster Eingriff war die Restgastrektomie oder Resektion des abführenden Jejunalschenkels (44 % der Patienten), gefolgt von 17 Fällen einer Tumorexstirpationen eines extraluminalen oder Lymphknotenrezidivs. In 2 Fällen wurde eine Pankreatikoduodenektomie durchgeführt. Die vollständige Tumorresektion gelang bei 29 der 36 Patienten (80 %), woraus ein medianes Überleben von 33 Monaten resultierte. Nach inkompletter Resektion lag dieses nur bei 6 Monaten. Das 1-, 3-, und 5-Jahres-Überleben betrug nach kompletter Resektion 73 %, 36,7 % und 9,8 %.

In der bereits oben genannten italienischen Studie mit 814 Rezidivpatienten erhielten 599 Patienten keine weitere tumorspezifische Therapie nach der Diagnose des Rezidivs, 189 Patienten wurden palliativ chemotherapiert und 26 Patienten in kurativer Intention tumorreseziert, unabhängig vom Zeitpunkt des Auftretens des Rezidivs (Baiocchi et al. 2014). Hierbei wurde bei 9 Patienten das Rezidiv lokal reseziert, in 14 Fällen eine Leberresektion vorgenommen und die restlichen 4 Patienten wurden aufgrund einer Peritonealkarzinose einer Peritonektomie mit HIPEC (hypertherme intraperitoneale Chemotherapie) unterzogen. Durch die potenziell kurative Resektion wurde das Überleben der Patienten deutlich verbessert. Das 1-Jahres-Überleben lag bei 65 %, das 2-Jahres-Überleben bei 38 %.

Die Vergleichswerte lagen bei palliativ chemotherapierten Patienten bei 32 % und 6,3 % sowie bei unbehandelten Patienten bei 18 % und 3 %.

Zur Option der intraoperativen Strahlentherapie im Zusammenhang mit der Rezidivresektion beim Magenkarzinom liegen nur Daten einzelner Fallserien vor. Miller et al. (2006) berichten über 13 Patienten mit einem Magenkarzinomrezidiv an der Anastomose oder im Bereich des Primärtumors (n=6) sowie in lokalen Lymphknoten (n=7). Neben einer chirurgischen Resektion wurde hier bei allen Patienten eine intraoperative Strahlentherapie mit 10–24 Gy durchgeführt. Das mediane Überleben nach der Resektion betrug für diese Patienten 3 Jahre. Aufgrund der geringen Fallzahl können hieraus jedoch keine Empfehlungen abgeleitet werden.

17.5   Bedeutung der Nachsorge

Die Wertigkeit der onkologischen Nachsorge ist immer wieder ein Diskussionsthema, da nur wenige Patienten von einer frühen Diagnose des Rezidivs profitieren. Insbesondere bei Magenfrühkarzinomen, die mit einer partiellen Magenresektion behandelt wurden, erscheint jedoch eine regelmäßige endoskopische Kontrolle von besonderer Wichtigkeit. In einer japanischen Studie mit 509 Patienten wurden bei 15 Patienten erneute Karzinome im Restmagen festgestellt, die alle nicht die Anastomosenregion betrafen und somit als metachrone Zweitkarzinome anzusehen waren (Hosokawa et al. 2002). 12 dieser 15 Patienten wiesen ein frühes Tumorstadium aus, sodass die Nachresektion eine exzellente Therapiemöglichkeit darstellte.

Die Mehrzahl aller existierenden Studien legte bislang nahe, dass auch ein intensives Follow-up der Patienten nach kurativer Magenkarzinomresektion in der Regel nicht zu einer Verlängerung des Überlebens führt (Whiting et al. 2006). Die klinische Herausforderung besteht demnach darin, die Patienten zu identifizieren, die von einem intensiven Follow-up profitieren könnten. Hierbei sollten die Vor- und Nachteile für die Patienten gut abgewogen werden, um keine Patienten zu übersehen, die von einer chirurgischen Rezidivresektion tatsächlich einen Benefit hinsichtlich Symptomkontrolle oder Überleben haben. Daher sollte bei Durchführung des Follow-ups und Diagnosestellung eines isolierten Rezidivs der Patient frühzeitig auch chirurgisch vorgestellt werden, um eine potenzielle Resektabilität zu klären.

17.6   Chirurgische Resektion: Limitationen

Alle aktuell verfügbaren Studien haben gemeinsam, dass eine Resektion nach Diagnose eines Magenkarzinomrezidivs in der Regel in weniger als 10 % der Fälle erfolgte (◘ Tab. 17.2).

⬛ **Tab. 17.2** Ausgewählte Studien zur chirurgischen Therapie von Magenkarzinomlokalrezidiven

Referenz	Zeitraum	Rezidive	Rezidivresektionen		Resektion				Überleben
			Versuche	Erfolgreich	Lokal	Lokoregional	Leberresektion	Peritoneal	
Bohner et al. 2000	1987–1996	67		8 (12 %)					Median 18,0 Monate
Yoo et al. 2000	1987–1995	508	78	19 (4 %)					21,6 Monate mit Resektion 8,3 Monate ohne Resektion
Kodera et al. 2003	1985–1996	197		15 (8 %)					Median 3,2 Jahre
Carboni et al. 2005	1979–2004	315	11	6 (2 %)	5	1			1–28 Monate mit Resektion 8 Monate median ohne Resektion
Miller et al. 2006	1984–2001	13[a]			6	7			3 Jahre
de Liano et al. 2008	1998–2006	46		5	4			1	Median 26 Monate 2,4 Monate ohne Resektion
Badgwell et al. 2009	1973–2005	(7459 gesamt)	60	29 (<1 %)	23	6			Median 25,8 Monate
Nunobe et al. 2011	1989–2009	36	29	7	17	19			Median 33 Monate (komplette Resektion)
Baiocchi et al. 2014	1998–2009	814		26	9		14	4 (HIPEC)	65 % bzw. 38,4 % (1- bzw. 2-Jahres-Überleben)

[a] Alle Patienten in Miller et al. erhielten eine intraoperative Bestrahlung (IORT)
HIPEC hypertherme intraperitoneale Chemotherapie

Auch geht aus den beschriebenen Studien hervor, dass es präoperativ sehr schwierig einzuschätzen ist, ob die Resektion eines Rezidivs im Einzelfall tatsächlich möglich ist. Der Anteil an resezierten Patienten lag nach der Exploration bei weniger als 50 % (◘ Tab. 17.2).

Eine Resektion sollte nur dann erwogen werden, wenn der Patient auch für eine ausgedehnte Multiviszeralresektion in Frage kommt. Dies ist von besonderer Relevanz, da eine Lebensverlängerung nur durch eine Resektion in kurativer Intention erreicht wird. Eine palliative Resektion führt aus onkologischer Sicht zu keinem Benefit (Carboni et al. 2005, de Liano et al. 2008). Dies impliziert, dass die Exploration und ggf. Resektion in einem viszeralchirurgischen Zentrum mit entsprechender Expertise durchgeführt werden sollte.

Neben den genannten Limitationen ist auch weiterhin in der internationalen Literatur die beste Modalität für eine Rezidivdiagnostik nicht geklärt. Im Zentrum sollte die kontrastmittelverstärkte CT (Computertomografie) stehen. Zusätzlich kommt noch die Diagnostik mittels Ganzkörper FDG-PET (Fluordesoxyglucose-Positronenemissionstomografie) in Frage (Baiocchi et al. 2014). Die Endoskopie ist das Mittel der Wahl zur Diagnostik endoluminaler Rezidive, die allerdings insgesamt selten sind, sodass viele unauffällige Nachsorgeendoskopien mit entsprechendem logistischem und finanziellem Resourceneinsatz einer geringen Zahl von tatsächlich diagnostizierten luminalen Rezidiven gegenüber stehen (Baiocchi et al. 2014).

Auch die Analyse von Tumormarkern (CEA, CA19-9) führt zu keiner früheren Diagnosestellung und spielt auch nur bei den Patienten eine Rolle, die bereits vor der Primäroperation erhöhte Tumormarker hatten (Takahashi et al. 2003).

Fazit

Rezidive einschließlich der Lokalrezidive sind bei Patienten mit Magenkarzinomen häufig und nur schlecht therapierbar. Falls eine Resektion möglich ist, kann hierdurch das Überleben der Patienten deutlich verlängert werden. Für eine Resektion kommt allerdings nur ein sehr ausgewähltes Patientenkollektiv in Frage. Entscheidend für die Patienten ist eine komplette Rezidivresektion, da sich durch eine inkomplette/palliative Resektion keine Vorteile ergeben.

Literatur

Badgwell B, Cormier JN, Xing Y et al. (2009) Attempted salvage resection for recurrent gastric or gastroesophageal cancer. Ann Surg Oncol 16: 42–50

Baiocchi GL, Marrelli D, Verlato G et al. (2014) Follow-up after gastrectomy for cancer: an appraisal of the Italian research group for gastric cancer. Ann Surg Oncol 21: 2005–2011

Bali C, Ziogas D, Fatouros E, Fatouros M (2009) Is there a role for surgery in recurrent gastric cancer. Ann Surg Oncol 16: 1074–1075, author reply 1076

Bohner H, Zimmer T, Hopfenmuller W et al. (2000) Detection and prognosis of recurrent gastric cancer –is routine follow-up after gastrectomy worthwhile? Hepatogastroenterology 47: 1489–1494

Buzzoni R, Bajett, E, Di Bartolomeo M et al. (2006) Pathological features as predictors of recurrence after radical resection of gastric cancer. Br J Surg 93: 205–209

Carboni F, Lepiane P, Santoro R et al. (2005) Treatment for isolated locoregional recurrence of gastric adenocarcinoma: does surgery play a role? World J Gastroenterol 11: 7014–7017

D'Angelica M, Gonen M, Brennan MF et al. (2004) Patterns of initial recurrence in completely resected gastric adenocarcinoma. Ann Surg 240: 808–816

De Liano AD, Yarnoz C, Aguilar R et al. (2008) Surgical treatment of recurrent gastric cancer. Gastric Cancer 11: 10–14

Eom BW, Yoon H, Ryu KW et al. (2010) Predictors of timing and patterns of recurrence after curative resection for gastric cancer. Dig Surg 27: 481–486

Hosokawa O, Kaizaki Y, Watanabe K et al. (2002) Endoscopic surveillance for gastric remnant cancer after early cancer surgery. Endoscopy 34: 469–473

Jeong SH, Lee YJ, Park ST et al. (2011) Risk of recurrence after laparoscopy-assisted radical gastrectomy for gastric cancer performed by a single surgeon. Surg Endosc 25: 872–878

Kodera Y, Ito S, Yamamura Y et al. (2003) Follow-up surveillance for recurrence after curative gastric cancer surgery lacks survival benefit. Ann Surg Oncol 10: 898–902

Landry J, Tepper JE, Wood WC et al. (1990) Patterns of failure following curative resection of gastric carcinoma. Int J Radiat Oncol Biol Phys 19: 1357–1362

Maehara Y, Hasuda S, Koga T (2000) Postoperative outcome and sites of recurrence in patients following curative resection of gastric cancer. Br J Surg 87: 353–357

Marrelli D, De Stefano A, de Manzoni G et al. (2005) Prediction of recurrence after radical surgery for gastric cancer: a scoring system obtained from a prospective multicenter study. Ann Surg 241: 247–255

McNeer G, Vandenberg H Jr, Donn FY, Bowden L (1951) A critical evaluation of subtotal gastrectomy for the cure of cancer of the stomach. Ann Surg 134: 2–7

Miller RC, Haddock MG, Gunderson LL (2006) Intraoperative radiotherapy for treatment of locally advanced and recurrent esophageal and gastric adenocarcinomas. Dis Esophagus 19: 487–495

Moehler M, Al-Batran SE, Andus T et al. (2011) German S3-guideline "Diagnosis and treatment of esophagogastric cancer". Z Gastroenterol 49: 461–531

Nakagawa M, Kojima K, Inokuchi M et al. (2014) Patterns, timing and risk factors of recurrence of gastric cancer after laparoscopic gastrectomy: reliable results following long-term follow-up. Eur J Surg Oncol 40: 1376–1382

Nunobe S, Hiki N, Ohyama S et al. (2011) Outcome of surgical treatment for patients with locoregional recurrence of gastric cancer. Langenbecks Arch Surg 396: 161–166

Roviello F, Marrelli D, de Manzoni G et al. and Italian Research Group for Gastric Cancer (2003) Prospective study of peritoneal recurrence after curative surgery for gastric cancer. Br J Surg 90: 1113–1119

Schwarz RE, Zagala-Nevarez K (2002) Recurrence patterns after radical gastrectomy for gastric cancer: prognostic factors and implications for postoperative adjuvant therapy. Ann Surg Oncol 9: 394–400

Song KY, Park SM, Kim SN, Park CH (2008) The role of surgery in the treatment of recurrent gastric cancer. Am J Surg 196: 19–22

Song J, Lee HJ, Cho GS et al. (2010) Recurrence following laparoscopy-assisted gastrectomy for gastric cancer: a multicenter retrospective analysis of 1,417 patients. Ann Surg Oncol 17: 1777–1786

Spolverato G, Ejaz A, Kim Y et al. (2014) Rates and patterns of recurrence after curative intent resection for gastric cancer: a United States multi-institutional analysis. J Am Coll Surg 219: 664–675

Takahashi Y, Takeuchi T, Sakamoto J et al. (2003) The usefulness of CEA and/or CA19-9 in monitoring for recurrence in gastric cancer patients: a prospective clinical study. Gastric Cancer 6: 142–145

Whiting J, Sano T, Saka M et al. (2006) Follow-up of gastric cancer: a review. Gastric Cancer 9: 74–81

Yoo CH, Noh SH, Shin DW et al. (2000) Recurrence following curative resection for gastric carcinoma. Br J Surg 87: 236–242

Lebermetastasenchirurgie beim Magenkarzinom

A. Andert, M. Binnebösel, U. Neumann

© Springer-Verlag GmbH Deutschland 2017
M.E. Kreis, H. Seeliger (Hrsg.), *Moderne Chirurgie des Magen- und Kardiakarzinoms*,
DOI 10.1007/978-3-662-53188-4_18

Das Magenkarzinom wird häufig erst im fortgeschrittenen Stadium diagnostiziert. Dann finden sich bereits bei 4–14 % der Patienten Lebermetastasen (Sakamoto et al. 2003, Okano et al. 2002, Zacherl et al. 2002). Bisher stellt die palliative Chemotherapie die Standardbehandlung für Patienten mit metastasierten Magenkarzinomen dar. Das mediane Überleben liegt zwischen 11 und 14 Monaten (Bang et al. 2010, Cunningham et al. 2010, Koizumi et al. 2008). Für kolorektale Lebermetastasen haben sich multimodale Therapiekonzepte inklusive der Leberresektion bereits etabliert und zeigen sehr gute Ergebnisse. Der Stellenwert der Leberresektion bei Lebermetastasen des Magenkarzinoms ist derzeit nicht mit dem metastasierter kolorektaler Lebermetastasen vergleichbar, aber dennoch nicht unerheblich. Welcher Patient von einer Leberresektion profitieren kann, ob es prognostische Marker gibt und mit welchen postoperativen Komplikationen zurechnen ist, soll hier dargestellt werden.

18.1   Indikationsstellung

18.1.1   Aktuelle S3-Leitlinie

Im klinischen Alltag stellt sich die Frage, welcher Patient von einer Leberresektion profitieren kann. Für Patienten mit hepatisch metastasiertem Magenkarzinom gibt es aktuell keine einheitlichen Therapieempfehlungen. Die Resektionsrate der hepatischen Metastasen liegt ungefähr zwischen 1,4 und 21,1 %, diese Daten fundieren jedoch überwiegend auf zum Teil älteren Publikationen (Saiura et al. 2002). Dem gegenüber liegt die Resektionsrate bei kolorektalen Lebermetastasen mit 17–46 % viel höher (Leporrier et al. 2006). ☐ Tab. 18.1 zeigt einen Auszug aus der aktuellen S3-Leitlinie zum Magenkarzinom von 2012.

Zwar wird in der Leitlinie zusammenfassend bei fehlender Evidenzlage keine einheitliche Empfehlung zur Resektion gegeben, jedoch wird beschrieben, dass einige Patienten mit metastasiertem Magenkarzinom unter bestimmten Voraussetzungen von einer Resektion des Primärtumors und der Metastasen profitieren. Dies betrifft insbesondere Patienten mit metachronen, solitären, resektablen

Lebermetastasen in gutem Allgemeinzustand ohne Peritonealkarzinose bzw. extrahepatische Metastasen bzw. solche, die gut auf eine systemische Chemotherapie angesprochen haben (S3-Leitlinie 2012).

18.1.2   Prognostische Faktoren

In den letzten Jahren wurden durch mehrere internationale Arbeitsgruppen Faktoren für das Langzeitüberleben nach Leberresektion beim hepatisch metastasierten Magenkarzinom analysiert.

Im Jahr 2010 erschien ein Review von Kerkar et al. Hier wurden im Zeitraum von 1990–2009 19 Studien mit insgesamt 436 Patienten eingeschlossen. 58 % der Patienten hatten synchrone Lebermetastasen, die zum Zeitpunkt der Diagnose oder bis 6 Monate nach der Gastrektomie diagnostiziert wurden. Das mediane Überleben aller Patienten lag bei 17 Monaten mit einer 1-Jahres-Überlebensrate (JÜR) von 62 %. Die 3- und 5-JÜR beliefen sich auf 30 % und 26,5 %.

In 5 dieser Studien wurden unabhängige prognostische Faktoren für das Langzeitüberleben ausgewertet. ☐ Tab. 18.2 zeigt eine Übersicht über die Ergebnisse der multivariaten Varianzanalysen. Die R1-Resektion, Serosa-, Gefäß- und Lymphinvasion des Primärtumors, Befall von beiden Leberlappen, große Anzahl von Metastasen und eine Metastasengröße von >4 cm sowie das synchrone Auftreten waren mit einer signifikant schlechteren Prognose assoziiert.

14 Studien, die in das Review von Kerkar et al. (2010) eingeschlossen wurden, kamen aus Asien, da dort die Inzidenz des Magenkarzinoms weitaus höher ist. Aus Deutschland wurde nur die Studie von Thelen et al. (2008) mit 24 Patienten eingeschlossen. Im Gegensatz zu den meisten anderen Studien waren extrahepatische Tumormanifestationen kein Ausschlusskriterium, solange eine kurative Resektion angestrebt wurde. Es wird eine 5-JÜR von 15 % mit einem medianen Überleben von 9 Monaten nach R0-Resektion berichtet. Die R0-Resektion stellte den wichtigsten prognostischen Parameter für das Langzeitüberleben dar. Bei R1- bzw. R2-Resektion betrug die mediane Überlebenszeit nur 3 Monate (Thelen et al. 2008). Dies ist auch insofern bei der Therapieentscheidung zu beachten, als dass

☐ **Tab. 18.1** Auszug aus der S3-Leitlinie zur Behandlung des metastasierten Magenkarzinoms: 2.11.3. Palliative operative Therapie. (S3-Leitlinie 2012)

111.	Konsensbasiertes Statement
Level of Evidence GCP	Gegenwärtig liegt für die Effektivität einer lokalablativen oder operativen Therapie von synchronen oder metachronen Metastasen in Bezug auf das Überleben keine ausreichende Evidenz vor.
Abstimmung im Plenum	Starker Konsens

◼ **Tab. 18.2** Prognostische Faktoren in der multivariaten Varianzanalyse. (Mod. nach Kerkar et al. 2010)

Variable	p-Wert	Referenz
Lymphangiosis carcinomatosa des Primärtumors	0,0475	Shirabe et al. 2009
Angioinvasion des Primärtumors	0,001	Shirabe et al. 2009
Serosainfiltration des Primärtumors	0,02	Koga et al. 2007
Resektionsränder (R0 vs. R1/R2)	0,023	Thelen et al. 2008
Uni- vs. bilateraler Leberbefall	0,003	Sakamoto et al. 2007
Anzahl der Lebermetastasen	0,005/0,0035	Koga et al. 2007, Shirabe et al. 2009
Metastasengröße (<4 cm vs. >4 cm)	0,006	Sakamoto et al. 2007
Synchrone vs. metachrone Metastasen	0,031	Ambiru et al. 2001

sich Möglichkeiten und Grenzen der modernen hepatobiliären Chirurgie verglichen mit den Zeitpunkten der in das Review eingeschlossenen Studien positiv verändert haben. Aktuell ist durch diese positive Entwicklung von einer zumindest hypothetisch höheren Rate an R0-Resektionen auszugehen. Schlussfolgernd wird die Leberresektion für ausgewählte Patienten mit auf die Leber begrenzten Metastasen und einer möglichen R0-Resektion im Rahmen eines multimodalen Therapiekonzeptes empfohlen.

Takemura et al. veröffentlichten 2012 eine Arbeit mit 64 Patienten. 32 Patienten erhielten eine simultane Gastrektomie und Leberresektion bei synchronen Metastasen, die anderen 32 Patienten wurden bei metachronen Metastasen operiert. Das 5-JÜR lag bei 37 % mit einem medianen Überleben von 34 Monaten. In der multivariaten Varianzanalyse konnten eine Metastasengröße >5 cm und eine Serosainfiltration des Primärtumors als unabhängige Faktoren für ein schlechtes postoperatives Outcome bestimmt werden. Daher stellen Patienten mit einer Metastasengröße <5 cm ohne Serosainfiltration des Primärtumors laut dieser Arbeitsgruppe gute Kandidaten für eine Leberresektion dar (Takemura et al. 2012).

18.1.3 Singuläre vs. multiple Metastasen

Liu et al. (2015) analysierten 35 Patienten die sich bei synchronen Lebermetastasen einer Gastrektomie mit synchroner Leberresektion unterzogen haben. Alle Patienten erhielten eine adjuvante Chemotherapie (Doxetaxel/Cisplatin/5-FU, Oxaliplatin oder Cisplatin/5-FU oder Irinotecan/Cisplatin). In der multivariaten Analyse zeigten sich die Lymphangioinvasion und multiple Metastasen als unabhängige Risikofaktoren für ein schlechtes Überleben. Das mediane Überleben lag insgesamt bei 33 Monaten mit einer 5-JÜR von 14,3 %. Patienten mit Lymphangioinvasion hatten ein medianes Überleben von 22 Monaten im Vergleich zu 44,5

Monaten ohne Lymphangioinvasion. Ähnlich wirkte sich die Anzahl der Metastasen auf das Überleben aus. Patienten mit multiplen Metastasen hatten ein medianes Überleben von 18,5 Monaten im Vergleich zu 40 Monaten bei solitären Metastasen (Liu et al. 2015).

Aizawa et al. (2014) konnten bei 54 Patienten mit synchron hepatisch metastasiertem Magenkarzinom ebenfalls zeigen, dass Patienten mit singulären Metastasen im Vergleich zu Patienten mit multiplen Metastasen ein wesentlich besseres medianes Überleben von 24,2 Monaten im Vergleich zu 12,6 Monaten bei einer 5-JÜR von 22,7 % vs. 5,5 % hatten.

Auch die Daten von Wang et al. (2012) belegen, dass Patienten mit singulären Metastasen ein statistisch signifikant besseres Überleben haben als Patienten mit multiplen Metastasen. 30 Patienten mit synchronen Lebermetastasen wurden ausgewertet. Das mediane Überleben bei Patienten mit einzelnen Metastasen lag bei 12 Monaten im Vergleich zu 5 Monaten bei multiplen Metastasen.

18.1.4 Synchrone vs. metachrone Metastasen

Das Auftreten synchroner Metastasen wird generell als prognostisch ungünstig gewertet, da von einer aggressiveren Tumorbiologie auszugehen ist. Baek et al. (2013) konnten aber interessanterweise keinen Unterschied in Bezug auf das Langzeitüberleben zwischen synchronen und metachronen Metastasen finden (◼ Abb. 18.1 zeigt die Überlebenskurven von Baek et al.). Takemura et al. (2012) beschreiben auch hinsichtlich des medianen Patientenüberlebens keine signifikanten Unterschiede. Dieses Ergebnis wird auch von Thelen et al. (2008) bestätigt, obwohl das mediane Überleben bei metachronen Metastasen 5 Monate vs. 17 Monate bei synchronen Metastasen beträgt (p=0,114).

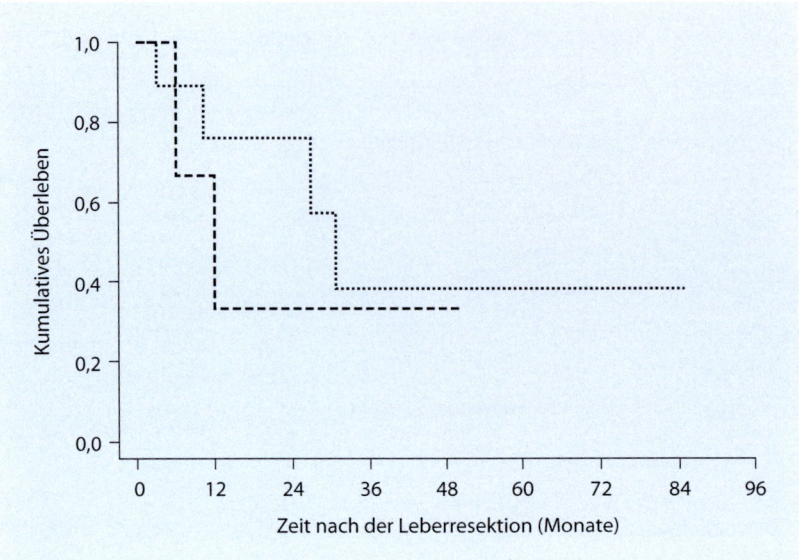

☐ **Abb. 18.1** Patientenüberleben bei synchronen (*gestrichelte Linie*) vs. metachronen Lebermetastasen (*gepunktete Linie*, p=0,596). (Mod. nach Baek et al. 2013)

Ambiru et al. (2001) war die einzige Arbeitsgruppe, die einen erheblichen Unterschied bezogen auf das Langzeit-überleben darstellen. Patienten mit metachronen Metastasen hatten eine 5-JÜR von 29 % im Gegensatz zu 6 % bei synchronen Metastasen.

18.1.5 Leberresektion in Kombination mit Chemotherapie

In den meisten Arbeiten wird die Leberresektion in multimodalen Therapiekonzepten mit neoadjuvanter oder adjuvanter Chemotherapie durchgeführt.

2013 veröffentlichten Chen et al. eine retrospektive Arbeit mit 114 Patienten. Hier wurde die Effektivität von neoadjuvanter und adjuvanter Chemotherapie in Kombination mit Leberresektion bei Patienten mit multiplen synchronen Lebermetastasen untersucht. Die Chemotherapie bestand aus S1 mit Cisplatin oder Cisplatin, Docetaxel und 5-Fluoruracil. Das mediane Überleben konnte durch die Kombination von Chemotherapie mit der Operation von 8,5 Monate auf 22,3 Monate verlängert werden.

Qiu et al. veröffentlichten 2013 eine Studie mit Patienten mit synchron hepatisch metastasiertem Magenkarzinom. Im Zeitraum von 1998–2009 wurden insgesamt 526 Patienten mit hepatisch metastasiertem Magenkarzinom behandelt, 194 Patienten wurden aufgrund eines lokal fortgeschrittenen Tumors, 203 Patienten wegen extrahepatischer Metastasierung, 98 Patienten bei nichtresektablen Lebermetastasen von der Studie ausgeschlossen. Insgesamt konnten nur 25 Patienten (4,8 %) in die Studie eingeschlossen werden. Die oben genannten Zahlen belegen nochmals die starke Selektion der Patienten, die überhaupt für

eine Leberresektion in Frage kommen. 4 Patienten wurden neoadjuvant vorbehandelt und 14 Patienten erhielten eine adjuvante Chemotherapie. Es kamen 3 unterschiedliche Chemotherapieregime zur Anwendung: Doxetaxel/Cisplatin/5-FU(Fluoruracil), Epirubicin/Cisplatin/5-FU oder Irinotecan/Cisplatin. Die 5-JÜR lag für die Patienten, die eine adjuvante Chemotherapie erhielten, bei 54,1 % im Vergleich zu 0 % für die Patienten, die keine Adjuvanz erhielten. Patienten mit singulären Lebermetastasen hatten eine signifikant bessere Prognose bezogen auf das Langzeitüberleben als Patienten mit multiplen Leberfiliae. Das mediane Überleben für Patienten mit singulären Metastasen lag bei 43 Monaten vs. 32 Monate bei multiplen Metastasen (Qiu et al. 2013). ☐ Abb. 18.2 gibt die Überlebenskurven von Qiu et al. wieder. Es muss jedoch auch festgehalten werden, dass beim metastasierten Magenkarzinom die Bestimmung des HER2-Status als Standard bestimmt und bei Überexpression Trastuzumab fester Bestandteil der Therapie sein sollte. Insofern müssen die zur Verfügung stehenden Daten auch bewertet werden.

Ähnliche Ergebnisse erzielten Tiberio et al. (2014). In ihrer Studie wurden 195 Patienten mit synchronen Lebermetastasen über einen Zeitraum von 14 Jahren retrospektiv analysiert. 53 Patienten erhielten eine R0-Resektion, 98 Patienten eine palliative Gastrektomie und bei 44 Patienten erfolgte lediglich eine palliative Operation im Sinne einer Bypass-Anlage oder einen reinen Exploration. Das mediane Überleben unterschied sich signifikant zwischen den 3 Gruppen (13 Monate, 6,6 Monate und 3 Monate). Durch die Verabreichung einer adjuvanten Chemotherapie konnte unabhängig vom Operationsausmaß das mediane Überleben von 5 auf 9 Monate signifikant verlängert werden (Tiberio et al. 2015). Andreou et al. (2014) konnten bei 47

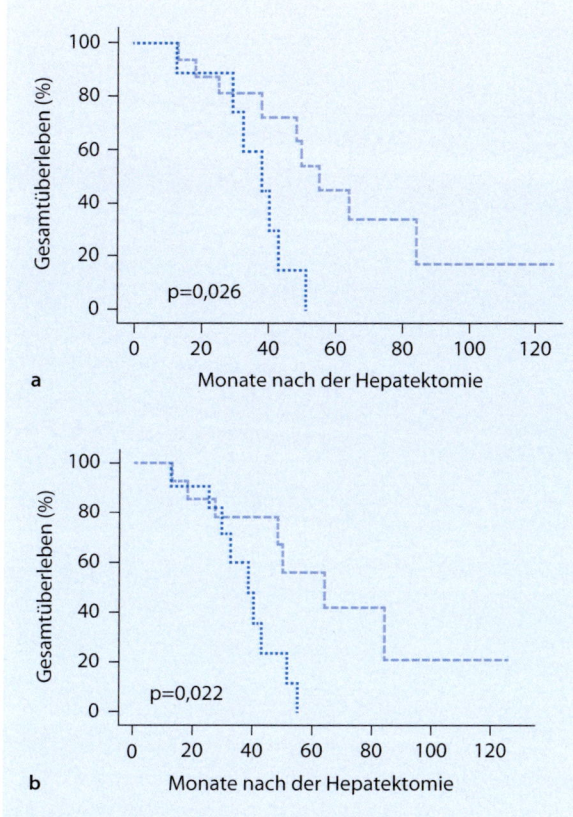

■ **Abb. 18.2a,b** Patientenüberleben nach Leberresektion, **a** in Abhängigkeit von der Anzahl der Lebermetastasen, *gepunktete Linie* multiple Leberläsionen (n=9), *gestrichelte Linie* solitäre Leberläsion (n=16) und **b** in Abhängigkeit der Durchführung einer adjuvanten Chemotherapie, *rote Linie* keine adjuvante Chemotherapie (n=11), *dunkle Linie* adjuvante Chemotherapie (n=14). (Mod nach Qiu et al. 2013)

Patienten ebenfalls einen Überlebensvorteil für die Patienten mit einer neoadjuvanten Chemotherapie zeigen (5-JÜR 45 vs. 9 % ohne Neoadjuvanz). Zusätzlich konnte belegt werden (■ Abb. 18.3), dass Patienten, die radiologisch auf die Neoadjuvanz angesprochen haben, einen statistisch signifikanten Überlebensvorteil hatten (5-JÜR 70% vs. 0% ohne radiologisches Ansprechen).

18.1.6 Zusammenfassung Indikationsstellung

Wie in der S3-Leitlinie beschrieben kann man zusammenfassend sagen, dass Patienten mit metachronen, solitären, resektablen Lebermetastasen in gutem Allgemeinzustand ohne Peritonealkarzinose bzw. extrahepatische Metastasen bzw. solche, die gut auf eine systemische Chemotherapie angesprochen haben, von einer Resektion der Lebermetastasen profitieren.

Bedauerlicherweise fundieren die zur Verfügung stehenden Daten größtenteils auf historischen Patientenkollektiven und sind von retrospektivem Charakter. Für die Zukunft sind prospektiv randomisierte Studien der einzige Weg zur weiteren Aufarbeitung des Stellenwertes der Leberresektion bei hepatisch metastasierten Magenkarzinompatienten. Weiterhin ist bei der Auswertung der vorliegenden Studien einschränkend zu bemerken, dass überwiegend kleine Fallzahlen, eine schlechte Vergleichbarkeit durch unterschiedliches Studiendesign mit divergenten Ein- und Ausschlusskriterien, sowie ein hoch selektives Patientengut betrachtet wurden. In die Bewertung der modernen, interdisziplinären onkologischen Behandlung metastasierter Patienten müssen neben der verbesserten technisch-operativen Möglichkeiten der hepatobiliären Chirurgie auch die Optionen der multimodalen und zum Teil zielgerichteten systemischen Therapien einfließen. Sodass selbst unter Berücksichtigung der oben genannten Einschränkungen letztendlich trotzdem überzeugende – wenn auch verglichen zu hepatisch metastasierten kolorektalen Karzinomen schlechte – Überlebensdaten für in sano resezierte, hepatisch metastasierte Magenkarzinome vorliegen, die es gut begründen, im individuellen Fall auch bei diesen Patienten in den interdisziplinären Tumorboards die Resektion zu bedenken.

Wie auch bei hepatisch metastasierten kolorektalen Patienten wird in Zukunft bei nicht in sano zu resezierenden Patienten mit Lebermetastasen eines Magenkarzinoms die Sinnhaftigkeit und der Erfolg einer Kombinationstherapie aus systemischer Therapie, Resektion und lokal ablativen Interventionen zu prüfen sein. Auch wenn die Tumorbiologie verglichen zum kolorektalen Karzinom oder anderen nichtkolorektalen Karzinomen mit hepatischer Metastasierung deutlich aggressiver ist, so sind die auf dem ASCO 2015 in Chicago, USA, präsentierten Daten der CLOCC-Studie so vielversprechend, dass ein solches stratifiziertes, multimodales Regime für alle nichtkolorektalen Lebermetastasen spannend und in der Zukunft zu bedenken ist.

18.2 Postoperative Komplikationen

Die Resektion von metachronen Lebermetastasen geht mit der in der Literatur beschriebenen Morbiditäts- und Mortalitätsraten für Leberresektionen in Abhängigkeit vom Resektionsausmaß einher.

Synchrone Metastasen stellen aufgrund der Kombination von Gastrektomie mit D2-Lymphadenektomie in Kombination mit einer Leberresektion das höhere operative Risiko für die Patienten dar. Die unten genannten Studien konnten aber zeigen, dass die synchrone Gastrektomie mit Leberresektion ohne erhöhte Morbidität und Mortalität

◘ **Abb. 18.3** Patientenüberleben in Abhängigkeit von dem radiologischen Ansprechen auf die präoperative Chemotherapie. *Durchgezogene Linie* radiologisches Ansprechen auf die präoperative Chemotherapie (n=13, 5-Jahres-Überlebensrate 70 %), *gepunktete Linie* kein radiologisches Ansprechen auf die präoperative Chemotherapie (n=7, 5-Jahres-Überlebensrate 0 %). (Mod. nach Andreou et al. 2014)

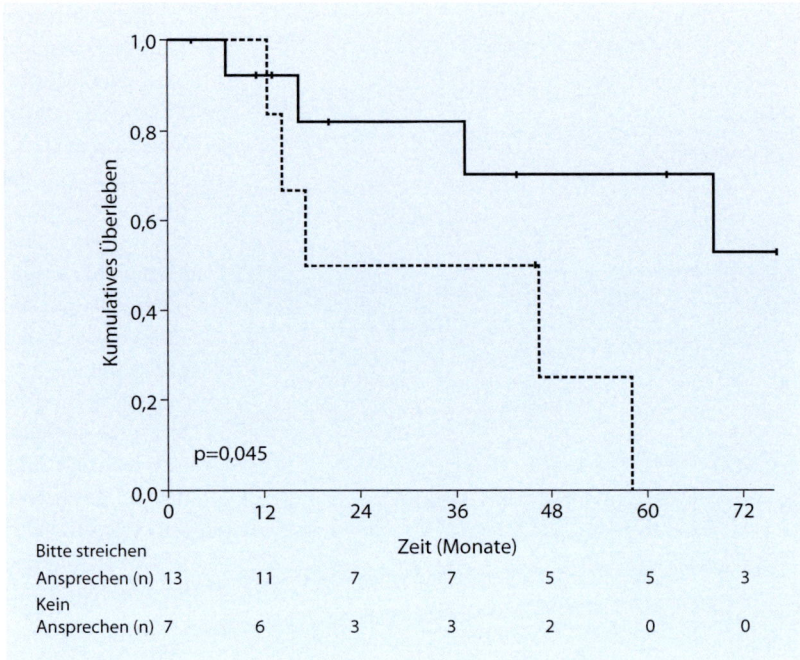

Bitte streichen						
Ansprechen (n)	13	11	7	7	5	5	3
Kein Ansprechen (n)	7	6	3	3	2	0	0

machbar ist. Tibiero et al. (2015) führten 52 Gastrektomien in Kombination mit Minor-Leberresektion durch. Die Morbidität lag bei 17,4 %: 6,6 % Anastomoseninsuffizienzen, 1,9 % Komplikationen durch die Leberresektion (1-mal Galleleck, 3-mal passagere Leberinsuffizienz). Die Mortalität lag bei 4,6 % (Tiberio et al. 2015).

Andreou et al. (2014) beschreiben bei 32 Gastrektomien in Kombination mit einer Leberresektion, davon 13 Major-Resektionen, eine Morbidität von 32 % (2-mal Anastomoseninsuffizienz, 1-mal passagere Leberinsuffizienz mit Aszites, 2-mal Galleleck, 1-mal Pankreasfistel, 6-mal Pleuraerguss). Der mediane Krankenhausaufenthalt war 14 Tage. Die postoperative Mortalität lag bei 4 %, die beiden Patienten sind in Folge intraabdomineller Infektionen mit Sepsis und Multiorganversagen nach simultaner erweiterter Gastrektomie und erweiterter Leberresektion gestorben. Thelen et al. (2008) haben 8 Hemihepatektomien oder erweiterte Hemihepatektomien durchgeführt, bei 4 Patienten erfolgte diese simultan zur Gastrektomie. 4 Patienten erhielten eine multiviszerale Resektion. Bei 4 Patienten traten postoperative Komplikationen im Sinne einer passageren Leberinsuffizienz, Pleuraergüssen und Pneumonie auf. Ein 84-jähriger Patient ist im postoperativen Verlauf nach Gastrektomie, Bisegmentektomie und 2-facher atypischer Leberresektion verstorben. Chen et al. (2013) führten die Gastrektomie 14-mal simultan mit einer Major-Leberresektion durch. 4 Patienten entwickelten im postoperativen Verlauf einen Pleuraerguss und 2 operative Wundrevisionen bei Wundinfektion waren notwendig.

Bei 35 Gastrektomien wurden von Liu et al. (2015) simultan 6 Hemihepatektomien, 25 atypische und, 4 Segmentresektionen durchgeführt. Die 30-Tages-Mortalität lag bei 0 %, die Morbidität bei 5,7 %, ursächlich waren eine Anastomoseninsuffizienz und ein Galleleck.

Takemura et al. (2012) führten 32 Gastrektomien mit einer simultanen Leberresektion durch, davon erfolgten 14 Major- und 50 Minor-Leberresektionen. 26 % der Patienten entwickelten eine postoperative Komplikation (2-mal Blutung, 3-mal Pankreasfistel, 5-mal Galleleck, 4-mal Pleuraerguss, 2-mal intraabdomineller Abszess, 1-mal Kolitis). Es ist kein Patient postoperativ verstorben.

Fazit

Die simultane Gastrektomie und Leberresektion ist ohne erhöhte Morbidität und Mortalität durchführbar. Die häufigsten postoperativen Komplikationen sind die Anastomoseninsuffizienz, Gallelecks, die passagere Leberinsuffizienz und Pleuraergüsse.

Literatur

Aizawa M, Nashimoto A, Yabusaki H et al. (2014) Clinical benefit of surgical management for gastric cancer with synchronous liver metastasis. Hepato Gastroenterol 61: 1439–1445

Ambiru S, Miyazaki M, Ito H et al. (2001) Benefits and limits of hepatic resection for gastric metastases. Am J Surg 181: 279–283

Andreou A, Vigano L, Zimmitti G et al. (2014) Response to preoperative chemotherapy predicts survival in patients undergoing hepatectomy for liver metastases from gastric and esophageal cancer. J Gastrointestinal Surg 18: 1974–1986

Baek HU, Kim SB, Cho EH et al. (2013) Hepatic resection for hepatic metastases from gastric adenocarcinoma. J Gastric Cancer 13: 86–92

Bang YJ, Van Cutsem E, Feyereislova A et al. (2010) Trastuzumab in combination with chemotherapy versus chemotherapy alone for treatment of HER2-positive advanced gastric or gastro-oesophageal junction cancer (ToGA): a phase 3, open-label, randomised controlled trial. Lancet 376: 687–697

Chen L, Song MQ, Lin HZ et al. (2013) Chemotherapy and resection for gastric cancer with synchronous liver metastases. World J Gastroenterol 19: 2097–2103

Cunningham D, Okines AF, Ashley S (2010) Capecitabine and oxaliplatin for advanced esophagogastric cancer. New Engl J Med 362: 858–859

Kerkar SP, Kemp CD, Avital I (2010) Liver resections in metastatic gastric cancer. HPB (Oxford) 12: 589–596

Koga R, Yamamoto J, Ohyama S et al. (2007) Liver resection for metastatic gastric cancer: experience with 42 patients including eight long-term survivors. Jap J Clin Oncol 37: 836–842

Koizumi W, Narahara H, Hara T et al. (2008) S-1 plus cisplatin versus S-1 alone for first-line treatment of advanced gastric cancer (SPIRITS trial): a phase III trial. Lancet Oncol 9: 215–221

Leporrier J, Maurel J, Chiche L et al. (2006) A population-based study of the incidence, management and prognosis of hepatic metastases from colorectal cancer. Br J Surg 93: 465–474

Liu Q, Bi JJ, Tian YT et al. (2015) Outcome after simultaneous resection of gastric primary tumour and synchronous liver metastases: survival analysis of a single-center experience in China. APJCP 16: 1665–1669

Okano K, Maeba T, Ishimura K et al. (2002) Hepatic resection for metastatic tumors from gastric cancer. Ann Surg 235: 86–91

Qiu JL, Deng MG, Li W et al. (2013) Hepatic resection for synchronous hepatic metastasis from gastric cancer. Eur J Surg Oncol 39: 694–700

S3-Leitlinie (2012) Onkologie Ld. Diagnostik und Therapie der Adenokarzinome des Magens und ösophagogastralen Übergangs. http://www.awmf.org/uploads/tx_szleitlinien/032-009k_S3_Magenkarzinom_Diagnostik_Therapie_Adenokarzinome_oesophagogastraler_Uebergang_2012-verlaengertpdf. Zugegriffen 14. September 2016

Saiura A, Umekita N, Inoue S et al. (2002) Clinicopathological features and outcome of hepatic resection for liver metastasis from gastric cancer. Hepato Gastroenterol 49: 1062–1065

Sakamoto Y, Ohyama S, Yamamoto J et al. (2003) Surgical resection of liver metastases of gastric cancer: an analysis of a 17-year experience with 22 patients. Surgery 133: 507–511

Sakamoto Y, Sano T, Shimada K et al. (2007) Favorable indications for hepatectomy in patients with liver metastasis from gastric cancer. J Surg Onco 95: 534–539

Shirabe K, Kajiyama K, Harimoto N et al. (2009) Early outcome following hepatic resection in patients older than 80 years of age. World J Surg 33: 1927–1932

Takemura N, Saiura A, Koga R et al. (2012) Long-term outcomes after surgical resection for gastric cancer liver metastasis: an analysis of 64 macroscopically complete resections. Langenbecks Arch Surg 397: 951–957

Thelen A, Jonas S, Benckert C et al. (2008) Liver resection for metastatic gastric cancer. Eur J Surg Oncol 34: 1328–1334

Tiberio GA, Baiocchi GL, Morgagni P et al. (2015) Gastric cancer and synchronous hepatic metastases: is it possible to recognize candidates to R0 resection? Ann Surg Oncol 22: 589–596

Wang YN, Shen KT, Ling JQ et al. (2012) Prognostic analysis of combined curative resection of the stomach and liver lesions in 30 gastric cancer patients with synchronous liver metastases. BMC Surg 12: 20

Zacherl J, Zacherl M, Scheuba C et al. (2002) Analysis of hepatic resection of metastasis originating from gastric adenocarcinoma. J Gastrointestinal Surg 6: 682–689

Chirurgische Therapieoptionen bei peritonealer Metastasierung

B. Rau, E. Pachmayr, A. Brandl, W. Raue

© Springer-Verlag GmbH Deutschland 2017
M.E. Kreis, H. Seeliger (Hrsg.), *Moderne Chirurgie des Magen- und Kardiakarzinoms*,
DOI 10.1007/978-3-662-53188-4_19

Mit annähernd 1 Mio. Neuerkrankungen pro Jahr ist das Magenkarzinom weltweit die 5-häufigste Krebserkrankung. Von erheblicher Bedeutung ist dabei die geografische Region: Mehr als zwei Drittel der Patients stammen aus sog. Entwicklungs- und Schwellenländern. Korea, Japan und die Mongolei verzeichnen die höchsten Inzidenzraten (Stewart u. Wild 2014). In Europa lässt sich ein Ost-West-Gefälle der Häufigkeit feststellen, das sich auch innerhalb Deutschlands bemerkbar macht. Seit mehreren Jahrzehnten wird hierzulande – genauso in anderen westlichen Industriestaaten – ein ständiger Rückgang von Inzidenz und Mortalität beobachtet: Das Robert-Koch-Institut registriert zwischen 1990 und 2004 einen Rückgang der altersstandardisierten Inzidenz bei Frauen um 38 % und bei Männern um 30 % (RKI 2016).

19.1 Epidemiologie und Häufigkeit des metastasierten Magenkarzinoms

Im Jahr 2010 wurde in Deutschland bei 15.840 Patients Magenkrebs diagnostiziert; davon waren 58 % Männer. Das mittlere Erkrankungsalter betrug bei Frauen 75 und bei Männern 71 Jahre. Trotz medizinischem Fortschritt ist die Prognose für Magenkarzinompatienten mit einer 5-Jahres-Überlebensrate von 33 % weiterhin schlecht (RKI 2016). Maßgeblich sind dabei das Tumorstadium und insbesondere das Vorliegen von Metastasen:

Etwa 11 % der Magenkarzinompatienten weisen zum Zeitpunkt der Diagnose oder im weiteren Krankheitsverlauf Lebermetastasen auf. Für die Betroffenen sinkt die 5-Jahres-Überlebensrate auf unter 10 % (Okano et al. 2002). Die Metastasierung erfolgt auf lymphatischem Weg. Pulmonale Metastasen entwickeln sich bei etwa 1 % der Magenkarzinompatienten. Diese entstehen vorwiegend hämatogen, aber auch auf pleuralen und lymphatischen Wegen. Das mediane Überleben bei Nachweis der Lungenbeteiligung beträgt lediglich rund 4 Monate (Kong et al. 2012).

Zum Zeitpunkt der Diagnose ist bei rund 20 % der Patients das Peritoneum befallen (Gretschel et al. 2006). Die 5-Jahres-Überlebensrate reduziert sich damit auf 6–13 %. Als Risikofaktoren der peritonealen Metastasierung identifizierten Kim et al. (2014) ein geringes Alter (≤60 Jahre) und ein lokal fortgeschrittenes Tumorstadium (T3/T4).

Die Klassifikation nach Lauren unterteilt Magenkarzinome in diffuse, intestinale und gemischte Typen: Der diffuse Typ neigt vermehrt zu peritonealer Metastasierung. Während hier bis zu 81 % der Patients eine peritoneale Beteiligung aufweisen, sind es beim intestinalen Typ nur rund 38 % (Esaki et al. 1990).

Peritoneale Beteiligung verschlechtert die Prognose, die Lebenserwartung der Magenkarzinompatienten sinkt drastisch: während das 5-Jahres-Überleben ohne peritoneale

Beteiligung nach Gastrektomie etwa 37 % beträgt, sinkt es bei mikroskopisch nachweisbaren peritonealen Metastasen auf rund 24 % und mit makroskopischem Befall weiter auf 6–13 % (Liu et al. 2012, Gill et al. 2011). Bei diesen Patients ist ohne antineoplastische Therapie mit nur „best support of care" eine Überlebenszeit von lediglich 3–5 Monaten zu erzielen. Systemische Chemotherapie konnte bislang beim metastasierten Magenkarzinom keine wesentliche Steigerung des medianen Überlebens erreichen. In einer Metaanalyse konnte die GASTRIC Group zeigen, dass experimentelle Chemotherapie zwar einen positiven Effekt erzeugte, aber das mediane Überleben von 12 Monaten nicht überstieg (Oba et al. 2013). In besonderen Fällen, in denen im Magenkarzinom eine Überexpression des „human epidermal growth factor receptor 2" (HER2) gefunden wird, wird mit gezielter Therapie (Trastuzumab) über ein medianes Überleben von bis zu 14 Monaten berichtet (Bang et al. 2010). Weitere Überlegungen führten zum sequenziellen Einsatz der intraperitonealen Chemotherapie, sozusagen vor Ort, um den Effekt der Chemotherapie weiter zu steigern.

19.2 Diagnostik des peritoneal metastasierten Magenkarzinoms

Die Diagnostik des peritoneal metastasierten Magenkarzinoms ist wegweisend durch die Schnittbilddiagnostik gegeben. Insgesamt wird in der Primärdiagnostik des Magenkarzinoms die Peritonealkarzinose deutlich seltener erkannt als Fernmetastasen wie beispielsweise Leber- und Lungenmetastasen.

Die primäre Diagnostik des Magenkarzinoms besteht aus der Endoskopie mit histologischer Sicherung des Primärtumors sowie der Computertomografie (CT) des Abdomens und der Röntgen-Thoraxaufnahme, die fakultativ als CT-Thorax in vielen Zentren durchgeführt wird. Das Abdomen-CT gibt Aufschluss über die lokale Tumorausbreitung, Lymphknotenvergrößerungen sowie Hinweise für Peritonealkarzinose. Die Endosonografie ist zur Differenzierung zwischen frühen (T1/2) vs. lokal fortgeschrittenen (T3/4) Karzinomen geeignet (Mocellin u. Nitti 2015). Ihr Stellenwert hat durch die hochauflösenden Schnittbildverfahren, PET(Positronenemissionstomografie)-CT und die geringer werdende Therapierelevanz der onkologischen Behandlung im letzten Jahrzehnt abgenommen.

19.2.1 Konventionelle Schnittbilddiagnostik

Die konventionelle MRT (Magnetresonanztomografie) erreicht bei der Diagnostik peritonealer Metastasen eine Sensitivität von 52–92 % und eine Spezifität von 90–92 %

(Low et al. 2013, Klumpp et al. 2014). In Kombination mit diffusionsgewichteter MRT (DW-MRT) konnte die Sensitivität in einer Studie von Low et al. (2013) auf Werte von 84–90 % gesteigert werden. Die Spezifität betrug dabei 91 %.

Die Sensitivität der CT in der Diagnostik peritonealer Läsionen variiert zwischen 60 % und 90 % (Dromain et al. 2008, de Bree et al. 2004, Jacquet et al. 1993). Die Spezifität beträgt rund 82 %. In einer Multicenterstudie von Esquivel et al. (2010) wurde der PCI (Peritonealkarzinoseindex) bei insgesamt 65 % der Patienten mittels CT korrekt bestimmt (verglichen mit dem intraoperativ gemessenen PCI), während 33 % unterschätzt und 2 % überschätzt wurden. Eine erhebliche Limitation stellt die unzureichende Detektion kleiner Tumorknoten dar. Jacquet et al. (1993) zeigten die Abhängigkeit der Sensitivität von der Tumorgröße auf: Sie betrug 28 % bei Läsion <0,5 cm, 72 % bei Tumorknoten zwischen 0,5 und 5 cm. Hingegen war die Sensitivität bei >5 cm Durchmesser 90 %. Ferner hängt die Genauigkeit auch von der anatomischen Lokalisation des Tumorbefalls ab. Bei Esquivel et al. variierten die falsch-negativ Rate bei der CT-PCI-Beurteilung je nach Region: 10 % im linken unteren Quadranten, 25 % im Becken, und 35 % im distalen Ileum. Die PCI-Einschätzung korrelierte gut mit dem intraoperativen Befund im Epigastrium (83 %), im linken unteren Quadranten (81 %) und im zentralen Abdomen (75 %), weniger gut im distalen Ileum (56 %), im distalen Jejunum und im rechten unteren Quadranten (jeweils 58 %, Esquivel et al. 2010). Experten schätzen das CT als fundamental für die Diagnostik peritonealen Befalls ein. Allerdings ist seine Aussagekraft bei der Einschätzung des Ausmaßes limitiert (Dromain et al. 2008).

Durch Darstellung der Stoffwechselaktivität erreicht die Fluordesoxyglucose(FDG)-PET in Kombination mit CT (PET/CT) eine Sensitivität von 57–93 % und eine Spezifität von 73–96 % (Soussan et al. 2012, Dromain et al. 2008, Klumpp et al. 2014). Ursachen falsch-negativer Befunde in der PET sind Siegelringzellkarzinome, muzinöse Tumore und kleine Tumorbesiedelungen (<1 cm). Neben hohen Kosten und geringer Verfügbarkeit handelt es sich dabei um wesentliche Limitationen des PET/CT in der Diagnostik peritonealer Metastasen. Eine Studie von Dromain et al. (2008) verglich CT und PET/CT beim Staging der Peritonealkarzinose. Das Ausmaß peritonealen Befalls (PCI) wurde durch das CT in 70 %, durch das PET/CT in 80 % der Fälle unterschätzt. Klumpp et al. (2014) stellten die Korrelation des präoperativ bestimmten PCI (mithilfe MRT vs. PET/CT) dem intraoperativen Befund gegenüber. Sie betrug 90 % für MRT und 90–94 % für PET/CT.

Levy et al. (2015) erreichten mittels endosonografische Feinnadelaspiration (EUS-FNA) eine Sensitivität und Spezifität von 91 % und 100 % beim Nachweis der Peritonealkarzinose. 65,6 % der zuvor mittels CT oder MRT als resezierbar eingestuften Patienten wurden anhand der EUS-FNA als

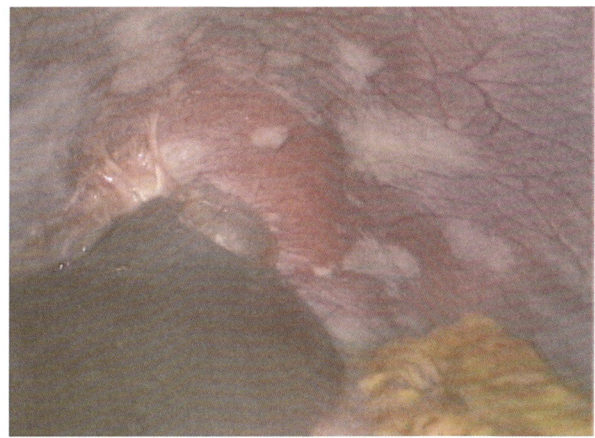

■ **Abb. 19.1**   Ausgeprägte peritoneale Metastasierung im linken Oberbauch

nichtresektabel eingestuft. Bei etwa 4 % der Patienten ereigneten sich Komplikationen (Levy et al. 2015). Die EUS kann daher im Rahmen der Primärtumorevaluation eine sinnvolle Ergänzung sein. Nachweis oder Ausschluss von Aszites sollte daher, wenn möglich, im Befund Erwähnung finden.

19.2.2   Invasive Diagnostik: Laparoskopie

Der Goldstandard zur Evaluation einer peritonealen Metastasierung ist die diagnostische Laparoskopie (■ Abb. 19.1). Vor CRS („cytoreductive surgery") und HIPEC („hyperthermic intraperitoneal chemotherapy") ermöglicht sie das Ausmaß des peritonealen Befalls, sowie die Detektion möglicher Ausschlusskriterien (beispielsweise ausgeprägter Befall des Dünndarms und seines Mesenteriums) zu dokumentieren. Garofalo und Valle konnten in 98 % der Fälle eine korrekte laparoskopische Beurteilung des PCI aufzeigen. In 4 von 197 Fällen (2 %) wurde ein zu niedriger PCI ermittelt. Komplikationen ereigneten sich bei 1 % der Patienten (Garofalo u. Valle 2009). Die Detektion peritonealer Metastasen bei Magenkarzinompatienten mittels Laparoskopie erreicht eine Sensitivität von 74–100 % und eine Spezifität von 83–100 % (Leake et al. 2012).

Andererseits weist die laparoskopische Diagnostik auch entscheidende Limitationen auf. Adhäsionen infolge vorausgegangener abdomineller Eingriffe erschweren eine exakte Diagnose. Außerdem sind retroperitoneale Lymphknoten nicht einsehbar. Durch die Trokar-Einstichstellen ist ein Verschleppen von Metastasen während der Laparoskopie möglich (■ Abb. 19.2). Daher ist es sinnvoll, die Inzisionsstellen für die Trokare in die zu erwartete Laparotomielinie anhand eines vorgezeichneten Schnittes zu integrieren. In einer retrospektiven Studie von Nunez et al. wiesen etwa ein Drittel der Patienten mit Laparoskopie vor CRS und

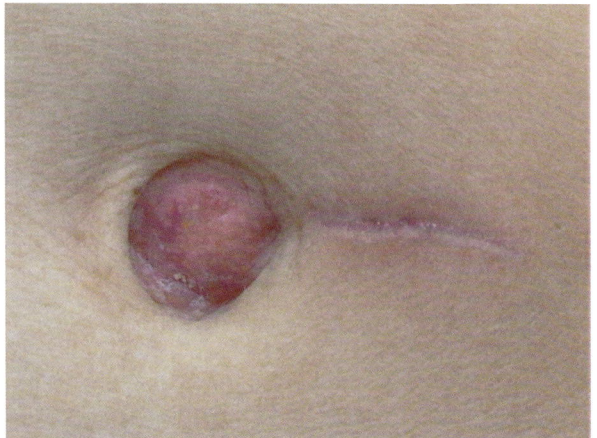

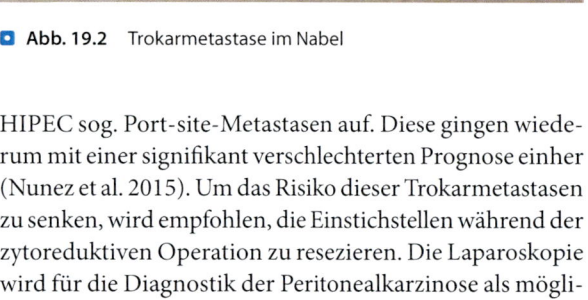

○ **Abb. 19.2**   Trokarmetastase im Nabel

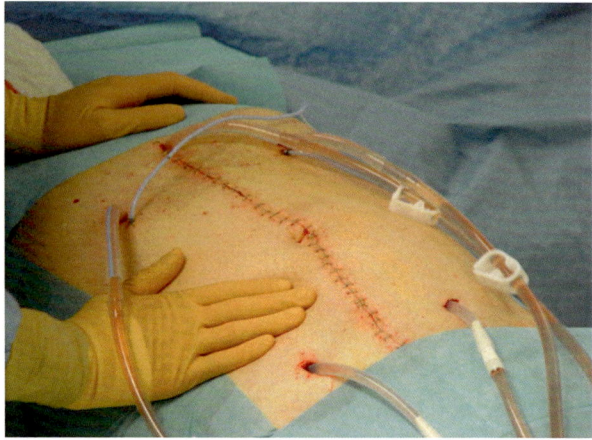

○ **Abb. 19.3**   Geschlossenes HIPEC-Verfahren

HIPEC sog. Port-site-Metastasen auf. Diese gingen wiederum mit einer signifikant verschlechterten Prognose einher (Nunez et al. 2015). Um das Risiko dieser Trokarmetastasen zu senken, wird empfohlen, die Einstichstellen während der zytoreduktiven Operation zu resezieren. Die Laparoskopie wird für die Diagnostik der Peritonealkarzinose als mögliche Ergänzung bildgebender Verfahren, aber nicht als fundamentales Diagnosetool bewertet (Yan et al. 2008).

19.3   Prophylaxe nach R0-Resektion beim lokal fortgeschrittenen Magenkarzinom

Die Prognose beim lokal fortgeschrittenen Magenkarzinom ist ungünstig, da sich bei ca. 60 % aller Magenkarzinome mit einer Tumorinfiltrationstiefe größer T3 eine Peritonealkarzinose ausbildet. Um den postoperativen Verlauf günstig zu beeinflussen, besteht die Möglichkeit, direkt an die Tumorresektion eine intraperitoneale Chemotherapie anzuschließen, um somit vereinzelte Tumorzellen zu vernichten. Es ist zu vermuten, dass insbesondere Patienten, bei welchen direkt nach Tumorresektion eine zytologisch positive Lavage des Abdomens gesichert wurde, von diesem Vorgehen profitieren. Kuramoto et al. (2009) konnten zeigen, dass eine extensive intraperitoneale Lavage mit 10 l Flüssigkeit und anschließender intraperitonealen Chemotherapie zu signifikant besseren Überlebenszeiten führt als die intraperitoneal applizierte Chemotherapie allein oder nur Tumorresektion ohne weitere intraperitoneale Therapie (Kuramoto et al. 2009).

Der Ansatz der postoperativen intraperitonealen Chemotherapie ist nicht neu. Yan et al. konnten in ihrer Metaanalyse zeigen, dass der Einsatz der intraperitonealen Chemotherapie direkt nach der Resektion oder zu einem späteren Zeitpunkt einen signifikanten Einfluss auf das Überleben hat (Yan et al. 2007). Wenn die intraperitoneale

Chemotherapie erwärmt wurde, konnte dieser Effekt weiter gesteigert werden. In Studien mit kleinen Falzahlen scheint die prophylaktische postoperative hypertherme intraperitoneale Chemotherapie (HIPEC) die Entwicklung einer Peritonealkarzinose zu behindern (Kang et al. 2013, Yarema et al. 2014).

In der Metaanalyse von Coccolini et.al. (2014) konnte gezeigt werden, dass der Einsatz einer intraperitonealen Chemotherapie, ob mit oder ohne Hyperthermie beim lokal fortgeschrittenem Magenkarzinom nach Tumorresektion einen signifikant günstigen Einfluss auf die 2- und 3- Jahres-Überlebensrate hat und der Entwicklung einer peritonealen Metastasierung entgegen wirkt.

Dieser Ansatz einer prophylaktischen adjuvanten HIPEC (○ Abb. 19.3) ist derzeit beim Magenkarzinom auf dem Prüfstand. Glehen et al. (2014) führten eine randomisierte Studie (GASTRICHIP) zu diesem Thema in Frankreich durch. Integriert werden Patienten, die ein lokal fortgeschrittenes Magenkarzinom entwickelt haben. Nach onkologischer Resektion des Magenkarzinoms erhält nur ein Teil der Patienten eine HIPEC, der andere nicht. In wenigen Jahren wird mit Ergebnissen zu rechnen sein.

19.4   Therapieoptionen bei peritonealer Metastasierung

Die Behandlung der peritonealen Tumoraussaat stellt nach wie vor nicht nur beim Magenkarzinom eine besondere Herausforderung dar. Je nach Primärtumor, Ausmaß und Verteilung der peritonealen Metastasen kann ein gutes Langzeitergebnis erreicht werden. Beim Magenkarzinom ist beim Vorhandensein einer peritonealen Metastasierung allerdings die Prognose deutlich eingeschränkt. Daher gibt es Bestrebungen, prophylaktische Vermeidungsstrategien zu entwickeln, um das Auftreten einer peritonealen Metastasierung beim fortgeschrittenen Magenkarzinom zu verhindern. Beim synchron peritoneal metastasierten Magenkarzinom ist die Prognose deutlich schlechter. In dieser Situation wird zunächst versucht, im Rahmen einer Induktionschemotherapie das Ausmaß der Erkrankung zu reduzieren, um anschließend eine komplette Tumorresektion anzustreben, die meist von einer intraoperativen Chemotherapie begleitet wird. Bei metachroner peritonealer Metastasierung kann bei geringer Tumorlast ebenfalls ein operatives Verfahren angeboten werden. Wenn der Befall des Peritoneums zu ausgedehnt ist, wird eine Zytoreduktion nicht mehr empfohlen, und es bleibt nur noch eine palliative Chemotherapie oder „best supportive care".

19.4.1 Synchron und metachron peritoneal metastasiertes Magenkarzinom

Seit 1980 wurde für isolierte peritoneale Metastasen eine Kombinationsbehandlung evaluiert, die eine zytoreduktive Chirurgie (CRS) mit einer hyperthermen intraperitonealen Chemotherapie (HIPEC) kombiniert. Der erste Bericht über diese Kombinationstherapie wurde von J.S. Spratt von der Universität Kentucky in Louisville veröffentlicht (Spratt et al. 1980). In diesem Bericht werden die Rationale sowie die Technik der CRS zum ersten Mal ausführlich beschrieben. Im weiteren Verlauf wurden die Indikationen und Techniken weitere ausgebaut. In den USA war maßgeblich Paul Sugarbaker für die Entwicklung der Methode verdienstvoll verantwortlich (Sugarbaker 1998; Sugarbaker u. Jablonski 1995; Sugarbaker et al. 1989). Für das fortgeschrittene Magenkarzinom kamen die meisten Erfahrungen überwiegend von Fujimoto aus Japan (Fujimoto et al. 1988).

Die Rationale des aggressiven operativen Vorgehens basiert auf der makroskopisch kompletten Entfernung von peritonealen Tumorknoten und der onkologischen Resektion des Primärtumors (kein Tumorrest größer als 0,25 cm). Eine komplette Zytoreduktion beinhaltet in manchen Fällen eine ausgedehnte Entfernung des Peritoneums und multiviszeraler Resektionen, die die Entfernung des kompletten Omentum, Anteile des Dünn- und Dickdarmes, Magen, Milz, Uterus, Ovar oder Gallenblase notwendig machen kann.

Alleinige CRS beim peritoneal metastasierten Magenkarzinom

Es besteht Einigkeit darüber, dass die komplette Tumorentfernung eines nichtmetastasierten Magenkarzinoms die einzige kurative Therapie darstellt und je nach Ausmaß der Erkrankung eine präoperative Chemotherapie zum Standard gehört (Moehler et al. 2015). Beim metastasierten Magenkarzinom gehen die Meinungen auseinander. In diesen Fällen kann meist keine komplette Tumorentfernung erreicht werden und postoperative Komplikationen verhindern den Einsatz einer Chemotherapie. Aufgrund

verbesserter chirurgischer Techniken rückt das radikale chirurgische Vorgehen wieder in den Vordergrund. Mit gleichbleibender Letalität von 1–3 % über ca. 20 Jahre konnte eine signifikante Verbesserung der 5-Jahres-Gesamtüberlebensrate von 33,8 % auf 38,5 % erreicht werden. Diese deutliche Steigerung des Outcome ist aber nicht nur Ausdruck verbesserter chirurgischer Methoden, sondern auch dem Einsatz multimodaler Therapieoptionen zuzuschreiben (Seyfried et al. 2015). Die Autoren konnten zeigen, dass insbesondere für das synchron peritoneal metastasierte Magenkarzinom durch erweiterte Indikationsstellungen mit zytoreduktiver Chirurgie und zusätzlicher intraperitonealer Chemotherapie für diese Patienten ein Überlebensvorteil resultierte, der nur knapp die Signifikanzgrenze verpasst hat.

Von 197 Patienten mit einem inkurablen Magenkarzinom wurde bei 162 Patienten (82 %) eine palliative Gastrektomie mit einer Letalität von 1,2 % durchgeführt. Patienten die anschließend eine palliative Chemotherapie erhielten, hatten mit 13,9 Monaten das längste Überleben, verglichen mit den Patienten, die ausschließlich Chemotherapie erhielten (9,6 Monate) oder nur operiert wurden (5,4 Monate; Jeong et al. 2014). In einer Metaanalyse über 14 Publikationen mit 3003 Patienten zeigte sich ein deutlicher Überlebensvorteil für die Patienten, die palliativ gastrektomiert wurden, insbesondere mit Leber- oder peritonealer Metastasierung. Patienten, bei denen auch die Lebermetastasen komplett entfernt werden konnten und eine postoperative Chemotherapie erfolgte, hatten den größten Überlebensvorteil (Sun et al. 2013).

Ähnliche Daten existieren auch für das peritoneal metastasierte Magenkarzinom. Bei kompletter Tumorresektion und Entfernung der peritonealen Tumorknoten („complete cytoreduction", CC0) werden signifikant längere Überlebenszeiten im Vergleich zur inkompletten Tumorentfernung erreicht (Glehen et al. 2010, Gill et al. 2011). Das Ziel der kompletten Zytoreduktion wird durch das Ausmaß der Tumordissemination am PCI gemessen (Jacquet u. Sugarbaker 1996). Bei einem hohen PCI liegt in der Regel eine ausgedehnte Karzinose vor, die das Dünndarmmesenterium eingezogen und die Dünndarm- bzw. Dickdarmserosa bereits infiltriert hat. In dieser Situation wird ein CC0 unwahrscheinlich und diese Patienten profitieren von einem operativen Eingriff nicht mehr. Daher wird bei einem PCI >12 keine Zytoreduktion beim Magenkarzinom empfohlen (Glehen et al. 2010).

Präoperative intraperitoneale Chemotherapie zur Tumorreduktion beim peritoneal metastasierten Magenkarzinom

Um optimale Voraussetzungen zur kompletten Tumorentfernung zu erreichen, kann eine präoperative Chemotherapie sinnvoll sein. Zum einen ermöglicht die präoperative Therapie eine Verkleinerung der Tumordissemination und des Primärtumors und deutet darauf hin, dass der Tumor auf die eingesetzten Medikamente chemosensitiv wirkt. Eine lokale intraabdominelle Therapie mit dem gleichen Chemotherapeutikum erscheint sinnvoll und erfolgversprechend.

Yonemura et. al. behandelten 96 Patienten mit einem peritoneal metastasierten bzw. zytologisch positiven Magenkarzinom. Andere Fernmetastasen wurden ausgeschlossen. Anschließend erfolgten 2 Zyklen einer neoadjuvanten intraabdominellen Chemotherapie (NIPS) über ein Portsystem. Insgesamt konnten 82 Patienten (85 %) reseziert werden, davon 70,7 % CC0. Eine komplette Remission der initial zytologisch positiven Patienten wurde bei 69 % beobachtet (Yonemura et al. 2012).

Wu et al. berichteten über 26 Patienten mit einem Magenkarzinom, bei denen erst im Rahmen der Laparoskopie eine peritoneale Metastasierung festgestellt wurde. Bei diesen Patienten (CRS + Chemo, n=11) erfolgte nach der Tumorresektion eine HIPEC. Bei einer anderen Gruppe (HIPEC + Chemo + CRS, n=15) erfolgte zunächst eine HIPEC, gefolgt von einer systemischen Chemotherapie und anschließend wurde nach mehreren Wochen die zytoreduktive Chirurgie durchgeführt. Die Langzeitergebnisse unterschieden sich mit einem medianen Überleben von 25 bzw. 28,2 Monaten (CRS-plus-HIPEC-Gruppe) nicht wesentlich voneinander.

Hypertherme intraperitoneale Chemotherapie (HIPEC) nach CRS beim peritoneal metastasierten Magenkarzinom

Nach kompletter Zytoreduktion erscheint eine intraoperative intraabdominelle Chemotherapie in hoher Konzentration zur antineoplastischen Therapie der verbleibenden mikroskopischen residualen Tumorzellen in der Bauchhöhle sinnvoll.

Die zusätzliche Erhitzung der intraabdominellen Chemotherapie auf über 40°C dient einer gesteigerten Effektivität, Tumorzellen abzutöten. Ursächlich hierfür sind verschiedene Gründe:

- Die bessere Erhitzung von Tumorzellen im Vergleich zur „normalen Zelle", die durch ihr intaktes Tumormilieu und Mikrozirkulation abgekühlt werden können (Hall u. Brenner 1993)
- Die Steigerung der Toxizität einiger Chemotherapeutika in Kombination mit Hitze (Dewey 1984)
- Die erhöhte Gewebepenetration der Chemotherapie bei erhitzten Tumorzellen (Yan et al. 2010)

Diese Gründe sind maßgeblich dafür verantwortlich, dass die HIPEC auch beim Magenkarzinom mit guten Ergebnissen eingesetzt wurde.

In Kombination der HIPEC mit einer optimalen Zytoreduktion konnte das mediane Überleben von 3 Monaten

bei supportiver Basistherapie auf bis zu 15 Monate angehoben werden. Die Mortalität betrug etwa 5 %. Postoperative Komplikationen (u. a. Abszesse, Fisteln, Anastomoseninsuffizienz) ereignen sich in etwa 21,5 % der Fälle (Gill et al. 2011). Eine möglichst frühe Diagnose ist entscheidend für Therapie und Prognose.

Aufgrund der Vielzahl von guten Ergebnissen retrospektiver Untersuchungen soll die HIPEC nun auf den Prüfstein gelegt werden, da es derzeit unklar ist, ob nicht der Selektionsprozess ursächlich für die guten Ergebnisse dieser Studien ist. Daher wird im Augenblick in Deutschland eine von der Deutschen Krebshilfe unterstützte multizentrische Phase-III-GASTRIPEC-Studie zur zytoreduktiven Chirurgie mit hyperthermer intraperitonealer Chemoperfusion nach präoperativer Chemotherapie beim Magenkarzinom inklusive AEG (Adenokarzinom des ösophagogastralen Übergangs) durchgeführt. In der GASTRIPEC-Studie werden Patienten mit einer histologisch nachgewiesener peritonealer Metastasierung und Ausschluss von Fernmetastasen (Ausnahme Ovar) aufgenommen. Es gibt 2 Behandlungsgruppen, wobei die medikamentöse Tumortherapie in beiden Gruppen gleich ist. In Abhängigkeit vom HER2-Status erhalten die Patienten Epirubicin, Oxaliplatin und Capecitabin (EOX) oder bei einem positiven HER2-Status Cisplatin, Capecitabin und Trastuzumab (CCT). Nach der neoadjuvanten Chemotherapie wird in beiden Gruppen eine Operation zur Tumorentfernung durchgeführt. Patienten der Interventionsgruppe erhalten zusätzlich eine HIPEC mit Mitomycin C und Cisplatin. Postoperativ erhalten beide Gruppen eine Konsolidierung der präoperativen Chemotherapie.

19.4.2 Palliativ intendierter Therapieansatz bei fortgeschrittener peritonealer Metastasierung

In aller Regel findet sich bei einer ausgeprägten peritonealen Metastasierung Aszites, welcher die Lebensqualität der Patienten im Endstadium sehr beeinträchtigt. Die Überlebenserwartung beträgt zu diesem Zeitpunkt nur noch Wochen bis wenige Monate. In dieser Situation ist ein großer operativer Eingriff nicht gerechtfertigt. Oftmals bleibt den Patienten lediglich eine regelmäßige Parazentese, um den intraabdominellen Druck zu reduzieren.

Dieser Eingriff ist mit dem Risiko der intraabdominellen Infektion und der Entwicklung von Bauchdeckenmetastasen durch den Stichkanal behaftet. Auch die alternative intraperitoneale Catumaxumabtherapie ist nicht nebenwirkungsfrei und erfordert in der Regel wiederholte stationäre Krankenhausaufenthalte.

In retrospektiven Analysen konnte gezeigt werden, dass eine laparoskopische HIPEC die wiederholten Punktionen deutlich reduzieren konnte. Bei 12 Patienten mit malignem Aszites konnte mit einer durchschnittlichen Operationszeit von 2,5 h und einem stationären Aufenthalt von 4,6 Tagen komplikationsarm eine HIPEC durchgeführt werden. Bei 83 % der Patienten konnte für die restliche Überlebenszeit bei einer medianen Gesamtüberlebenszeit von 57 Tagen eine erneute Punktion verhindert werden. Bei 2 Patienten entwickelte sich nach 124 Tagen und 283 Tagen wieder Aszites (Valle et al. 2015).

Facchiano et al. (2012) konnten bei 5 Patienten nach alleiniger laparoskopischer HIPEC und einer durchschnittlichen Operationszeit von 181 min bei keinem Patienten ein Wiederauftreten von Aszites beobachten.

Fazit

Das lokal fortgeschrittene Magenkarzinom ist mit einer niedrigen Überlebenszeit assoziiert. Insbesondere die bei 20 % der Patienten bereits zum Diagnosezeitpunkt bestehende peritoneale Metastasierung führt zu einer schlechten Prognose. Zur Nachweis einer Peritonealkarzinose sind CT und MRT geeignet. Die diagnostische Laparoskopie ermöglicht zusätzlich die Feststellung des Ausmaßes der peritonealen Absiedlungen.

Nach Ausschluss nichtresektabler Fernmetastasen können Patienten mit einem niedrigen Peritonealkarzinoseindex von einer vollständigen operativen Entfernung aller sichtbaren Tumormanifestationen und anschließenden hyperthermen intraperitonealen Chemotherapie profitieren. In mehreren Fallserien konnte eine erhebliche Verlängerung der Überlebenszeit erreicht werden. Bei geeigneter Patientenauswahl waren dabei die Mortalität gering und die Komplikationsrate niedrig. Randomisierte klinische Studien hoher Evidenz zu dieser Fragestellung werden derzeit durchgeführt.

Bei einem hohen Peritonealkarzinoseindex sollte die alleinige HIPEC ohne Tumorresektion zur Verhinderung der Aszitesproduktion in die Planung der supportiven Therapie einbezogen werden.

Literatur

Bang YJ, Van Cutsem E, Feyereislova A et al. (2010) (2004) Peritoneal carcinomatosis from colorectal or appendiceal origin: correlation of preoperative CT with intraoperative findings and evaluation of interobserver agreement. advanced gastric or gastro-oesophageal junction cancer (ToGA): a phase 3, open-label, randomised controlled trial. Lancet 376 (9742): 687–697

Coccolini F, Cotte E, Glehen O et al. (2014) Intraperitoneal chemotherapy in advanced gastric cancer. Meta-analysis of randomized trials. Eur J Surg Oncol 40(1): 12–26

de Bree E, Koops W, Kröger R et al. (2004) Peritoneal carcinomatosis from colorectal or appendiceal origin: correlation of preoperative CT with intraoperative findings and evaluation of interobserver agreement. J Surg Oncol 86(2): 64–73

Dewey WC (1984) Interaction of heat with radiation and chemotherapy. Cancer Res 44: 4714–4720

Dromain C, Leboulleux S, Auperin A et al. (2008) Staging of peritoneal carcinomatosis: enhanced CT vs. PET/CT. Abdom Imaging 33(1): 87–93

Esaki Y, Hirayama R, Hirokawa K (1990) A comparison of patterns of metastasis in gastric cancer by histologic type and age. Cancer 65(9): 2086–2090

Esquivel J, Chua TC, Stojadinovic A et al. (2010) Accuracy and clinical relevance of computed tomography scan interpretation of peritoneal cancer index in colorectal cancer peritoneal carcinomatosis: a multi-institutional study. J Surg Oncol 102(6): 565–570

Facchiano E, Risio D, Kianmanesh R, Msika S (2012) Laparoscopic hyperthermic intraperitoneal chemotherapy: indications, aims, and results: a systematic review of the literature. Ann Surg Oncol 19(9): 2946–2950

Fujimoto S, Shrestha RD, Kokubun M et al. (1988) Intraperitoneal Hyperthermic perfusion combined with surgery effective for gastric cancer patients with peritoneal seeding. Ann Surg 208: 36–41

Garofalo A, Valle M (2009) Laparoscopy in the management of peritoneal carcinomatosis. Cancer J 15(3): 190–195

Gill RS, Al-Adra DP, Nagendran J et al. (2011) Treatment of gastric cancer with peritoneal carcinomatosis by cytoreductive surgery and HIPEC: a systematic review of survival, mortality, and morbidity. J Surg Oncol 104(6): 692–698

Glehen O, Gilly FN, Arvieux C et al. (2010) Peritoneal carcinomatosis from gastric cancer: a multi-institutional study of 159 patients treated by cytoreductive surgery combined with perioperative intraperitoneal chemotherapy. Ann Surg Oncol 17(9): 2370–2377

Glehen O, Passot G, Villeneuve L et al. (2014) GASTRICHIP: D2 resection and hyperthermic intraperitoneal chemotherapy in locally advanced gastric carcinoma: a randomized and multicenter phase III study. BMC Cancer 14:183. doi: 10.1186/1471-2407-14-183

Gretschel S, Siegel R, Estevez-Schwarz L et al. (2006) Surgical strategies for gastric cancer with synchronous peritoneal carcinomatosis. Br J Surg 93(12): 1530–1535

Hall EJ, Brenner DJ (1993) The radiobiology of radiosurgery: rationale for different treatment regimes for AVMs and malignancies [see comments]. Int J Radiat Oncol Biol Phys 25 381–385

Jacquet P, Jelinek JS, Steves MA, Sugarbaker PH (1993) Evaluation of computed tomography in patients with peritoneal carcinomatosis. Cancer 72(5): 1631–1636

Jacquet P, Sugarbaker PH (1996) Clinical research methodologies in diagnosis and staging of patients with peritoneal carcinomatosis. Cancer Treat Res 82: 359–374

Jeong O, Park YK, Choi WY, Ryu SY (2014) Prognostic significance of non-curative gastrectomy for incurable gastric carcinoma. Ann Surg Oncol 21(8): 2587–2593

Kang LY, Mok KT, Liu SI et al. (2013) Intraoperative hyperthermic intraperitoneal chemotherapy as adjuvant chemotherapy for advanced gastric cancer patients with serosal invasion. J Chin Med Assoc 76(8): 425–431

Kim KW, Chow O, Parikh K et al. (2014) Peritoneal carcinomatosis in patients with gastric cancer, and the role for surgical resection, cytoreductive surgery, and hyperthermic intraperitoneal chemotherapy. Am J Surg 207(1): 78–83

Klumpp B, Schwenzer NF, Gatidis S et al. (2014) Assessment of relapse in patients with peritoneal carcinomatosis after cytoreductive surgery and hyperthermic intraperitoneal chemotherapy using F-18-FDG-PET/CT. Rofo 186(4): 359–366

Kong X, Wang JL, Chen HM, Fang JY (2012) Comparison of the clinicopathological characteristics of young and elderly patients with gastric carcinoma: a meta analysis. J Surg Oncol 106(3): 346–352

Kuramoto M, Shimada S, Ikeshima S et al. (2009) Extensive intraoperative peritoneal lavage as a standard prophylactic strategy for peritoneal recurrence in patients with gastric carcinoma. Ann Surg 250(2): 242–246

Leake PA, Cardoso R, Seevaratnam R et al. (2012) A systematic review of the accuracy and utility of peritoneal cytology in patients with gastric cancer. Gastric Cancer 15 (Suppl 1): S27–37

Levy MJ, Abu Dayyeh BK, Fujii LL et al. (2015) Detection of peritoneal carcinomatosis by EUS fine-needle aspiration: impact on staging and resectability (with videos). Gastrointest Endosc 81(5): 1215–1224

Liu X, Cai H, Sheng W, Wang Y (2012) Long-term results and prognostic factors of gastric cancer patients with microscopic peritoneal carcinomatosis. PLoS One 7(5): e37284

Low RN, Barone RM, Lee MJ (2013) Surveillance MR imaging is superior to serum tumor markers for detecting early tumor recurrence in patients with appendiceal cancer treated with surgical cytoreduction and HIPEC. Ann Surg Oncol 20(4): 1074–1081

Mocellin S, Nitti D (2015) Lymphadenectomy extent and survival of patients with gastric carcinoma: a systematic review and meta-analysis of time-to-event data from randomized trials. Cancer Treat.Rev. 41(5): 448–454

Moehler M, Baltin CT, Ebert M et al. (2015) International comparison of the German evidence-based S3-guidelines on the diagnosis and multimodal treatment of early and locally advanced gastric cancer, including adenocarcinoma of the lower esophagus. Gastric Cancer 18(3): 550–563

Nunez MF, Sardi A, Jimenez W et al. (2015) Port-site metastases is an independent prognostic factor in patients with peritoneal carcinomatosis. Ann Surg Oncol 22(4): 1267–1273

Oba K, Paoletti X, Alberts S et al. (2013) Disease-free survival as a surrogate for overall survival in adjuvant trials of gastric cancer: a meta-analysis. J Natl Cancer Inst 105(21): 1600–1607

Okano K, Maeba T, Ishimura K et al. (2002) Hepatic resection for metastatic tumors from gastric cancer. Ann Surg 235(1): 86–91

RKI (2016) Robert-Koch-Institut. Verbreitung von Krebserkrankungen in Deutschland. RKI, pp 1–181

Seyfried F, von Rahden BH, Miras AD et al. (2015) Incidence, time course and independent risk factors for metachronous peritoneal carcinomatosis of gastric origin – a longitudinal experience from a prospectively collected database of 1108 patients. BMC Cancer 15:73. doi: 10.1186/s12885-015-1081-8

Soussan M, Des GG, Barrau V et al. (2012) Comparison of FDG-PET/CT and MR with diffusion-weighted imaging for assessing peritoneal carcinomatosis from gastrointestinal malignancy. Eur Radiol 22(7): 1479–1487

Spratt JS, Adcock RA, Sherrill W, Travathen S (1980) Hyperthermic peritoneal perfusion system in canines. Cancer Res 40(2): 253–255

Stewart BW, Wild CP (2014) International Agency for Research on Cancer. In: Stewart BW, Wild CP (eds) World cancer report 2014. IARC Nonserial Publication

Sugarbaker PH (1998) Intraperitoneal chemotherapy and cytoreductive surgery for the prevention and treatment of peritoneal carcinomatosis and sarcomatosis. Semin Surg Oncol 14(3): 254–261

Sugarbaker PH, Jablonski KA (1995) Prognostic features of 51 colorectal and 130 appendiceal cancer patients with peritoneal carcinomatosis treated by cytoreductive surgery and intraperitoneal chemotherapy. Ann Surg 221(2): 124–132

Sugarbaker PH, Cunliffe WJ, Belliveau J et al. (1989) Rationale for integrating early postoperative intraperitoneal chemotherapy into the surgical treatment of gastrointestinal cancer. Semin Oncol 16 83–97

Sun J, Song Y, Wang Z et al. (2013) Clinical significance of palliative gastrectomy on the survival of patients with incurable advanced gastric cancer: a systematic review and meta-analysis. BMC Cancer 13:577. doi: 10.1186/1471-2407-13-577

Valle SJ, Alzahrani NA, Alzahrani SE et al. (2015) Laparoscopic hyperthermic intraperitoneal chemotherapy (HIPEC) for refractory malignant ascites in patients unsuitable for cytoreductive surgery. Int J Surg 23 (Pt A): 176–180

Yan TD, Black D, Sugarbaker PH et al. (2007) A systematic review and meta-analysis of the randomized controlled trials on adjuvant intraperitoneal chemotherapy for resectable gastric cancer. Ann Surg Oncol 14(10): 2702–2713

Yan TD, Morris DL, Shigeki K et al. (2008) Preoperative investigations in the management of peritoneal surface malignancy with cytoreductive surgery and perioperative intraperitoneal chemotherapy: Expert consensus statement. J Surg Oncol 98(4): 224–227

Yan TD, Cao CQ, Munkholm-Larsen S (2010) A pharmacological review on intraperitoneal chemotherapy for peritoneal malignancy. World J Gastrointest Oncol 2(2): 109–116

Yarema RR, Ohorchak MA, Zubarev GP et al. (2014) Hyperthermic intraperitoneal chemoperfusion in combined treatment of locally advanced and disseminated gastric cancer: results of a single-centre retrospective study. Int J Hyperthermia 30(3): 159–165

Yonemura Y, Elnemr A, Endou Y et al. (2012) Effects of neoadjuvant intraperitoneal/systemic chemotherapy (bidirectional chemotherapy) for the treatment of patients with peritoneal metastasis from gastric cancer. Int J Surg Oncol doi: 10.1155/2012/148420

Perioperatives Management

Nutritives Risiko und Ernährungstherapie bei Magen- und Kardiakarzinom

A. Weimann

© Springer-Verlag GmbH Deutschland 2017
M.E. Kreis, H. Seeliger (Hrsg.), *Moderne Chirurgie des Magen- und Kardiakarzinoms*,
DOI 10.1007/978-3-662-53188-4_20

Bei Patienten mit Magenkarzinom ist ein nutritives, metabolisches Risiko für das Entstehen postoperativer Komplikationen prognostisch relevant. Die frühzeitige Erkennung und Beobachtung von Patienten mit Gewichtsverlust und eingeschränkter oraler Nahrungsaufnahme ist deswegen essenziell. Der Nutritional Risk Score ist hierfür gut validiert. Mit dem Ziel der raschen Rekonvaleszenz und Verminderung der postoperativen Morbidität bedarf es auch innerhalb eines ERAS("enhanced recovery after surgery")-Konzepts besonderer ernährungsmedizinischer Mitbetreuung. Hiermit sollte bereits in der Phase einer neoadjuvanten Therapie und im Intervall vor der Operation begonnen werden. Nach Gastrektomie ist eine längerfristig inadäquate orale Nahrungsaufnahme (>10 Tage) vorhersehbar und kann ein metabolisches Risiko für Komplikationen sowie eine verzögerte Rehabilitation im postoperativen Verlauf darstellen. Dies gilt besonders bei bereits präoperativ bestehendem ernährungsmedizinischem Defizit.

20.1   Nutritives Risiko

Mangelernährung wird allgemein im Zusammenhang mit Fasten und Hunger bei Fehlen von Nahrung assoziiert. Im Rahmen einer Tumorerkrankung führt ein krankheitsassoziierter Gewichtsverlust gerade bei Patienten mit Übergewicht – wenn überhaupt – sehr spät zu einem niedrigen Körpermassenindex (BMI) in der Definition der Unterernährung durch die Weltgesundheitsorganisation (WHO) von $<18{,}5 \text{ kg/m}^2$. Der Gewichtsverlust für sich bedeutet jedoch eine Veränderung der Körperzusammensetzung, die ein nutritives „metabolisches" Risiko nach sich zieht, welches bei Patienten vor großen Tumoroperationen wie der Gastrektomie berücksichtigt werden muss (Möhler et al. 2011, Weimann et al. 2014).

Da die krankheitsassoziierte Mangelernährung häufig nicht erkannt wird und deswegen unbehandelt bleibt, werden metabolische Faktoren häufig auch nicht bei der kritischen Analyse der postoperativen Morbidität und des Outcomes berücksichtigt. Sehr viele retrospektive und prospektive Studien haben den Zusammenhang zwischen einer Einschränkung des Ernährungsstatus und der postoperativen Komplikationsrate und der Letalität herausgearbeitet. Das Vorliegen einer krankheitsassoziierten Mangelernährung ist häufig Ausdruck der Grunderkrankung, wie z. B. bei einem Tumor oder einer chronischen Organinsuffizienz. Beim Magenkarzinom sind dies das Auftreten einer Dysphagie und Magenausgangsstenose, die in einer retrospektiven Untersuchung bei jeweils 9,9 % und 6,7 % von 1139 Patienten auftraten und unabhängige Variablen für das Auftreten einer postoperativen Insuffizienz der Ösophagojejunostomie waren (Meyer et al. 2005).

Eine aktuelle systematische Übersicht von 10 Studien hat bei Anwendung eines validierten Instrumentes die Messung des Ernährungsstatus für Patienten mit gastrointestinalen Tumoroperationen als Prädiktor für die Krankenhausverweildauer gezeigt (Gupta et al. 2011).

Das metabolische Risiko hat sich in den Daten des europäischen "NutritionDay" an über 15.000 Patienten als signifikanter Faktor der Krankenhausletalität gerade bei älteren Menschen erwiesen (Hiesmayr et al. 2009).

Nach den prospektiven Daten einer großen multizentrischen europaweit durchgeführten Untersuchung finden sich die meisten Risikopatienten im Krankenhaus in der Chirurgie, Onkologie, Geriatrie und Intensivmedizin. Die univariate Analyse dieser Studie (Sorensen et al. 2008) zeigte als signifikante Faktoren für das Risiko von Komplikationen im Krankenhaus:

- Schwere der Erkrankung
- Alter >70 Jahre
- Durchführung einer Operation
- Vorliegen einer Tumorerkrankung

20.2   Erkennung eines nutritiven Risikos

Das krankheitsassoziierte nutritive, metabolische Risiko kann sehr leicht mit dem "Nutritional Risk Score" nach Kondrup erfasst werden (Kondrup et al. 2003). Dieses Screening-Instrument ist auch für chirurgische Patienten in aktuellen Studien validiert worden (Sorensen et al. 2008). In einer großen Kohortenstudie hat sich bei abdominalchirurgischen Patienten vor allem eine verminderte Nahrungsaufnahme in der Woche vor der Krankenhausaufnahme als Risikoprädiktor gezeigt (Kuppinger et al. 2012). Für ältere chirurgische Patienten (>65 Jahre) konnten in einer systematischen Übersicht von 15 Studien aus den Jahren 1998–2008 nur der Gewichtsverlust und das Serumalbumin als prädiktive Parameter für das Entstehen postoperativer Komplikationen gefunden werden (van Stijn et al. 2013). Dies hat sich in einer aktuellen prospektiven skandinavischen Studie bei Patienten mit Operationen im oberen Gastrointestinaltrakt und einem Gewichtsverlust bereits >5 % und einem Serumalbumin <35 g/l bestätigt (Aahlin et al. 2015).

Die 2015 veröffentlichte Definition der Mangelernährung durch die Europäische Gesellschaft für Klinische Ernährung und Stoffwechsel differenziert zwischen Patienten < und >70 Jahren und beschreibt (Cederholm et al. 2015):

- BMI $<18{,}5 \text{ kg/m}^2$
- Kombiniert: Gewichtsverlust >10 % oder 5 % in den letzten 3 Monaten und reduzierter BMI $<20 \text{ kg/m}^2$ oder $<22 \text{ kg/m}^2$ bei Patienten >70 Jahren oder
- Niedriger FFMI (Fettfreie-Masse-Index) $<15 \text{ kg/m}^2$ (Frauen) und 17 kg/m^2 (Männer)

Diese Daten sprechen in der klinischen Praxis für:

- Ein Screening auf Mangelernährung (z. B. Nutritional Risk Screening, NRS) bei der stationären Aufnahme oder dem ersten Patientenkontakt – dies wird auch bei Einschluss in ein ERAS-Programm empfohlen (Gupta et al. 2011, Mortensen et al. 2014),
- Beobachtung und Dokumentation der oralen Nahrungsaufnahme
- Routinemäßige Verlaufskontrolle des Gewichts und des BMI

> ❯ **Definition eines krankheitsassoziierten "schweren metabolischen Risikos" bei chirurgischen Patienten im Falle des Vorliegens eines der folgenden Kriterien (Weimann et al. 2006):**
> - **Gewichtsverlust >10–15 % innerhalb von 6 Monaten**
> - **BMI <18,5 kg/m^2**
> - **Serumalbumin <30 g/l, sofern Ausschluss einer Leber- oder Nierenfunktionsstörung**

Nach dieser Definition haben Fukuda et al. (2015) bei 800 Patienten mit nachfolgender Gastrektomie wegen eines Magenkarzinoms eine Mangelernährung bei 152 Patienten (19 %) festgestellt. Diese Patienten wiesen auch eine signifikant höhere Rate an Komplikationen mit 35,5 % „surgical site infections" (SSI) auf als die Patienten mit gutem Ernährungsstatus (14,0 %; p<0,0001).

20.3 Indikation zur künstlichen Ernährung in der Chirurgie

In der Studie von Fukuda et al. (2015) war die Inzidenz der Rate an SSI signifikant niedriger, sofern eine adäquate Ernährungstherapie über mindestens 14 Tage erfolgte, als wenn diese nur eingeschränkt durchgeführt oder sogar darauf verzichtet wurde (17,0 vs. 45,4 %; p=0,0006). In der multivariaten Analyse war die systematische Ernährungstherapie ein unabhängiger Faktor für ein signifikant geringeres Auftreten einer SSI.

Allgemein ist die Indikation zur künstlichen Ernährung in der Tumorchirurgie die Prävention und die Behandlung einer krankheitsassoziierten Mangelernährung sowie der Ausgleich eines Ernährungsdefizits vor der Operation und der Erhalt des Ernährungsstatus nach der Operation, insbesondere wenn längere Perioden der Nüchternheit und der schweren Katabolie zu erwarten sind. Morbidität, Krankenhausverweildauer und Letalität sind die wesentlichen Endpunkte für die Evaluation des Nutzens einer Ernährungstherapie im Krankenhaus. Nach der Entlassung aus dem Krankenhaus oder im Rahmen einer Palliation sind primäre Ziele der künstlichen Ernährung, die Verbesserung des Ernährungsstatus und der Lebensqualität (Weimann et al. 2014).

Eine supplementierende künstliche Ernährung findet ihre Indikation auch bei Patienten ohne offensichtliche krankheitsassoziierte Mangelernährung, wenn vorhersehbar ist, dass der Patient für eine längere postoperative Zeitdauer unfähig sein wird, zu essen oder eine adäquate orale Kalorienmenge zu sich zu nehmen. Auch in diesen Situationen wird ohne Verzögerung zum Beginn einer künstlichen Ernährung geraten. Insgesamt gilt es, nicht erst bis zur Manifestation einer krankheitsassoziierten Mangelernährung zu warten, sondern bei Bestehen eines metabolischen Risikos frühzeitig eine Ernährungstherapie zu beginnen. Orale Trinknahrungen und enterale Ernährung (Sondennahrung) wie auch die parenterale Ernährung bieten die Möglichkeit im Falle einer unzureichenden oralen Nahrungsaufnahme, eine adäquate Kalorienzufuhr sicher zu stellen.

20.4 Enhanced Recovery After Surgery – ERAS

Leitlinienbasierte Standardisierung der Therapie und interdisziplinär erarbeitete Behandlungspfade zielen auf die Prozess- und Ergebnisqualität. Multimodale ERAS-Programme haben sich mit dem Ziel einer Verbesserung der postoperativen Rehabilitation nach chirurgischen Eingriffen und einer Verkürzung des Krankenhausaufenthalts vor allem in der kolorektalen Chirurgie bewährt. In Metaanalysen der verfügbaren Studiendaten ist eine signifikant niedrigere Rate vor allem an nichtchirurgischen Komplikationen und eine kürzere Krankenhausverweildauer ohne Erhöhung der Wiederaufnahmerate gezeigt worden (Greco et al. 2014). Auch für die Gastrektomie liegt ein solches Programm vor (Mortensen et al. 2014).

Im Vergleich mit der traditionell verzögerten Nahrungszufuhr postoperativ führt ein frühzeitiges Nahrungsangebot zu einer signifikant früheren Toleranz der oralen Nahrung ohne Erhöhung der Rate an Atonien und der Notwendigkeit von Magensonden. Sogar nach Gastrektomie wurde bei Verzicht auf nasojejunale Sonden und bei frühem oralen Kostaufbau ein signifikant kürzerer Krankenhausaufenthalt gezeigt (Mortensen et al. 2014).

Aus metabolischer und ernährungsmedizinischer Sicht sind die zentralen Aspekte des perioperativen Managements (Weimann et al. 2006, 2014):
- Vermeidung längerer Nüchternheitsperioden insbesondere präoperativ
- Frühestmögliche Wiederaufnahme der Nahrungszufuhr postoperativ
- Einbeziehung der Ernährung in das therapeutische Gesamtkonzept
- Verminderung von katabolen Stressfaktoren und der Beeinträchtigung gastrointestinaler-Funktionen

- Metabolisches Monitoring des Blutzuckers
- Frühe Mobilisierung zur Stimulation von Proteinsynthese und Muskelfunktion

> ❯ Das ERAS-Programm ist auch ein metabolisches Konzept, das eine interprofessionelle Zusammenarbeit erfordert. Die Menge der Kalorienzufuhr muss der gastrointestinalen Funktion und individuellen Toleranz angepasst werden und wird nach Gastrektomie nicht den Kalorienbedarf decken.

20.5   Perioperative Nüchternheit

Es gibt keine Evidenz, dass präoperative Patienten nach Aufnahme von klaren Flüssigkeiten 2–3 h vor der Narkoseeinleitung ein größeres Aspirations-/Regurgitationsrisiko aufweisen als nach einer traditionellen Nüchternheitsperiode (12 h oder länger). So geht die präoperative Einnahme eines Glukosedrinks (Kohlenhydrate, CHO) 2 h vor der Operation nicht mit dem Risiko einer erhöhten Aspiration einher, verhindert jedoch eine Hypoglykämie und wirkt einer postoperativen Insulinresistenz.entgegen. Eine aktuelle Metaanalyse von 21 sehr heterogenen Studien mit 1685 Patienten hat für abdominalchirurgische Patienten nach präoperativer Einnahme eines Glukosedrinks eine signifikant verkürzte Krankenhausverweildauer gezeigt, die hingegen bei orthopädischen Patienten nicht beobachtet wurde (Awad et al. 2013). Eine Cochrane-Analyse der Daten aus 27 prospektiven Studien mit 1976 Patienten hat für den Glukosedrink im Vergleich mit Plazebo oder „traditioneller" Nüchternheit eine geringe Verkürzung der Krankenhausverweildauer jedoch ohne sichere Beeinflussung der Komplikationsrate bei Elektivoperationen gezeigt. Kritik bestand hier an der in vielen Studien fehlenden Verblindung (Smith et al. 2014).

Das Konzept einer präoperativen ernährungsmedizinischen Konditionierung durch Trinksupplemente wird in den nächsten Jahren durch die „Nutrigenomik" mit individueller Prädiktion der postoperativen Ausprägung der Entzündungsreaktion wahrscheinlich weiter an Bedeutung gewinnen. Es gibt bereits präoperative Drinks, die zusätzlich zur Glukose mit Glutamin, Antioxidanzien und Grünem-Tee-Extrakt angereichert worden sind.

20.6   Indikation zur präoperativen Ernährung?

20.6.1   Trinknahrung

Da sehr viele Patienten ihren Energiebedarf präoperativ durch die normale Ernährung nicht decken, sollten diese Patienten unabhängig vom Ernährungsstatus zur Einnahme oraler Trinknahrung motiviert werden.

Die perioperative Einnahme von oralen bilanzierten Diäten, angereichert mit immunmodulierenden Substraten (Arginin, Omega-3-Fettsäuren und Nukleotide) für 5–7 Tage kann die postoperative Morbidität und die Länge der Krankenhausverweildauer nach großen abdominellen Tumoreingriffen reduzieren. Mangelernährte Tumorpatienten scheinen davon besonders zu profitieren (Klek et al. 2014, Marimuthu et al.2012, Osland et al. 2014), sodass auch die American Society of Parenteral and Enteral Nutrition Guidelines (ASPEN) hier eine starke Empfehlung ausgesprochen hat (August et al. 2009). Gemessen an der zu erwartenden Komplikationsrate hat sich für den perioperativen Einsatz auch eine Kosteneffektivität gezeigt (Chevrou-Séverac et al. 2014).

20.6.2   Immunonutrition

Dennoch ist die Studienlage nach den aktuellen Metaanalysen für die Immunonutrition nicht eindeutig, das Timing bei heterogenen Studien mit verschiedenen immunmodulierenden Trinknahrungen offen. Gerade für die Risikopatienten mit Resektionen von Ösophagus und Magen haben 2 Metaanalysen von jeweils 6 und 7 prospektiven randomisierten kontrollierten Studien mit Einschluss von mehr als 600 Patienten bei enteraler Immunonutrition keine Konsistenz in den klinischen Outcome-Parametern gezeigt (Mabvuure et al. 2013, Wong u. Aly. 2016).

Eine Metaanalyse von Hegazi et al. (2014) hat die signifikanten Vorteile der präoperativen Immunonutrition bezüglich der Komplikationsrate nur im Vergleich mit einer normalen Kost herausgearbeitet, nicht jedoch im Vergleich mit Standardtrinksupplementen.

Somit ist für mangelernährte Patienten und solche mit Hochrisiko die Supplementierung mit einer Trinklösung klar zu empfehlen. Bei der Wahl der Trinknahrung sollte eine immunmodulierende Nahrung bevorzugt werden (Weimann et al. 2014).

20.6.3   Parenterale Ernährung

Für eine präoperative parenterale Ernährung zum Ausgleich eines Ernährungsdefizits ergeben sich Vorteile nur evident bei Patienten mit schwerer Mangelernährung (Gewichtsverlust >10–15 %) über eine Dauer von 10–14 Tagen (Bozzetti et al. 2000, Fukuda et al. 2015).

Wenn eine parenterale Ernährung für 10 Tage präoperativ durchgeführt und postoperativ 9 Tage fortgeführt wird, ist die Komplikationsrate signifikant um 30 % niedriger mit Tendenz zur Reduktion der Letalität. Durch parenterale Ernährung kann eine Erholung der physiologischen Funktion und des Körpergesamtproteins innerhalb von 7 Tagen erwartet werden. Zu einer weiteren signifikanten

Verbesserung kommt es jedoch auch noch in der zweiten Woche (Weimann et al. 2014).

Nur bei einer ausgeprägten Stenose mit rezidivierendem Erbrechen kann zur Deckung des Kalorienbedarfs eine ausschließliche (totale) parenterale Ernährung absolut notwendig sein. Wenn noch möglich, sollte eine eingeschränkte orale Kalorienzufuhr z. B. durch Trinknahrung erhalten bleiben.

20.7 Postoperative Ernährung

Die Vorteile einer frühen oralen/enteralen Ernährung sind in Bezug auf die postoperative Infektionsrate durch zahlreiche Metaanalysen der Studiendaten klar belegt und haben zu einer starken Leitlinienempfehlung geführt (Martindale et al. 2013, Weimann et al. 2006, 2014).

20.7.1 Sondenernährung

Während der Operation sollte die Platzierung einer nasojejunalen Sonde oder einer Feinnadelkatheterjejunostomie (FKJ) bei allen Patienten mit Indikation zur Sondenernährung erwogen werden. Postoperativ ist die orale Nahrungsaufnahme auch bei frühzeitigem Beginn häufig durch Schwellung, Verlegung oder verzögerte Magenentleerung behindert, sodass eine Deckung des Kalorienbedarfs oral nicht möglich ist. So kann bei Patienten nach Magenresektion/Gastrektomie unabhängig von einem bereits bestehenden Ernährungsdefizit von einer oralen Kalorienaufnahme von unter 60–75 % in den folgenden 10 Tagen ausgegangen werden.

Die Sondenernährung sollte möglichst innerhalb von 24 h begonnen werden (Martindale et al.2013, Weimann et al. 2014). Es wird empfohlen, die Nahrungszufuhr mit einer niedrigen Flussrate (10 bis max. 20 ml/h) unter Beobachtung der intestinalen Toleranz zu beginnen. So kann es 5–7 Tage dauern bis der Kalorienbedarf durch die enterale Sondenernährung gedeckt wird. Bei den meisten Patienten kann eine Standardnahrung mit einer adäquaten Menge an Proteinen ausreichend sein. Der Einsatz einer immunmodulierenden Nahrung (angereichert mit Arginin, Omega-3-Fettsäuren und Nukleotiden) ist bei mangelernährten Patienten mit metabolischem Risiko, insbesondere wenn bereits präoperativ begonnen, zu empfehlen (Weimann et al. 2014).

Farreras et al. (2005) haben in einer prospektiven randomisierten Studie von jeweils 30 Patienten nach Magenresektion mit Supplementierung immunmodulierender Substrate signifikant weniger Komplikationen beobachtet (4–13,3 %) als in der Kontrollgruppe (13–43,3 %). Als Maß für die Wundheilung war die Menge an Hydroxyprolin in einem subkutan implantierten Katheterröhrchen signifikant höher in der Testgruppe und bei den Patienten ohne Wundkomplikation.

Eine aktuelle Metaanalyse von 9 Studien mit insgesamt 785 Patienten mit Operation wegen eines Magenkarzinoms hat eine signifikante Verbesserung der immunologischen Parameter IgA, IgG, IgM, CD3, CD4/CD8 und der NK-Zellen sowie eine signifikante Verminderung der Entzündungsmediatoren IL(Interleukin)-6 und TNF(Tumornekrosefaktor)-α gezeigt. Eine signifikante Beeinflussung der klinischen Outcome-Parameter fand sich jedoch nicht (Song et al. 2015).

20.7.2 Zeitpunkt der parenteralen Ernährung

Bei Patienten mit normalem Ernährungsstatus ist im Fall eingeschränkter oraler und enteraler Kalorienzufuhr (<60–75 %) in den ersten 7–10 postoperativen Tagen eine parenterale Ernährung zur Deckung des Energiebedarfs nicht unbedingt erforderlich. Da während der großen Tumoroperationen zumeist routinemäßig die Platzierung eines zentralen Venenkatheters erfolgt, erscheint es sinnvoll, bei grundsätzlich gegebener Indikation zur künstlichen Ernährung diesen Zugang dann auch für eine supplementierende parenterale Substratzufuhr zu nutzen (Weimann et al. 2014).

Bei Patienten mit bereits bestehender Mangelernährung oder erwartet kompliziertem Verlauf sollte innerhalb von 4 Tagen mit der parenteralen Zufuhr begonnen werden (Weimann et al. 2014, Weimann u. Singer 2013).

Eine kombinierte, duale Ernährung ist nicht notwendig, wenn die erwartete Periode der parenteralen Ernährung unter 4 Tagen liegt. Wenn die voraussichtliche Dauer zwischen 4 und 7 Tagen liegt, kann die Ernährung kurzfristig hypokalorisch über einen peripheren Zugang verabreicht werden. Noch immer besteht ein Mangel an kontrollierten Daten zur kombinierten enteralen und parenteralen („dualen") Ernährung nach elektiv chirurgischen Eingriffen. Eine randomisierte kontrollierte Studie nach Ösophagusresektion zeigte eine signifikant verbesserte Insulinsensitivität und verminderte Glukosespiegel bei dualer Ernährung (Lidder et al. 2010).

Supplementierung einer parenteralen Ernährung mit Glutamin

In 2 aktuellen Metaanalysen mit Einschluss von 14 prospektiven randomisierten kontrollierten Studien mit 587 Patienten und 40 prospektiven randomisierten kontrollierten Studien mit mehr als 2000 Patienten sind die signifikanten Vorteile der Glutaminsupplementierung im Hinblick auf die infektiöse Morbidität und die Krankenhausverweildauer gezeigt worden (Bollhalder et al. 2013, Wang et al. 2010). Die methodologische Analyse der in die Metaanalysen eingegangenen Einzelstudien ergibt eine erhebliche Inkonsistenz und Heterogenität der Einzelstudien. Dies gilt vor allem für die nicht einheitliche Definition der infektiösen Komplikationen und Kriterien bei der Entlassung aus der stationären Behandlung (Nothacker u. Rütters 2012). Außerdem muss kritisch gesehen werden, dass die Mehrheit der in die meisten Studien eingeschlossenen Patienten, insbesondere der mit kolorektalen Eingriffen, keiner generellen parenteralen Ernährung bedurften. Aufgrund der aktuellen Studienlage ist aus der heutigen Sicht eine ausschließlich parenterale Ernährung für 5–7 Tage bei den meisten chirurgischen Patienten ohne komplizierten Verlauf und auch nach Magenresektion nicht indiziert. Ob eine parenterale Glutaminzufuhr bei oraler/enteraler Ernährung positive Auswirkungen haben kann, ist auf der Basis der derzeitigen Daten nicht zu beantworten.

Eine neuere große randomisierte multizentrische Studie hat bei parenteral ernährten chirurgischen Intensivpatienten weder einen Unterschied in der Komplikationsrate noch im 6-Monate-Langzeitüberleben gezeigt (Ziegler et al. 2016).

Supplementierung einer parenteralen Ernährung mit Omega-3-Fettsäuren

Eine Metaanalyse von 13 prospektiven randomisierten kontrollierten Studien bei 892 chirurgischen Patienten hat signifikante Vorteile der parenteralen Supplementierung mit Omega-3-Fettsäuren im Hinblick auf die postoperative Infektionsrate und die Krankenhausverweildauer gezeigt (Chen et al. 2010). Dies ist in einer weiteren Metaanalyse mit Einschluss von 23 Studien und 1502 Patienten bestätigt worden (Pradelli et al. 2012) Auch hier hat die methodologische Prüfung der Metaanalyse und der Einzelstudien eine beträchtliche Heterogenität der Studien gezeigt (Nothacker u. Rütters 2012).

20.7.3 Perioperative Ernährung bei neoadjuvanter Therapie

Von einer niederländischen Arbeitsgruppe ist der Einfluss einer intensiven perioperativen Ernährungstherapie (INS) über ein Jahr bei Patienten mit Karzinomen des Ösophagus und ösophagokardialen Übergangs prospektiv untersucht worden. Hierbei wurden 37 Patienten (35 mit neoadjuvanter Therapie) in der Interventionsgruppe mit 28 in den 3 Jahren zuvor nach Standard mit einem geringeren Anteil neoadjuvant behandelter Patienten verglichen (LigthartMelis et al. 2013).

Die intensive Ernährungstherapie beinhaltete eine durch eine onkologisch spezialisierte Diätassistentin durchgeführte Beratung mit dem Ziel einer Gewichtserhöhung durch Energieaufnahme von 1,3- bis 1,5-mal den geschätzten Energiebedarf. Die Patienten wurden zu häufigen Mahlzeiten unter Supplementierung mit Trinknahrung angehalten. Während der neoadjuvanten Phase bestanden 1- bis 2-wöchentliche telefonische Kontakte zur Frage von Ernährungsproblemen und zur Gewichtskontrolle. Bei inadäquater oraler Gewichtsaufnahme wurde eine ergänzende Sondenernährung begonnen. Während der Operation erhielten die Patienten eine Feinnadelkatheterjejunostomie, die während des stationären Aufenthalts und auch nach der Entlassung zur Supplementierung bis zum Erreichen einer energiebedarfsdeckenden oralen Nahrungsaufnahme genutzt wurde. Während der stationären Phase wurden die Patienten 2-mal wöchentlich von der Diätassistentin visitiert, nach der Entlassung oder während einer adjuvanten Chemo- oder Radiotherapie alle 1–2 Wochen für 3 Monate, danach monatlich bei Bedarf ggf. häufiger bis zum Ende des ersten Jahres. Die Patienten der Kontrollgruppe erhielten nicht regelhaft präoperativ eine Diätberatung, jedoch bei der stationären Aufnahme. Intraoperativ wurde auch bei diesen Patienten eine FKJ angelegt. Die Betreuung nach der Entlassung erfolgte nicht strukturiert, sondern vor allem telefonisch.

In der Interventionsgruppe stieg das Körpergewicht zwischen dem ersten Kontakt und der Operation relativ zur Kontrollgruppe um +4,7±1,7 % adjustiert für die möglichen Störfaktoren signifikant an. Die postoperative Rate schwerer Komplikationen nach Dindo war signifikant niedriger in der Interventionsgruppe. Sowohl die Länge des Intensivaufenthalts als auch die Krankenhausverweildauer waren signifikant kürzer. Die Krankenhausletalität zeigte keinen signifikanten Unterschied.

20.8 Poststationäre Ernährung

Bei den meisten Patienten wird nach Gastrektomie die orale Kalorienzufuhr, gemessen am Kalorienbedarf, für eine längere Periode unzureichend sein. Hinzu treten hormonelle Mechanismen einer verminderten Ghrelinfreisetzung, wie sie aus der bariatrischen Chirurgie bekannt sind. So sind Ursachen der Gewichtsabnahme der Verlust an Appetit, eine verminderte enterale Toleranz mit Dumping-Syndrom, Meteorismus und Diarrhö. All dies bedeutet einen schleichenden und anhaltenden Gewichtsverlust mit dem Risiko einer postoperativen Mangelernährung. Dies gilt umso mehr, wenn der primäre Verlauf kompliziert war (Grass et al. 2016). In einer Beobachtungsstudie ist bei Patienten mit kompliziertem Verlauf und Intensivbehandlung nach der Extubation eine spontane Kalorienaufnahme nicht höher als 700 kcal/Tag gezeigt worden (Peterson et al. 2010). Dies ist in einer Periode mit einer empfohlenen Energiezufuhr von

1,2- bis 1,5-mal dem Ruheenergiebedarf metabolisch völlig unzureichend und macht deutlich, wie wichtig die Beobachtung der spontanen oralen Nahrungsaufnahme in der Phase der Rekonvaleszenz ist. Eine Ernährungsberatung wird dringend empfohlen und von den meisten Patienten sehr gerne angenommen. Aufgrund der pankreatikozibalen Asynchronie nach Roux-Y-Rekonstruktion kann die Substitution mit exokrinen Pankreasenzymen hilfreich sein.

Da der BMI nicht sensitiv für Unterschiede in der Körperzusammensetzung ist, hat sich gerade bei der Verlaufskontrolle der Einsatz der leicht durchführbaren und nichtinvasiven bioelektrischen Impedanzanalyse (BIA) bewährt, die auch bei ambulanten Patienten ohne Belastung durchgeführt werden kann. Der intraindividuelle Verlauf kann in einem 3-Kompartment-Modell (Extrazellulärmasse, Körperzellmasse und Fettmasse) dargestellt und beobachtet werden. Von der Körperimpedanz ableitbar sind das Verhältnis der Extrazellulärmasse zur Körperzellmasse und der Phasenwinkel einfach verfügbarer Werte, welche longitudinal zuverlässige und valide Informationen über die Körperzusammensetzung vermitteln (Weimann et al. 2014). Idealerweise wird die erste Untersuchung bereits vor der Operation durchgeführt.

Sofern bei der Operation eine FKJ implantiert wurde, kann es von Vorteil sein, diese nicht bereits bei der Entlassung aus dem Krankenhaus zu entfernen. Wenn notwendig, kann eine supplementierende enterale Ernährung über die FKJ z. B. mit 500–1000 kcal/Tag über Nacht auch über eine längere Phase postoperativ gerade im Fall einer adjuvanten Radio-/Chemotherapie erfolgen (Weimann et al. 2014). Eine entsprechende Unterweisung des Patienten und seiner Familie ermöglicht in den meisten Fällen die Versorgung ohne Einbindung eines Pflegedienstes.

Schrittweise kann dann von einer supplementierenden enteralen Sondenernährung zur vorübergehenden Ergänzung auf orale Trinklösungen übergegangen werden.

20.9   Trinknahrungen

In einer aktuellen Metaanalyse der klinischen Studien haben Trinknahrungen bei geeigneter Indikation für chirurgische Patienten ihren Nutzen und ihre Wirtschaftlichkeit unter Beweis gestellt (Elia et al. 2015). Von Baldwin et al. (2012) wurden in eine Cochrane-Analyse 13 Studien mit 1414 Tumorpatienten mit Risiko oder bereits manifester Mangelernährung eingeschlossen. Hierbei zeigte sich, dass die Einnahme oraler Trinklösungen effektiv die Höhe der Kalorienzufuhr erhöhte. Außerdem verbesserten sich einige Parameter der Lebensqualität (QOL). Ein Einfluss auf die Letalität bestand jedoch nicht.

Für die ausschließlich postoperative Gabe lassen die verfügbaren Daten die Empfehlung einer Routinegabe nach

Gastrektomie nicht zu, zeigen aber allgemein einen Nutzen bei der Erholung des Ernährungsstatus und eine Besserung des allgemeinen Wohlbefindens sowie der Lebensqualität bei den Patienten, die ihren Kalorienbedarf in der häuslichen Umgebung nicht durch die normale Ernährung decken können. Aufgrund der oftmals eingeschränkten Compliance ist die Gabe von Produkten mit hoher Energiedichte 1,5–2 kcal/ml zu empfehlen (Hubbard et al. 2012). Für die transparente Dokumentation der ambulanten Verordnung von Trinklösungen dient der Algorithmus der Deutschen Gesellschaft für Ernährungsmedizin (Weimann et al. 2012).

Fazit

Der Ernährungsstatus ist bei Patienten mit Magenkarzinom perioperativ ein prognostischer Faktor. So sollte die Ernährungstherapie bereits während einer neoadjuvanten Chemotherapie begonnen und das Intervall vor der Operation zur ernährungsmedizinischen Konditionierung genutzt werden. Eine supplementierende künstliche Ernährung mit Verlaufskontrolle des Ernährungsstatus kann auch bei den Patienten ohne offensichtliche Mangelernährung indiziert sein, wenn vorhersehbar ist, dass der Patient für eine längere postoperative Zeitdauer unfähig sein wird, zu essen oder eine adäquate orale Kalorienmenge zu sich zu nehmen.

Literatur

Aahlin EK, Tranø G, Johns N et al. (2015) Risk factors, complications and survival after upper abdominal surgery: a prospective cohort study. BMC Surg 15: 83 DOI 10.1186/s12893-015-0069-2

August DA, Huhmann MB, American Society for Parenteral and Enteral Nutrition (A.S.P.E.N.) Board of Directors (2009) A.S.P.E.N. clinical guidelines: nutrition support therapy during adult anticancer treatment and in hematopoietic cell transplantation. J Parenter Enteral Nutr 33: 472–500

Awad S, Varadhan KK, Ljungqvist O, Lobo DN (2013) A meta-analysis of randomised controlled trials on preoperative oral carbohydrate treatment in elective surgery. Clin Nutr 32: 34–44

Baldwin C, Spiro A, Ahern R, Emery PW (2012) Oral nutritional interventions in malnourished Patients with cancer: a systematic review and meta-analysis. J Natl Cancer Inst 104: 371–385

Bollhalder L, Pfeil AM, Tomonaga Y, Schwenkglenks M (2013) A systematic literature review and meta-analysis of randomized clinical trials of parenteral glutamine supplementation. Clin Nutr 32: 213–223

Bozzetti F, Gavazzi C, Miceli R et al. (2000) Perioperative total parenteral nutrition in malnourished, gastrointestinal cancer Patients: a randomized, clinical trial. J Parenter Enteral Nutr 24: 7c14

Cederholm T, Bosaeus I, Barazzoni R et al. (2015) Diagnostic criteria for malnutrition – an ESPEN consensus statement. Clin Nutr 34: 335–340

Chen B, Zhou Y, Yang P et al. (2010) Safety and efficacy of fish oil-enriched parenteral nutrition regimen on postoperative Patients undergoing major abdominal surgery: a meta-analysis of randomized controlled trials. J Parenter Enteral Nutr 34: 387–394

Chevrou-Séverac H, Pinget C, Cerantola Y et al. (2014) Cost-effectiveness analysis of immune-modulating nutritional support for gastrointestinal cancer Patients. Clin Nutr 33: 649–654

Elia M, Normand C, Norman K, Laviano A (2015) A systematic review of the cost and cost effectiveness of using standard oral nutritional supplements in the hospital setting. Clin Nutr 35(2): 370–380

Farreras N, Artigas V, Cardona D et al. (2005) Effect of early postoperative enteral immunonutrition on wound healing in Patients undergoing surgery for gastric cancer. Clin Nutr 24: 55–65

Fukuda Y, Yamamoto K, Hirao N et al. (2015) Prevalence of malnutrition among gastric cancer Patients undergoing gastrectomy and optimal preoperative nutritional support for preventing surgical site infections. Ann Surg Oncol 22 (Suppl 3): S778–S785

Grass FG, Benoit M, Coti Bertrand P et al. (2016) Nutritional status deteriorates postoperatively despite preoperative nutritional support. Ann Nutr Metab 68: 291–297

Greco M, Capretti G, Beretta L et al. (2014) Enhanced recovery program in colorectal surgery: a meta-analysis of randomized controlled trials. World J Surg 38: 1531–1541

Gupta D, Vashi PG, Lammersfeld CA, Braun DP (2011) Role of nutritional status in predicting the length of stay in cancer: a systematic review of the epidemiological literature. Ann Nutr Metab 59: 96–106

Hegazi RA, Hustead DS, Evans DC (2014) Preoperative standard oral nutrition supplements vs immunonutrition: results of a systematic review and meta-analysis. J Am Coll Surg 219: 1078–1087

Hiesmayr M, Schindler K, Pernicka E et al., NutritionDay Audit Team (2009) Decreased food intake is a risk factor for mortality in hospitalised Patients: the NutritionDay survey 2006. Clin Nutr 28: 484–491

Hur H, Kim SG, Shim JH et al. (2011) Effect of early oral feeding after gastric cancer surgery: a result of randomized clinical trial. Surgery 149: 561–568

Hubbard GP, Elia M, Holdoway, Stratton RJ (2012) A systematic review of compliance to oral nutritional supplements. Clin Nutr 31: 293–312

Klek S, Szybinski P, Szczepanek K (2014) Perioperative immunonutrition in surgical cancer Patients; a summary of a decade of research. World J Surg 38: 803–812

Kondrup J, Allison SP, Elia M et al., Educational and Clinical Practice Committee, European Society of Parenteral and Enteral Nutrition (ESPEN) (2003) ESPEN guidelines for nutrition screening 2002. Clin Nutr 22: 415–421

Kuppinger D, Hartl WH, Bertok M et al. (2012) Nutritional screening for risk prediction in Patients scheduled for abdominal operations 99: 728-737

Lidder P, Flanagan D, Fleming S et al. (2010) Combining enteral with parenteral nutrition to improve postoperative glucose control. Br J Nutr 103: 1635–1641

Ligthart-Melis GC, Weijs PJM, te Boveldt ND et al. (2013). Dietician-delivered intensive nutritional support is associated with a decrease in severe postoperative complications after surgery in Patients with esophageal cancer. Dis Esophagus 26: 587–593

Mabvuure NT, Roman I, Khan OA (2013) Enteral immunonutrition versus standard enteral nutrition for Patients undergoing oesophagogastric resection for cancer. Int J Surg 11: 122–127

Marimuthu K, Varadhan KK, Ljungqvist O, Lobo DN (2012) A meta-analysis of the effect of combinations of immune modulating nutrients on outcome in Patients undergoing major open gastrointestinal surgery. Ann Surg 255: 1060–1068

Martindale RG, McClave SA, Taylor B, Lawson CM (2013) Perioperative nutrition: what is the current landscape? J Parenter Enteral Nutr 37 (Suppl 5): 5S–20S

Meyer L, Meyer F, Dralle H et al., East German Study Group for Quality Control in Operative Medicine and Regional Development in Surgery (2005) Insufficiency risk of esophagojejunal anastomosis after total abdominal gastrectomy for gastric carcinoma. Langenbecks Arch Surg 390: 510–516

Möhler M, Al-Batran SE, Andus T et al. (2011) German S3-Guideline: Diagnosis and treatment of esophagogastric cancer. Z Gastroenterol 49: 461–531

Mortensen K, Nilsson M, Slim K et al. (2014) Consensus guidelines for enhanced recovery after surgery (ERAS) Society recommendations. Br J Surg 101: 1209–1229

Nothacker M, Rütters D (2012) Evidenzbericht 2012: Analyse von Metaanalysen zur perioperativen klinischen Ernährung. Ärztliches Zentrum für Qualität in der Medizin (ÄZQ) Berlin

Osland E, Hossain MB, Khan S, Memon MA (2014) Effect of timing of pharmaconutrition (immunonutrition) administration on outcomes of elective surgery for gastrointestinal malignancies: a systematic review and meta-analysis. J Parenter Enteral Nutr 38: 53–69

Peterson SJ, Tsai AA, Scala CM et al. (2010) Adequacy of oral intake in critically ill Patients 1 week after extubation. J Am Diet Assoc 110: 427–433

Pradelli L, Mayer K, Muscaritoli M, Heller AR (2012) n-3 fatty acid-enriched parenteral nutrition regimens in elective surgical and ICU Patients: a meta-analysis. Crit Care 16: R184.

Smith MD, McCall J, Plank L et al. (2014) Preoperative carbohydrate treatment for enhancing recovery after elective surgery.Cochrane Database Syst Rev. 2014 Aug 14; 8:CD009161. doi: 10.1002/14651858.CD009161.pub2.

Song GM, Tan X, Liang H et al. (2015) Role of enteral immunonutrition in Patients undergoing surgery for gastric cancer: a systematic review and meta-analysis of randomized controlled trials. Medicine (Baltimore) 94(31): e1311

Sorensen J, Kondrup J, Prokopowicz J et al., EuroOOPS study group (2008) EuroOOPS: an international, multicentre study to implement nutritional risk screening and evaluate clinical outcome. Clin Nutr 27: 340–349

Van Stijn MF, Korkic-Halilovic I, Bakker MS et al. (2013) Preoperative nutrition status and postoperative outcome in elderly general surgery Patients: a systematic review. J Parenter Enteral Nutr 37: 37–43

Wang Y, Jiang ZM, Nolan MT et al. (2010) The impact of glutamine dipeptide-supplemented parenteral nutrition on outcomes of surgical Patients: a meta-analysis of randomized clinical trials. J Parenter Enteral Nutr 34: 521–529

Weimann A (2014) Perioperative enterale und parenterale Ernährung bei Tumorpatienten. Forum 29: 386–391

Weimann A, Braga M, Harsanyi L et al., DGEM (German Society for Nutritional Medicine), ESPEN (European Society for Parenteral and Enteral Nutrition) (2006) ESPEN Guidelines on Enteral Nutrition: Surgery including organ transplantation. Clin Nutr 25: 224–244

Weimann A, Schütz T, Lipp T et al. (2012) Supportiver Einsatz von Trinknahrung in der ambulanten Versorgung von Erwachsenen Patienten – ein Algorithmus. Aktuel Ernährungsmed 37: 282–286

Weimann A, Singer P (2013) Avoiding underfeeding in severely ill Patients in the intensive care unit, Lancet 381(9880): 1811

Weimann A, Breitenstein S, Breuer JP et al., DGEM Steering Committee (2014) Klinische Ernährung in der Chirurgie, S3 Leitlinie der Deutschen Gesellschaft für Ernährungsmedizin e.V. (DGEM) in Zusammenarbeit mit der Gesellschaft für klinische Ernährung der Schweiz (GESKES), der Österreichischen Arbeitsgemeinschaft für klinische Ernährung (AKE), der Deutschen Gesellschaft für Allgemein- und Viszeralchirurgie (DGAV), der Deutschen Gesellschaft für Anästhesie, Intensiv- und Notfallmedizin (DGAI) und der Deutschen Gesellschaft für Chirurgie (DGCH), Chirurg 85: 320–326

Wong CS, Aly EH (2016) The effects of enteral immunonutrition in upper gastrointestinal surgery: a systematic review and meta-analysis. Int J Surg 29: 137–150

Ziegler TR, May Ak, Hebbar G et al. (2016) Efficacy and safety of gluta-mine-supplemented parenteral nutrition in surgical ICU Patients: an American multicenter randomized controlled trial. Ann Surg 263: 646–655

Perioperatives Komplikationsmanagement bei Magen- und Kardiakarzinom

M. Fein

© Springer-Verlag GmbH Deutschland 2017
M.E. Kreis, H. Seeliger (Hrsg.), *Moderne Chirurgie des Magen- und Kardiakarzinoms*,
DOI 10.1007/978-3-662-53188-4_21

Die operative Behandlung eines Magenkarzinoms oder Adenokarzinoms des ösophagogastralen Übergangs (AEG) birgt relevante Risiken für Komplikationen. Bei adäquater chirurgischer Technik lassen sich die Ergebnisse durch eine sorgfältige Patientenselektion und durch optimales Komplikationsmanagement verbessern (Wright et al. 2009, Gaitonde et al. 2015). Wesentliche Aspekte der Patientenselektion und Vorbereitung werden im ▶ Kap. 20 „Nutritives Risiko und Ernährungstherapie bei Magen und Kardiakarzinom" behandelt. In diesem Kapitel wird das perioperative Komplikationsmanagement dargestellt. Diesbezüglich finden sich in den aktuellen Leitlinien zum Ösophagus- und Magenkarzinom keine Empfehlungen (AWMF 2012, 2015a). Die Langzeitfolgen nach Magenresektion werden im nachfolgenden ▶ Kap. 22 erläutert.

Eine fehlende oder zu späte Reaktion auf klinische Zeichen für Komplikationen ist ein signifikanter Grund für Mortalität. Daher müssen Komplikationen früh erkannt und vorausschauend behandelt werden. Offenkundige Zeichen der Sepsis, eine zu langsame Erholung, d. h. erwartete Fortschritte bleiben aus, oder diskrete Zeichen, wie neu aufgetretenen Arrhythmien, sollten den Verdacht auf eine Komplikation aufkommen lassen und abgeklärt werden (Chaudry et al. 2014). In der perioperativen Behandlung sind bei Auftreten von Fieber und Infektzeichen zuerst die 3 häufigsten Ursachen auszuschließen: der Wundinfekt (Inspektion), der Harnwegsinfekt (U-Status, ggf. Urikult) und die Pneumonie (Auskultation, Röntgen). Sind die auffälligen Befunde allein hierdurch nicht zu erklären, liefert in sehr vielen Fällen eine CT (Computertomografie) mit oraler Kontrastierung als erste weiterführende Untersuchung die wichtigsten Informationen für die notwendige Therapie.

Komplikationen sind für viele Outcome-Parameter relevant. Neben der Mortalität ist die Dauer der stationären Behandlung, die Wiederaufnahmerate, das Gesamt- oder krebsfreie Überleben mit dem Auftreten von Komplikationen assoziiert (Rizk et al. 2004). Auswertungen bezüglich einer optimalen Therapie von Komplikationen sind dadurch erschwert, weil erst in den letzten Jahren versucht wurde, Komplikationen standardisiert zu erfassen. 2015 wurde ein Internationaler Konsensus für die Standardisierung der Datenerfassung von Komplikationen nach Ösophagusresektion erstellt (Low et al. 2015). Neben einer Charakterisierung möglicher Komplikationen wurden in dieser Arbeit auch Empfehlungen für die Erfassung von Qualitätsindikatoren publiziert (s. folgende Übersicht).

Qualitätsindikatoren der Ösophagusresektion (Low et al. 2015)

- 30-Tage-, 90-Tage-, Hospitalmortalität
- Dokumentationsmethode
- Komorbidität
- Transfusionsbedarf
- Intensiv-/Intermediate-Care(IMC)-Behandlung
- Komplikationen (klassifiziert)
- Wiederaufnahmerate
- Entlassungsmodalität

Für die Erfassung der Schwere einer Komplikation hat sich weltweit die Clavien-Dindo-Klassifikation durchgesetzt (Dindo et al. 2004). In ◘ Tab. 21.1 werden die für die Chirurgie des Magenkrebses typischen Komplikationen dieser Klassifikation zugeordnet (Lee et al. 2012). Alle Komplikationen Grad III oder höher werden als Major-Komplikationen bewertet. Wichtig ist, dass nicht die Art der Komplikation den Schweregrad bestimmt, sondern die notwendige Therapie bzw. Konsequenz. So findet sich z. B. die Anastomoseninsuffizienz in allen Graden dieser Klassifikation.

Nachfolgend werden zuerst spezifische und dann einige allgemeine Komplikationen nach Chirurgie eines Magenkarzinoms oder AEG und deren konsequentes, interdisziplinäres Management erläutert. Für die Diagnose und Therapie einiger in ◘ Tab. 21.1 genannter allgemeiner nichtorganspezifischer Komplikationen wie z. B. Pneumonie oder Beinvenenthrombose wird auf die aktuellen Leitlinien verwiesen (AWMF 2013, 2015b). Angesichts der zunehmenden Bedeutung von Qualitätsindikatoren werden diese im letzten Abschnitt dieses Kapitels charakterisiert.

21.1 Spezifische Komplikationen

21.1.1 Anastomoseninsuffizienz

Definition und Ursachen

Eine Nahtinsuffizienz ist die häufigste Ursache für eine lokale oder diffuse Peritonitis nach Karzinomoperationen am Magen. Die Duodenalstumpfinsuffizienz als spezifische Komplikationen einer Magenresektion wird im nächsten Abschnitt erläutert. Eine Anastomoseninsuffizienz wird definiert als Defekt der gesamten Wand unabhängig von der Klinik und der Art des Nachweises (Low et al. 2015). Sie ist

◻ **Tab. 21.1** Klassifikation häufiger Komplikationen nach Operation eines Magenkrebses oder AEG in der Clavien-Dindo-Klassifikation. (Mod. nach Dindo et al. 2004)

Grad I	Jede Abweichung vom normalen postoperativen Verlauf ohne Interventionsbedarf Eine nicht lebensgefährliche Komplikation, die keine therapeutische Intervention oder Medikation erfordert außer Schmerzmitteln, fiebersenkende, antiinflammatorische und antiemetische Medikamente	– Fieber (>38 °C) unbekannten Ursprungs – Wundinfekt (ggf. Wundöffnung) – Atemgymnastik bei Atelektase – Passagestörung – Blutung ohne Transfusionsbedarf – Drainage verzögert entfernt bei Sekret >½ l/Tag – Delir ohne Therapiebedarf – Transiente Leberfunktionsstörung – Bronchitis – Anastomoseninsuffizienz ohne Therapiebedarf – Pankreatitis ohne Therapiebedarf – Transiente Kreatininerhöhung – Erbrechen durch Reflux
Grad II	Zusätzliche medikamentöse Therapie, Bluttransfusion, Parenterale Ernährung	– Antibiose bei Infektion: Wunde, Verhalt, Pankreatitis, Pharyngitis, Harnwegsinfekt oder Pneumonie – Leukozytose mit mindestens 3 Tage Fieber und Antibiose – Nachblutung mit Transfusion ohne Revision – Tachyarrhythmie mit β-Blockern therapiert – Lymphfistel mit Nahrungskarenz und TPN therapiert – Nekrose des Restmagens ohne endoskische oder operative Therapie – Post-OP-Ileus mit Nahrungskarenz und TPN therapiert – Beinvenenthrombose, Lungenembolie, TIA nur mit Antikoagulanzien therapiert – Anastomoseninsuffizienz konservativ therapiert – Transiente psychologische Probleme – Transiente Magenentleerungsstörung mit medikamentöser Therapie und ggf. Magensonde – Thrombozytopenie mit Steroiden therapiert
Grad III	Reoperation, Endoskopische und/ oder radiologische Intervention	
Grad IIIa	Intervention ohne Narkose	– Sekundärnaht im OP in LA – Intraabdomineller Abszess, Anastomoseninsuffizienz, Verhalt und Lymphfistel mit perkutaner Drainage – Komplizierte Beinvenenthrombose mit Lungenembolie – Pleuraerguss punktiert wegen Dyspnoe – Bülau-Drainage bei Pneumothorax – Bronchoskopie bei Atelektase – Anastomosenstenose bougiert – Anastomosenblutung oder intraabdominelle Blutung endoskopisch oder radiologisch behandelt
Grad IIIb	Intervention mit Narkose	– Re-OP bei Anastomoseninsuffizienz oder Nachblutung – Re-OP bei Nekrose des Restmagens mit Sepsis – Re-OP bei Platzbauch, Zwerchfellhernie – Re-OP bei anderer Ursache: z. B. Bride, Dünndarmleckage, Chylothorax
Grad IV	Lebensbedrohliche Komplikation (einschließlich ZNS) mit Intensivstation	
Grad IVa	Ein-Organ-Versagen (einschl. Dialyse)	– Re-OP bei Anastomoseninsuffizienz mit postoperativem Nierenversagen und Dialysepflicht – Herzinfarkt, Reanimation – Intubationspflicht bei Pneumonie, Aspiration
Grad IVb	Multiorganversagen	Multiorganversagen nach Anastomoseninsuffizienz, Blutung oder Pneumonie
Grad V	Tod des Patienten	Alle Todesfälle unabhängig von der Todesursache

AEG Adenokarzinom des ösophagogastralen Übergangs, *TPN* totale parenterale Ernährung, *TIA* transitorische ischämische Attacke, *LA* Lokalanästhesie, *ZNS* zentrales Nervensystem

in der Regel Folge eines technischen Fehlers, einer Ischämie oder zu großer Spannung (Girard et al. 2014). Entsteht eine Anastomoseninsuffizienz trotz optimaler Technik, guter Durchblutung und Spannungsfreiheit, ist davon auszugehen, dass andere Faktoren relevant sind. Ursächlich sind Störungen der Geweberegeneration und -reparation. Von Bedeutung sind sicher der Ernährungszustand des Patienten und/oder laufende medikamentöse Therapien wie Steroide, weitere Immunsuppressiva und Antikörpertherapien wie z. B. Antiangionesefaktoren. Die Inzidenz einer Anastomoseninsuffizienz am Ösophagus wird mit ca. 10% angegeben (Kassis et al. 2013).

Die wichtigste Maßnahme während der Erstoperation ist neben einer subtilen Operationstechnik die gezielte Anlage von Drainagen. Es besteht eine sehr gute Evidenz, dass Drainagen nach Magenresektionen nicht routinemäßig angelegt werden sollten (Wang et al. 2015). Gleichzeitig kann jedoch eine gut platzierte Drainage bei sog. Risikoanastomosen im Einzelfall eine Revisionsoperation vermeiden helfen. Die wesentlichen Fragen bleiben, in welchen Situationen die Drainageanlage indiziert ist und wie eine korrekte Lage sichergestellt und gehalten werden kann. Im Einzelfall wird empfohlen, die Drainage in unmittelbarer Nähe zur Anastomose zu platzieren.

Diagnostik

Der klinischen Verlaufsbeurteilung kommt in der Erfassung einer Insuffizienz die größte Bedeutung zu. Sie muss mindestens täglich erfolgen und bei Besonderheiten auch in kürzeren Abständen. Unspezifische Zeichen sind Fieber und Tachykardie sowie eine gastrointestinale Atonie. Bei liegender Drainage soll die Sekretmenge und Beschaffenheit beobachtet werden. Plötzliche heftige Schmerzen, Schüttelfrost und Tachypnoe müssen als erstes in einer sorgfältigen klinischen Untersuchung weiter evaluiert werden, in der z. B. ein lokaler Druckschmerz und ggf. Abwehrspannung oder eine Darmparalyse dokumentiert werden sollen. Zu diesem Zeitpunkt soll auch eine aktuelle Laboruntersuchung mit Blutbild, Leber- und Nierenwerten und CRP (C-reaktives Protein) vorliegen. Ist auf dieser Basis die Diagnose einer Anastomoseninsuffizienz wahrscheinlich, können die notwendigen Maßnahmen bereits eingeleitet werden.

Zur Basisdiagnostik gehört die Endoskopie auch einer frischen Anastomose, da diese hier direkt beurteilbar ist und auch das Interponat (Magenschlauch oder Dünndarm) auf seine Durchblutung beurteilt werden kann. In vielen Fällen ist die Durchführung einer Computertomografie mit intravenöser und oraler Kontrastierung indiziert (Abb. 21.1). Im nächsten Schritt, bzw. im Einzelfall auch primär, kann eine Endoskopie erfolgen, um das Ausmaß der Insuffizienz

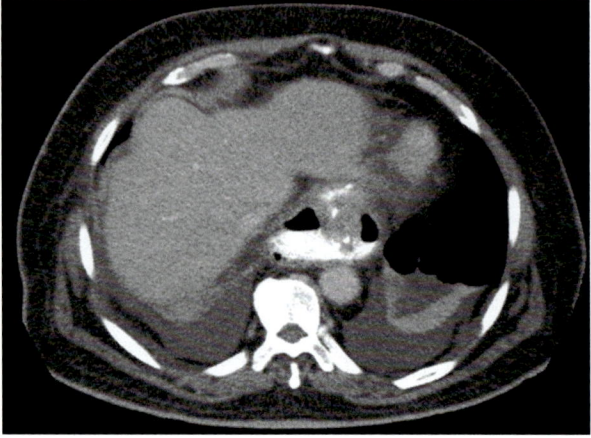

 Abb. 21.1   CT mit oralem und i.v.-Kontrastmittel. Anastomoseninsuffizienz 5 Tage nach Gastrektomie: Bei Sepsis operative Revision mit Stenteinlage, 8 Tage später Stententfernung und Endovac-Anlage, letztlich Ausheilung der Insuffizienz

Tab. 21.2 Definition zur Charakterisierung einer Anastomoseninsuffizienz	
Typ I	Keine Therapie, Reduktion der oralen Ernährung und/oder Antibiose
Typ II	Interventionelle Drainage, Stent, Schwamm oder endoskopische Therapie erforderlich
Typ III	Reoperation erforderlich

und die Abflussverhältnisse darzustellen und ggf. unmittelbar zu therapieren. Falls erforderlich kann eine Durchleuchtungsuntersuchung ergänzt werden. Zur standardisierten Erfassung einer Anastomoseninsuffizienz wurde die in Tab. 21.2 beschriebene Definition festgelegt, die die nachfolgend beschriebenen therapeutischen Interventionen klassifiziert (Low et al. 2015).

Therapie

Neben dem Abstand zur Primäroperation ist die Beeinträchtigung des Patienten für die Therapie einer Insuffizienz von entscheidender Bedeutung. Da die Anastomosenumgebung innerhalb der ersten 3 Tage noch nicht ausreichend verklebt ist, ist meist eine Reoperation indiziert. Dies gilt nicht für radiologische oder endoskopische Zufallsbefunde ohne entsprechende Klinik. Bei der Reoperation ist das wichtigste Operationsziel eine sorgfältige Reinigung der betroffenen Regionen und ausreichende Drainage. Für die Sicherstellung einer enteralen Ernährung sollte die Anlage einer enteralen Ernährungssonde erfolgen. Wenn möglich, kann die

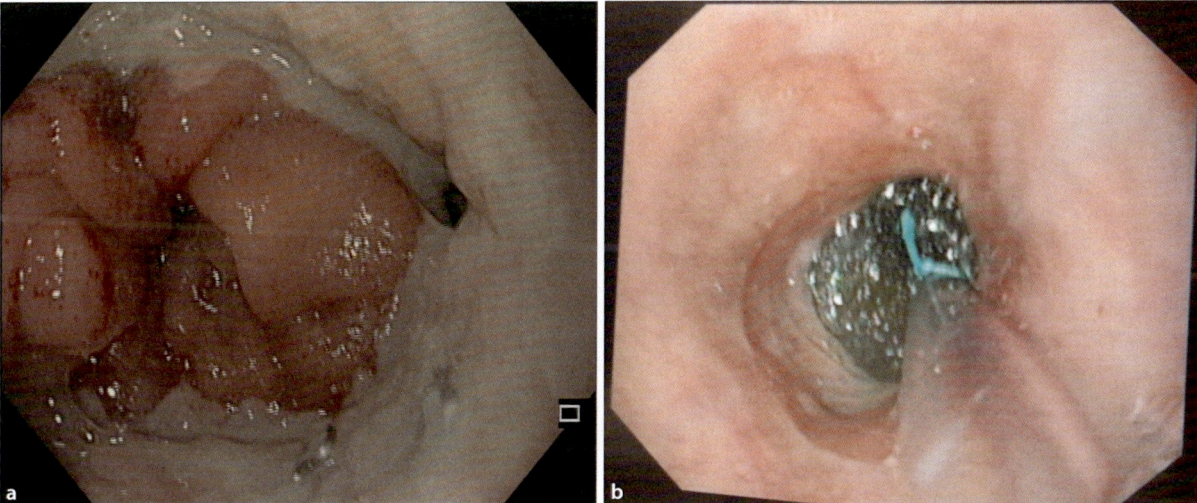

Abb. 21.2a,b   Gastroskopie. **a** Anastomoseninsuffizienz mit kleinen Fistelöffnungen 8 Tage nach Gastrektomie, **b** Versorgung einer Anastomoseninsuffizienz mit Endovac im Lumen

Anastomose durch Übernähung oder Neuanlage korrigiert werden. Dies ist aber oft nicht erfolgreich. Daher ist eine Option bei der Revisionsoperation auch das Erzeugen einer kontrollierten Fistel. Hilfreich kann auch eine Abdeckung der Insuffizienz durch anderes Gewebe, meist durch Omentum, sein. Bei sehr ausgedehnten Befunden sollte ein Auflösen der Anastomose mit Kontinuitätsunterbrechung in Betracht gezogen werden, in diesem Fall immer mit Anlegen einer Ernährungssonde. Im Fall einer sehr ausgedehnten Peritonitis können auch geplante Relaparotomien erforderlich und sinnvoll sein (Brasel et al. 2009).

Wenn es bei radiologischem Nachweis einer Insuffizienz dem Patienten nicht schlecht geht, kann eine konservative Therapie erfolgen, d. h. Sondenernährung oder parenteraler Ernährung und nachfolgende KM(Kontrastmittel)-Studien zum Nachweis der Abheilung. Falls keine enterale Ernährungssonde vorhanden ist, sollte peroral eine Ernährungssonde angelegt werden, wobei ein ausreichender Abstand der Sondenspitze zu der Anastomose wichtig ist. Bei Insuffizienz mit klinischer Verschlechterung des Patienten sind je nach spezifischen Befunden 3 Vorgehensweisen möglich:
— Endoskopische Therapie
— Interventionelle Drainage
— Reoperation

Von sehr großer Bedeutung ist heute die endoskopische Therapie. Wichtig ist, dass eine Endoskopie der Anastomosenregion bereits unmittelbar nach der Operation durchgeführt werden kann. Mit Hilfe von Stents können Anastomosen auch mit größeren Insuffizienzen überbrückt

und so zur Ausheilung gebracht werden. Gleichzeitig ist so auch eine enterale Ernährung möglich. Das Einlegen von Schwämmen mit kontrolliertem Sog (Endovac) ist aktuell eine etablierte Therapie. Vorteile gegenüber der Stentanlage ergeben sich durch das Absaugen der Sekrete und die Förderung der Granulation (Mennigen et al. 2015, Brangewitz et al. 2013). Je nach Größe der Insuffizienz wird der Schwamm im Lumen (▣ Abb. 21.2) oder in der Insuffizienzhöhle platziert. Bei diesen Patienten kann durch eine zuvor applizierte tief eingelegte Ernährungssonde enteral ernährt werden. Im Einzelfall lässt sich durch Applikation von kleineren oder größeren Clips oder sogar durch endoskopische Nahttechniken die Anastomose korrigieren. Bei jeder endoskopischen Therapie sollte prinzipiell geprüft werden, ob eine regionale Drainage erforderlich ist. Jede endoskopische Therapie weist jeweils spezifische Vor- und Nachteile auf. Optimal ist, wenn für jeden Patienten, ein in dieser Situation geeignetes Verfahren angewendet werden kann. In Zukunft wird wahrscheinlich die Therapie mit Schwämmen mit kontrolliertem Sog am häufigsten eingesetzt werden.

21.1.2   Duodenalstumpfinsuffizienz

Die Häufigkeit einer Duodenalstumpfinsuffizienz nach Magenkrebsoperation beträgt ca. 1%. Ursächlich für das Auftreten kann neben technischen Fehlern oder einer Ischämie auch eine distale Obstruktion sein. Eine Revisionsoperation ist nur äußerst selten bei einer frühen Insuffizienz, Blutung oder Sepsis indiziert (Aurello et al. 2015). Das

Vorgehen mit lokaler Reinigung, erneuter Naht, Drainage und Auflage von Omentum unterscheidet sich von der Reoperation bei Anastomoseninsuffizienz nur dahingehend, dass im Einzelfall durch die Einlage einer T-Drainage in den Choledochus die Sekretmenge reduziert werden kann oder optional eine Dünndarmschlinge auf die Insuffizienz genäht werden kann.

Prinzipiell ist die Zielsetzung, die Insuffizienz zumindest zu einer kontrollierten Fistel zu machen. Eine nichtoperative Behandlung ist häufig möglich, insbesondere wenn der Patient nicht septisch ist. Adäquater Abfluss ist sicher zu stellen über bereits liegende Drainagen oder zusätzliche interventionell eingebrachte Drainagen. Empfohlen wird eine Reduktion der oralen Nahrungszufuhr, eine parenterale Ernährung ist oft nicht notwendig, sollte aber in Betracht gezogen werden, um eine minimal elementare Ernährung sicher zu stellen (Chaudry et al. 2014, Aurello et al. 2015).

Wenn sich die Drainagemenge reduziert, kann die Drainage langsam zurückgezogen werden. Falls die Fördermenge wieder über 200 ml/24 h beträgt, sollte ein technisches Problem z. B. eine Obstruktion der abführenden Schlinge mit weiteren Kontrastmitteluntersuchungen ausgeschlossen werden (Chaudry et al. 2014).

21.1.3   Nachblutung

Zu unterscheiden ist zwischen der Nachblutung in die freie Bauchhöhle (extraluminal) und in den Magen-Darm-Trakt (intraluminal). In beiden Fällen werden kleinere Blutverluste gut kompensiert und bedürfen keiner spezifischen Therapie. Größere Blutverluste führen zu einem Volumenmangelschock mit den klassischen Zeichen einer Tachykardie und Hypotonie.

Die extraluminale Nachblutung manifestiert sich in der Regel innerhalb der ersten 24 h postoperativ. Neben den Schockzeichen tritt häufig eine Oligurie auf. Das Drainagesekret kann bezüglich Konsistenz und Menge beurteilt werden. Im Extremfall kann sogar eine Zunahme des Leibesumfangs festgestellt werden. Es muss jedoch immer berücksichtigt werden, dass eine intraabdominelle Nachblutung an den Drainagen nicht erkennbar sein kann. Eine sofortige Kontrolle des Hb und der Gerinnung und die unmittelbare Sonografie sichern die Diagnose. Zu beachten ist, dass eine akute Nachblutung ggf. noch nicht zu einem Hb-Abfall geführt hat. Die Kreislaufstabilisierung muss durch rasche Volumengabe und bei niedrigen Hb-Werten durch die Gabe von Erythrozytenkonzentraten erreicht werden. Aufgrund der Dynamik der Nachblutung wird entschieden, ob eine weitere Substitution ausreicht, eine CT-Diagnostik zur Blutungslokalisation und nachfolgender Embolisation sinnvoll ist oder zügig reoperiert werden muss.

Bei einer Reoperation werden zunächst Koagel und frisches Blut meist über den primären Zugang ausgeräumt. Erkennbar blutende Gefäße werden unmittelbar ligiert oder durchstochen. Oft ist die Blutungsquelle nicht mehr sichtbar. In diesem Fall sollte nach intraoperativer Stabilisierung des Blutdruckes sehr subtil exploriert werden. Leberverletzungen können meist gezielt umstochen werden. Sind Milzverletzungen durch verschiedene Klebeverfahren nicht zu kontrollieren, ist beim instabilen Patienten eine Splenektomie indiziert. Im ungünstigsten Fall einer diffusen Nachblutung, muss nach ausreichender Gerinnungssubstitution ggf. sorgfältig Blut gestillt werden. Die Tamponade mit Bauchtüchern kann bei schwer zu kontrollierenden Blutungen den Teufelskreis einer persistierenden Nachblutung mit Verlust von gerinnungsaktiven Substanzen durchbrechen. In der Regel sollten einliegende Tamponaden nach 2 Tagen entfernt werden (Häring u. Berger 1986).

Intraluminale Nachblutungen finden sich meist an den Anastomosen und können bei späterem Auftreten auch Ausdruck einer Dehiszenz sein. Bei noch liegender Magensonde sind Blutverluste initial erkennbar. Kleinere Mengen Blut (<300 ml) können auftreten, wichtiges Kriterium ist hier ein allmähliches Aufhellen des Sondeninhaltes. Allerdings verstopfen die Sonden durch Blutkoagel rasch, sodass eine ausgeprägte intraluminale Nachblutung trotz geringer Sondenverluste möglich ist. Neben den Schockparametern und den Laboruntersuchungen kann im Extremfall die Hämatemesis oder Melaena wegweisend sein. Unter laufender Substitution muss entschieden werden, wann eine Endoskopie erfolgt. In der Endoskopie kann die Diagnose „Intraluminale Nachblutung" gesichert und durch Unterspritzung, Koagulation oder Setzen von Clips gezielt behandelt werden (Kim et al. 2012). Auch hier gilt, dass eine Endoskopie der Anastomosenregion bereits unmittelbar nach der Operation durchgeführt werden kann. Kann die Situation endoskopisch nicht kontrolliert werden, muss reoperiert werden. Bei Anastomosenblutung nach Gastrektomie erfolgt eine Inzision typischerweise längs am Jejunum unterhalb der Anastomose, nach subtotaler Gastrektomie sollte oberhalb der Anastomose gastrotomiert werden und Bluttrockenheit durch intraluminales Übernähen der Anastomose erreicht werden (Häring u. Berger 1986).

21.1.4   Magenentleerungsstörung

Die Entleerungsstörung des Magens nach Magenhochzug ist eine häufige postoperative Komplikation (◘ Abb. 21.3). Der Patient ist durch eine mögliche Aspiration gefährdet. Da hierfür die notwendige Vagotomie ursächlich ist, wird z. T. prophylaktisch eine Pyloroplastik durchgeführt oder zumindest der Pylorus gedehnt. Argumente dagegen sind mögliche Komplikationen nach Pyloroplastik und ein vermehrter duodenogastraler Reflux. Aktuell kann bezüglich

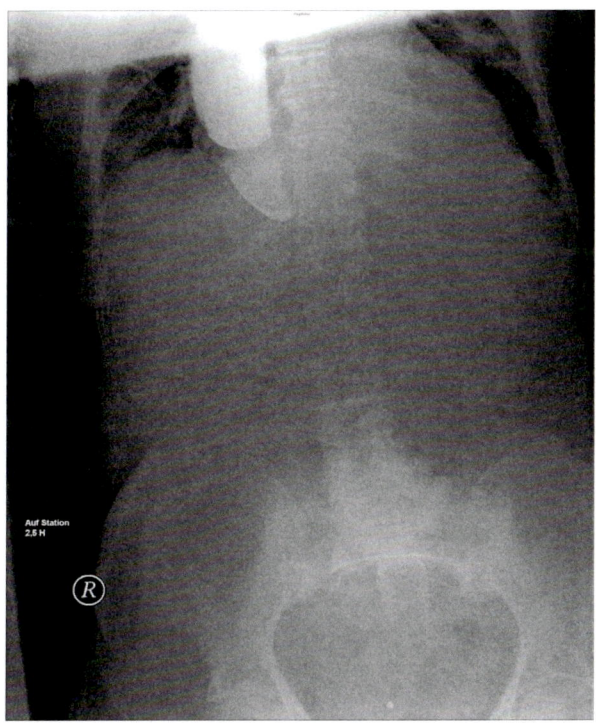

■ **Abb. 21.3**   Röntgenübersicht mit oralem Kontrastmittel: Magenentleerungsstörung

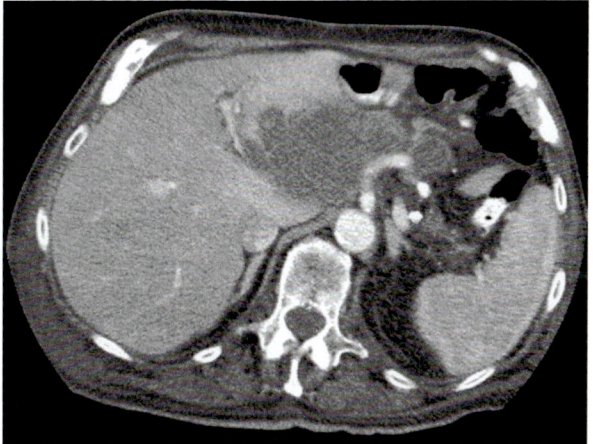

■ **Abb. 21.4**   CT mit oralem und i.v.-Kontrastmittel. Abszess 19 Tage nach Gastrektomie. Therapie: CT-gesteuerte Drainage

zusätzlicher Maßnahmen am Pylorus keine klare Empfehlung gegeben werden (Arya et al. 2015). Die Basistherapie einer Magenentleerungsstörung ist zuerst diätetisch mit kleinen fett- und faserarmen Mahlzeiten. Bewährt hat sich die zusätzliche Gabe von Erythromycin als Prokinetikum in einer niedrigen Dosierung von 2-mal 250 mg oder 3-mal 100 mg für 3 Tage. Im Einzelfall kann eine endoskopische Dilatation des Pylorus mit einem 30 mm Ballon (1- bis 3-mal) bei Patienten mit ausgeprägter Magenentleerungsstörung erforderlich sein (Benedix et al. 2015).

Deutlich seltener sind Entleerungsstörungen nach partiellen Magenresektionen. Wegweisende Diagnostik ist die Endoskopie, in der der Inhalt des Restmagens, ggf. die Anastomose und die Abflussverhältnisse beurteilt und z. B. durch eine Bougierung verbessert werden können. Begleitend sollten oben genannte diätetische und ggf. medikamentöse Maßnahmen eingesetzt werden. Die Indikation zur Reoperation ist hier bei über 2–3 Wochen persistierender Magenentleerungsstörung zu prüfen, um mechanische Ursachen ggf. zu korrigieren.

21.1.5   Intraabdominelle Abszesse

Ein häufiger Befund in der CT-Diagnostik nach Ausschluss einer Anastomoseninsuffizienz ist das Vorliegen eines intraabdominellen Abszesses. Kleinere Befunde bedürfen keiner

oder ggf. einer alleinigen antibiotischen Therapie. Größere Befunde sollen drainiert werden. Hier kommt der interventionellen Drainage die größte Bedeutung zu (■ Abb. 21.4). Über eine Drainage ist eine tägliche Spülung der Höhle mit physiologischer NaCl-Lösung sinnvoll. Eine zunächst kalkulierte Antibiose sollte nach Vorliegen des Abstrichergebnisses testgerecht gegeben werden. Je nach Lokalisation und Klinik kann zur ausreichenden Drainage eines Abszesses sogar eine Reoperation erforderlich sein. In diesem Fall kann ein gezielter Zugang unabhängig vom ehemaligen Hautschnitt sinnvoll sein, im Einzelfall sogar als endoskopisches Verfahren.

21.1.6   Pankreasfistel, Pankreatitis

Wenn bei der Primäroperation eine Verletzung des Pankreas aufgetreten sein könnte, sollte eine Drainage eingelegt werden. Wird postoperativ anhand der Lipase oder Amylase im Sekret oder in der CT eine Pankreatitis mit oder ohne Pankreasfistel diagnostiziert, ist wie bei der akuten Pankreatitis die Therapie in erster Linie konservativ, wobei postoperativ immer eine Drainage wichtig ist. Meist kann dann der Spontanverlauf abgewartet werden. Die Gabe von Somatostatinanaloga (Octreotid) ist nicht erforderlich.

21.1.7   Chylothorax

Spezifische Komplikation einer En-bloc-Ösophagektomie ist der Chylothorax durch intraoperative Verletzung des Ductus thoracicus. Typisch ist bei einliegender Drainage ein milchiges Sekret nach Kostaufbau. Bei anhaltend hohen Drainageverlusten trotz parenteraler Ernährung sollte eine Revision erwogen werden, umstritten ist der optimale Zeitpunkt (Benedix et al. 2015, Kranzfelder et al. 2013).

21.1.8 Postsplenektomieinfektionen

Ist aufgrund der Tumorlokalisation eine Splenektomie indiziert, sollte spätestens 2 Wochen präoperativ eine Dreifachimpfung (Hämophilus, Meningokokken und Pneumokokken) erfolgen. Falls dies nicht möglich ist, kann bis zu 3 Tage vor dem OP-Termin geimpft werden. Ergibt sich erst intraoperativ wegen Tumorausdehnung oder Blutungskomplikationen die Notwendigkeit einer Splenektomie, soll die Impfung postoperativ erfolgen, sobald der Patient in einem stabilen Allgemeinzustand ist, d. h. in der Regel nach 2 Wochen. Anschließend wird einmal jährlich eine Influenzaimpfung und nach 5 Jahren eine Wiederholungsimpfung empfohlen (RKI 2015).

21.2 Allgemeine Komplikationen

21.2.1 Wundinfekt

Bei allgemeinen Infektzeichen sind vermehrte Wundschmerzen, eine Schwellung mit ggf. sicht- und tastbarem Infiltrat, eine lokale Rötung und Überwärmung Zeichen eines Wundinfektes. Die Diagnose wird gesichert durch Eiterentleerung nach lokaler Entfernung des Hautnahtmaterials oder durch Punktion. Initial soll das infizierte Areal ausreichend eröffnet werden. Ein operatives Vorgehen ist nur bei Nekrosen, tiefen Wundtaschen und ausgedehnter Beteiligung der Faszie notwendig. Dann werden Nekrosen exzidiert, ausreichend gereinigt und ggf. Entlastungsschnitte oder Drainagen angelegt. Lokal werden antiseptische Lösungen und Verbände eingesetzt, eine Antibiotikatherapie ist nur bei phlegmonöser Entzündung mit Ausbreitungstendenz gezielt nach Antibiogramm indiziert. Zur Beschleunigung der Wundheilung und aus pflegerischen Gründen hat sich die Therapie mit Schwämmen mit kontrolliertem Sog (sog. Vakuumtherapie) bewährt, ist aber in der Literatur noch wenig belegt (Tan et al. 2014). Entscheidend für eine erfolgreiche Anwendung ist, dass die Wunde ausreichend sauber ist. Bei guter Heilungstendenz kann eine sekundäre Wundnaht erfolgen.

21.2.2 Platzbauch

Beim Platzbauch unterscheidet man die inkomplette subkutane Form (Haut bleibt intakt) und die komplette Wundruptur, bei der sämtliche Bauchwandschichten auseinanderklaffen und meist Dünndarm oder Netz vorfällt. Pathogenetisch relevant sind intraabdominelle Druckanstiege insbesondere bei Passagestörungen, die ggf. z. B. bei einem Hustenstoß noch verstärkt werden. Häufig kausal sind auch infektiologische Komplikationen wie ein ausgedehnter Wundinfekt oder eine Anastomoseninsuffizienz.

Eine späte umschriebene Bauchwanddehiszenz kann nach Ausschluss intraabdomineller Komplikationen durch offene Wundbehandlung oder Vakuumtherapie zur Ausheilung gebracht werden. Eine absolute OP-Indikation besteht bei Vorfall von intraabdominellen Organen. Auf Station erfolgt eine sterile Abdeckung des Befundes, die Revision sollte möglichst zeitnah, in der Regel innerhalb der nächsten 6 h erfolgen.

Wichtigstes Prinzip bei der Operation ist die sorgfältige Darstellung von nahtfähiger Faszie. Diese kann dann fortlaufend oder in Einzelknopftechnik verschlossen werden. Je nach Befund der äußeren Wunde ist ein erneuter Wundverschluss, eine offene Wundbehandlung oder eine Vakuumtherapie möglich. Ist ein spannungsarmer primärer Verschluss der Bauchdecke nicht möglich, muss der Defekt mit einem resorbierbaren Netz verschlossen werden. Da von einer Kontamination der OP-Wunde auszugehen ist, dürfen nichtresorbierbare Netze nicht eingesetzt werden. Zu einem späteren Zeitpunkt wird die resultierende Narbenhernie versorgt. In der Literatur noch nicht belegt, aber zunehmend eingesetzt werden resorbierbare, intraabdominell platzierte Netze zusätzlich zur Fasziennaht. Dieses Vorgehen kann gewährleisten, dass bei erneutem Aufreißen der OP-Wunde eine lokale Therapie erfolgen kann und nicht noch eine weitere Reoperation erforderlich ist.

21.2.3 Passagestörung

Postoperative Motilitätsstörung

Eine postoperative Motilitätsstörung entspricht dem Normalverlauf nach ausgedehnten Operationen und sollte nach 1–3 Tagen reversibel sein. Die Magen-Darm-Peristaltik kann unterstützt werden durch ein Darmrohr, Klysmen, Laxanzien, Peristaltika und/oder durch die Sympathikolyse bei liegendem Periduralkatheter. Beim postoperativen Ileus persistiert die Störung der gastrointestinalen Motorik.

Paralytischer Ileus

Meist liegt ein paralytischer Ileus vor. Pathogenetisch sind eine Peritonitis (nach Perforation, Pankreatitis oder Nahtinsuffizienz), retro- oder intraabdominelle Hämatome oder Abszesse oder mesenteriale Minderdurchblutungen relevant. Auch allgemeine Ursachen, wie eine Hypovolämie, Hypoxie, eine kardial bedingte Kreislaufinsuffizienz oder ein dekompensierter Diabetes mellitus sind möglich. Die resultierenden pathophysiologischen Veränderungen werden als Ileuskrankheit charakterisiert: Bei den Störungen des Wasser- und Elektrolythaushaltes gefährden der Kalium- und später der Natriumverlust die Herz- und Nierenfunktion. Die Darmdistension führt zu

Mikrozirkulationsstörungen und zur bakteriellen Durchwanderung der Darmwand.

Klinische Zeichen sind zuerst Unbehagen, Völlegefühl und Übelkeit, später Erbrechen, Singultus und Dyspnoe durch Zwerchfellhochstand. Die Untersuchung zeigt spärliche Darmgeräusche und Tympanie bis hin zu starken abdominellen Symptomen, Kreislaufinsuffizienz und Oligurie. Typischer Röntgenbefund in der Abdomenübersicht im Stehen oder in Linksseitenlage sind die stehenden Schlingen. Die Basistherapie des paralytischen Ileus umfasst:

- Nahrungskarenz und Magensonde
- Volumen- und Kaliumsubstitution
- Parenterale Ernährung und medikamentöse Anregung der Motilität

Häufig eingesetzt wird Neostigmin (Kayani et al. 2012) in einer Dosierung von 1–1,5 mg in 8 h, die zusätzliche orale Gabe von Laxanzien und abführende Maßnahmen. In dieser Situation soll die Indikation zur Relaparatomie sehr zurückhaltend gestellt werden. Indikation wäre der Verdacht auf eine Nahtinsuffizienz oder ein mechanisches Hindernis und/oder im Einzelfall eine zu ausgeprägte Distension der Darmschlingen. In der Reoperation können die möglichen Ursachen exploriert werden und der Darm durch mechanisches Ausstreichen dekomprimiert werden. In schweren Fällen kann eine wirksame Entlastung durch die Anlage eines doppelläufigen Ileostomas geschaffen werden.

Mechanischer Ileus

Ein mechanischer Ileus ist nach Magenkrebsoperationen selten. Klinisch ist ein mechanischer Ileus gekennzeichnet durch ausgeprägte krampfartige Schmerzen und hochgestellte Peristaltik in der Auskultation. In der CT-Diagnostik kann das Passagehindernis oft lokalisiert werden. Eine dringliche Indikation zur Reoperation besteht (Häring u. Berger 1986).

21.2.4 Qualitätsindikatoren

Das Krankenhausstrukturgesetz schreibt für 2016 die Erfassung der Qualität der ärztlichen Behandlung vor. Unzweifelhaft ist, dass es sehr schwierig ist, Qualität genau zu messen. Im Folgenden werden anerkannte Qualitätsindikatoren nach Operation eines Magenkrebses beschrieben.

Ein zentraler Parameter für die Outcome-Bewertung ist die Mortalität. Die wichtigsten Parameter sind hierbei die 30-Tage- und die Krankenhausmortalität. Ganz wichtig ist, dass die 30-Tage-Mortalität alle Todesfälle innerhalb von 30 Tagen erfasst, unabhängig vom Ort des Todes, d. h. sowohl Patienten, die im Krankenhaus verstorben sind, als auch die, die verlegt oder entlassen wurden, und dann verstorben

sind. Vor dem Hintergrund der Leistungen der Intensivmedizin muss auch die Krankenhausmortalität erfasst werden. Darüber hinaus ist die 90-Tage-Mortalität wiederum unabhängig von der Todesursache und dem Ort des Versterbens ein relevanter Qualitätsparameter. Ein Parameter zur Erfassung von Komplikationen ist die Wiederaufnahmerate. Erfasst werden sollte jede Wiederaufnahme innerhalb von 30 Tagen nach Entlassung und der Grund für die Wiederaufnahme. Ebenso sollten die Zeiten auf einer Intensivstation oder Intermediate-Care-Station und Rückverlegungen auf diesen Stationen von Normalstation erfasst werden. Von großer Bedeutung ist auch, ob der Patient nach Hause entlassen werden konnte oder in ein anderes Krankenhaus, eine Reha-Klinik oder Pflegeeinrichtung verlegt wurde.

Die Wertigkeit der Qualitätsdaten ist extrem davon abhängig, welche Personen die Daten erfassen. Die Dokumentation sollte standardisiert und konsistent von Personen durchgeführt werden, die dafür gut geschult sind. Idealerweise wird dies durch Dokumentationsassistenten oder Koordinatoren in standardisierten Listen mit Hinterlegung wesentlicher Definitionen durchgeführt und durch Chirurgen in Leitungsfunktion supervidiert. Bei Erfassung durch Assistenten in Ausbildung ist die Datenqualität oft nicht ausreichend.

Durch die Bestimmung der Qualitätsindikatoren können nicht nur Komplikationsraten gemessen werden, sondern auch die Ergebnisqualität verbessert werden. Ein Vergleich dieser Daten muss jedoch die Demografie und Komorbidität der Patienten berücksichtigen. Die ASA(American Society of Anesthesiologists)-Graduierung ist regelhaft verfügbar, weist aber erhebliche subjektive Variationen in der Einteilung auf. In der Onkologie werden Therapieentscheidungen in Deutschland unter Berücksichtigung des Karnofsky-Index getroffen. International wird hierfür häufiger der ECOG(Eastern Cooperative Oncology Group)-Performance-Score verwendet. Er bewertet die Gesamtbeeinträchtigung eines Patienten, kann jedoch die sonstigen Erkrankungen nur rudimentär erfassen. Der in Deutschland noch kaum eingesetzte Charlson-Komorbiditätsindex (◻ Tab. 21.3) ist die umfassendste Evaluation eines Patienten. In der Publikation des Internationalen Konsensus für die Standardisierung der Datenerfassung von Komplikationen nach Ösophagusresektion wurde zur Erfassung der Komorbidität die Dokumentation des ASA, des Karnofsky- bzw. ECOG-Index und des Charlson-Komorbiditätsindex empfohlen (Low et al. 2015).

Die Anzahl der transfundierten Blutkonserven ist ein häufig verwendetes Qualitätsmerkmal onkologischer Chirurgie mit nachgewiesener Relevanz für die Mortalität und das Langzeitüberleben. Allerdings werden die präoperativen Hb-Werte durch den Ernährungsstatus, Tumorblutung und eine neoadjuvante Therapie beeinflusst. Darüber hinaus sind die Kriterien zur Bluttransfusion international

◘ **Tab. 21.3** Charlson-Komorbiditätsindex: Score-Punkte gemäß klinischem Zustand	
Je 1 Punkt	Herzinfarkt, Herzinsuffizienz, pAVK, Demenz, Apoplex, COPD
	Kollagenose, Ulkuskrankheit, geringe Leberfunktionsstörung, Diabetes
Je 2 Punkte	Halbseitenlähmung, Niereninsuffizienz, Diabetes mit Komplikationen
	Tumor, Leukämie, Lymphom
Je 3 Punkte	Mäßige oder schwere Leberfunktionsstörung
Je 6 Punkte	Krebs, Metastase, Aids

pAVK periphere arterielle Verschlusskrankheit, *COPD* „chronic obstructive pulmonary disease"

nicht einheitlich. Dennoch sollten die intra- und postoperativ transfundierten Blutprodukte dokumentiert werden.

Die in ◘ Tab. 21.1 gezeigte Einteilung für den Schweregrad einer Komplikation nach Clavien u. Dindo ermöglicht eine sehr gute Bewertung einer Behandlung. Einziger Nachteil ist, dass nur die schwerste Komplikation bewertet wird, sodass das Auftreten von mehreren Komplikationen nicht erfasst wird.

Literatur

Arya S, Markar SR, Karthikesalingam A, Hanna GB (2015) The impact of pyloric drainage on clinical outcome following esophagectomy: a systematic review. Dis Esophagus 28: 326–335

Aurello P, Sirimarco D, Magistri P et al. (2015) Management of duodenal stump fistula after gastrectomy for gastric cancer: Systematic review. World J Gastroenterol 21: 7571–7576

AWMF (2012) Diagnostik und Therapie der Adenokarzinome des Magens und ösophagogastralen Übergangs. http://www.awmf.org/uploads/tx_szleitlinien/032-009l_S3_Magenkarzinom_Diagnostik_Therapie_Adenokarzinome_oesophagogastraler_Uebergang_2012-verlaengert.pdf. Zugegriffen: 22. August 2016

AWMF (2013) Epidemiologie, Diagnostik und Therapie erwachsener Patienten mit nosokomialer Pneumonie. http://www.awmf.org/uploads/tx_szleitlinien/020-013l_S3_Nosokomiale_Pneumonie_Epidemiologie_Diagnostik_Therapie_2012-10_01.pdf. Zugegriffen: 22. August 2016

AWMF (2015a) Diagnostik und Therapie der Plattenepithelkarzinome und Adenokarzinome des Ösophagus. http://www.awmf.org/uploads/tx_szleitlinien/021-023OLl_Plattenepithel_Adenokarzinom_Oesophagus_2015-09.pdf. Zugegriffen: 22. August 2016

AWMF (2015b) Diagnostik und Therapie der Venenthrombose und der Lungenembolie. http://www.awmf.org/uploads/tx_szleitlinien/065-002l_S2k_VTE_2016-01.pdf. Zugegriffen: 22. August 2016

Benedix F, Dalicho SF, Garlipp B et al. (2015) Management perioperativer Kompikationen nach Tumorresektionen im oberen Gastrointestinaltrakt. Chirurg 86: 1023–1028

Brangewitz M, Voigtlander T, Helfritz FA et al. (2013) Endoscopic closure of esophageal intrathoracic leaks: stent versus endoscopic vacuum-assisted closure, a retrospective analysis. Endoscopy 45: 433–438

Brasel K, Hameed M, Sarr M (2009) CAGS and ACS Evidence-Based Reviews in Surgery. 28: comparison of on-demand and planned relaparotomy for secondary peritonitis: a randomized trial. Can J Surg 52: 56–58

Dindo D, Demartines N, Clavien PA (2004). Classification of surgical complications: a new proposal with evaluation in a cohort of 6336 patients and results of a survey. Ann Surg 240: 205–213

Gaitonde SG, Hanseman DJ, Wima K et al. (2015) Resource utilization in esophagectomy: When higher costs are associated with worse outcomes. J Surg Oncol 112: 51–55

Girard E, Messager M, Sauvanet A et al. (2014) Anastomotic leakage after gastrointestinal surgery: diagnosis and management. J Visc Surg 151: 441–450

Häring R, Berger G (1986) Postoperative Komplikationen und Nachsorge. In: Becker HD, Lierse W, Schreiber HW (Hrsg) Magenchirurgie. Springer, Berlin Heidelberg New York Tokyo, S 332–368

Kassis ES, Kosinski AS, Ross P Jr. et al. (2013) Predictors of anastomotic leak after esophagectomy: an analysis of the society of thoracic surgeons general thoracic database. Ann Thorac Surg 96: 1919–1926

Kayani B, Spalding DR, Jiao LR et al. (2012) Does neostigmine improve time to resolution of symptoms in acute colonic pseudo-obstruction? Int J Surg 10: 453–457

Kim KH, Kim MC, Jung GJ et al. (2012) Endoscopic treatment and risk factors of postoperative anastomotic bleeding after gastrectomy for gastric cancer. Int J Surg 10: 593–597

Kranzfelder M, Gertler R, Hapfelmeier A et al. (2013) Chylothorax after esophagectomy for cancer: impact of the surgical approach and neoadjuvant treatment: systematic review and institutional analysis. Surg Endosc 27: 3530–3538

Lee JH, Park do J, Kim HH et al. (2012) Comparison of complications after laparoscopy-assisted distal gastrectomy and open distal gastrectomy for gastric cancer using the Clavien-Dindo classification. Surg Endosc 26: 1287–1295

Low DE, Alderson D, Cecconello I et al. (2015) International consensus on standardization of data collection for complications associated with esophagectomy: Esophagectomy Complications Consensus Group (ECCG). Ann Surg 262: 286–294

Mennigen R, Harting C, Lindner K et al. (2015) Comparison of endoscopic vacuum therapy versus stent for anastomotic leak after esophagectomy. J Gastrointest Surg 19: 1229–1235

Rizk NP, Bach PB, Schrag D et al. (2004) The impact of complications on outcomes after resection for esophageal and gastroesophageal junction carcinoma. J Am Coll Surg 198: 42–50

RKI (2015) Robert-Koch-Institut. Impfungen bei Asplenie. http://www.rki.de/SharedDocs/FAQ/Impfen/AllgFr_Grunderkrankungen/FAQ01.html. Zugegriffen: 22. August 2016

Tan A, Gollop ND, Klimach SG et al. (2014) Should infected laparotomy wounds be treated with negative pressure wound therapy? Int J Surg 12: 26–29

Wang Z, Chen J, Su K, Dong Z (2015) Inserting a drain after gastrectomy for gastric cancer. http://www.cochrane.org/CD008788/UPPERGI_inserting-a-drain-after-gastrectomy-for-gastric-cancer. Zugegriffen: 22. August 2016

Wright CD, Kucharczuk JC, O'Brien SM et al. (2009) Society of Thoracic Surgeons General Thoracic Surgery D. Predictors of major morbidity and mortality after esophagectomy for esophageal cancer: a Society of Thoracic Surgeons General Thoracic Surgery Database risk adjustment model. J Thorac Cardiovasc Surg 137: 587–595; discussion 596

Chaudry MA, Thrumurthy SG, Mughal M et al. (eds) (2014) Gastric and oesophageal surgery. Gastric cancer, complications of gastric surgery. Oxford University Press, Oxford, pp 268–269

Postgastrektomiesyndrome

J.C. Lauscher

© Springer-Verlag GmbH Deutschland 2017
M.E. Kreis, H. Seeliger (Hrsg.), *Moderne Chirurgie des Magen- und Kardiakarzinoms*,
DOI 10.1007/978-3-662-53188-4_22

Nach einer Magenresektion kommt es durch den Verlust der Funktionen des Magens wie der Reservoirfunktion, der Innervierung der Magens und der Funktion des Pylorus zu einer Vielzahl von Veränderungen. Dazu gehören alimentäre und metabolische Mangelzustände, die Dumping-Syndrome, die Refluxösophagitis, die Gallensäurerefluxgastritis, die Schlingensyndrome und die Cholelithiasis. Die Magenchirurgie hat in den letzten Jahrzehnten einen grundlegenden Wandel erfahren. Durch die medikamentöse Ulkusprophylaxe und -therapie und die Entdeckung und Therapie von Helicobacter pylori ist die chirurgische Therapie der Ulkuserkrankung sehr selten geworden; auch die Inzidenz des Magenkarzinoms ist zurückgegangen. Durch die Verbesserung des Langzeitüberlebens des Magenkarzinoms hat die Bedeutung der Postgastrektomiesyndrome, die die Lebensqualität der Patienten erheblich beeinträchtigen können, zugenommen.

22.1 Alimentäre und metabolische Veränderungen nach resezierenden Mageneingriffen

22.1.1 Gewichtsverlust

Fast alle Patienten erleben nach subtotaler Magenresektion oder Gastrektomie in den ersten Monaten postoperativ einen relevanten Gewichtsverlust, der durchschnittlich 10 % beträgt. Meist stabilisiert sich das Gewicht nach 3 Monaten postoperativ, wenn keine klinischen Probleme vorliegen. Der Gewichtsverlust betrifft das Körperfett (Bolton u. Conway 2011). Das Körpergewicht sollte im Verlauf nach Gastrektomie regelmäßig ermittelt und dokumentiert werden.

Die Art der Rekonstruktion scheint für den Gewichtsverlust eine untergeordnete Rolle zu spielen. So fand eine randomisiert kontrollierte Studie keinen Unterschied bei der subtotalen Magenresektion zwischen Billroth I und Roux Y: 9 % vs. 10 % Gewichtsverlust nach einem Jahr postoperativ (Hirao et al. 2013).

Auch die Rekonstruktion mit Jejunal-Pouch nach Gastrektomie hat keinen Einfluss auf den postoperativen Gewichtsverlust. In einer randomisiert kontrollierten deutschen Studie ließ sich kein Unterschied zwischen Roux-Y-Rekonstruktion mit und ohne Pouch nach Gastrektomie sowohl im früh-postoperativen Verlauf bis 6 Monate postoperativ als auch im spät-postoperativen Verlauf bis 72 Monate postoperativ nachweisen (Fein et al. 2008). Der Erhalt der Duodenalpassage nach Gastrektomie scheint hingegen bezüglich des postoperativen Gewichtsverlusts vorteilhaft zu sein. Eine Metaanalyse zeigte, dass der Gewichtsverlust 6 Monate postoperativ bei Erhalt der Duodenalpassage geringer war (Yang et al. 2013).

Auch im Vergleich von proximaler Gastrektomie und totaler Gastrektomie beim Magenfrühkarzinom fanden sich keine Unterschiede im Gewichtsverlust. In einer retrospektiven Arbeit lag er bei jeweils 14 % des Körpergewichts 3 Jahre postoperativ (Masuzawa et al. 2014).

22.1.2 Veränderungen des Knochenstoffwechsels

Störungen des Knochenstoffwechsels sind häufig nach Magenresektionen. Es wurden bei 55 % aller Patienten 5–20 Jahre nach Gastrektomie Vertebralfrakturen oder osteopenische Veränderungen gefunden. Das Risiko für Frakturen nach resezierender Magenchirurgie ist um den Faktor 2,2–4,7 erhöht. Als Ursachen für diese negativen Veränderungen des Knochenstoffwechsels wird eine herabgesetzte Kalziumabsorption durch den Bypass des Duodenums und des proximalen Jejunums, eine Malabsorption durch die beschleunigte Nahrungspassage sowie eine verringerte Auflösung und Ionisierung von Kalziumsalzen in der säurefreien Umgebung nach Gastrektomie genannt. Zudem kommt es nach Resektionen am Magen zu verringerter Fettabsorption durch uneffiziente Vermengung von Nahrung, Galle und pankreatischen Enzymen, sodass auch die Absorption des fettlöslichen Vitamin D verringert ist (Bolton u. Conway 2011). Zur Verbesserung des gestörten Kalziumstoffwechsels wird die Gabe von Vitamin D empfohlen. Die Fettresorptionsleistung kann durch Gabe zusätzlicher Enzympräparate gesteigert werden.

22.1.3 Anämie

Ebenso ist die Anämie nach resezierenden Mageneingriffen weit verbreitet. Häufig ist eine Eisenmangelanämie (mikrozytäre Anämie). Eisen wird vor allem im Duodenum absorbiert; seine Absorption ist durch den Bypass des Duodenums verringert. Zudem muss das aufgenommene Eisen durch die saure Umgebung des Magens reduziert werden, um effektiv absorbiert zu werden. Die Therapie der mikrozytären Anämie nach resezierenden Eingriffen am Magen sollte durch enterale Substitution dünndarmlöslicher Eisen-Zubereitungsformen erfolgen.

Vitamin-B_{12}-Mangel führt zu einer makrozytären Anämie. Das aufgenommene Vitamin B_{12} benötigt Intrinsic-Faktor, der im proximalen Magen von den Belegzellen (Parietalzellen) produziert wird, um aufgenommen zu werden. Je weniger Parietalzellen nach einer Magenresektion vorhanden sind, desto größer ist das Risiko eines Vitamin-B_{12}-Mangels auf Grund des Mangels an Intrinsic-Faktor. Bei vielen Patienten ist die Anämie eine Kombination aus Eisenmangelanämie und Vitamin-B_{12}-Mangel. Obschon die Anämie häufig eine Folge der Operation ist,

Früh-Dumping

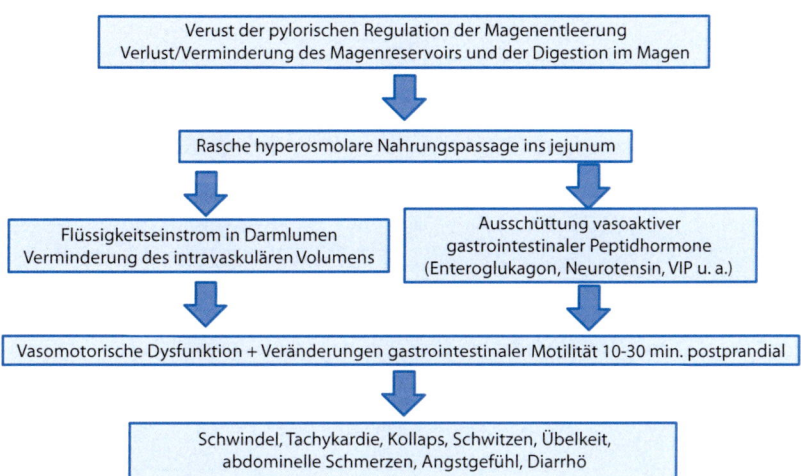

┌───┐
│ Verust der pylorischen Regulation der Magenentleerung   │
│ Verlust/Verminderung des Magenreservoirs und der Digestion im Magen │
└───┘

┌───┐
│ Rasche hyperosmolare Nahrungspassage ins jejunum │
└───┘

┌──────────────────────────────────┐   ┌──────────────────────────────────┐
│ Flüssigkeitseinstrom in Darmlumen │   │ Ausschüttung vasoaktiver   │
│ Verminderung des intravaskulären Volumens │   │ gastrointestinaler Peptidhormone   │
│   │   │ (Enteroglukagon, Neurotensin, VIP u. a.) │
└──────────────────────────────────┘   └──────────────────────────────────┘

┌───┐
│ Vasomotorische Dysfunktion + Veränderungen gastrointestinaler Motilität 10-30 min. postprandial │
└───┘

┌───┐
│ Schwindel, Tachykardie, Kollaps, Schwitzen, Übelkeit, │
│ abdominelle Schmerzen, Angstgefühl, Diarrhö   │
└───┘

Abb. 22.1 Früh-Dumping-Syndrom: Pathogenese und Klinik

sollte nach resezierenden Eingriffen mittels Gastroskopie und Koloskopie eine andere zugrunde liegende Ursache ausgeschlossen werden (Bolton u. Conway 2011). Die Therapie der makrozytären Anämie erfolgt durch intramuskuläre Substitution von Vitamin B_{12} (Tagesbedarf 3 µg), die meist alle 3 Monate in der Dosierung von 1 mg i. m. erfolgt.

22.2 Dumping-Syndrome

22.2.1 Pathogenese

Es wird das Früh-Dumping vom Spät-Dumping unterschieden, die eine unterschiedliche Pathogenese haben. Ursachen für das Früh-Dumping sind der Verlust der pylorischen Regulation der Magenentleerung und der Verlust bzw. die Verminderung des Magenreservoirs nach Magenresektion. Wie in ◘ Abb. 22.1 illustriert, sind dadurch die Digestion der Speisen durch die Proteasen des Magens und die Kontraktionen des Magenantrums herabgesetzt und es kommt zu einem zu schnellen Transport größerer Nahrungspartikel in den Dünndarm. Durch die Aufnahme größerer Nahrungsmengen, insbesondere von Süßspeisen, Bouillon, Zucker und Milch kann das Früh-Dumping ausgelöst werden. Die rasche Nahrungspassage des hyperosmolaren Nahrungsbreis in das Jejunum nach Magenresektion sorgt für einen zügigen Flüssigkeitseinstrom in das Darmlumen, was eine Verminderung des intravaskulären Volumens zur Folge hat. Gleichzeitig löst diese rasche Nahrungspassage die Ausschüttung von vasoaktiven gastrointestinalen Peptidhormonen, u. a. Enteroglukagon, Neurotensin und vasoaktives intestinales Polypeptid aus. Die Folgen sind eine Veränderung der gastrointestinaler Motilität 10–30 min postprandial

und eine vasomotorische Dysfunktion durch eine Vasodilatation im Splanchnikusgebiet. Die für das Früh-Dumping-Syndrom typischen klinischen Veränderungen sind daher sowohl gastrointestinale Symptome wie Übelkeit, abdominelle Schmerzen und Diarrhö als auch vasomotorische Symptome wie Tachykardie, Schwitzen, Schwindel bis hin zum Kollaps. Diese Symptome sind nicht selten von Angstgefühlen begleitet (Tack et al. 2009).

Auch das Spät-Dumping-Syndrom wird durch die schnelle Nahrungspassage in das Jejunum nach Magenresektion ausgelöst. Wie ◘ Abb. 22.2 zeigt, hat die hohe Kohlenhydratkonzentration im proximalen Jejunum eine rasche Glukoseabsorption zur Folge. Die Glukoseabsorption wiederum führt zu einer passageren Hyperglykämie. Gleichzeitig wird durch die hohe Kohlenhydratkonzentration im Jejunum die Sekretion von Glukagon-like-Peptid (GLP-1) stimuliert. GLP-1 ist ein insulinotropes Hormon, das in Dünn- und Dickdarm sezerniert wird. Es wurde nachgewiesen, dass es nach Magen- und Ösophagusresektion zu einer erhöhten GLP-1-Sekretion kommt. Das GLP-1 ist ein entscheidender Faktor beim Spät-Dumping, denn die passagere Hyperglykämie und die Sekretion von GLP-1 hat eine überschießende Stimulation der Insulinausschüttung zur Folge. Typisch für das Spät-Dumping ist eine Hypoglykämie mit ihren typischen Zeichen 2–3 h postprandial. Zu den Symptomen des Spät-Dumpings zählen Schwitzen, Schwäche, Hungergefühl, Übelkeit bis hin zu Schock und Ohnmacht (Ukleja 2005).

22.2.2 Häufigkeit

Die Häufigkeit von milden bis moderaten Formen des Dumping-Syndroms wird in Reviews, die eine größere Anzahl Studien überblicken, mit 25–50 % angegeben (Ukleja 2005)

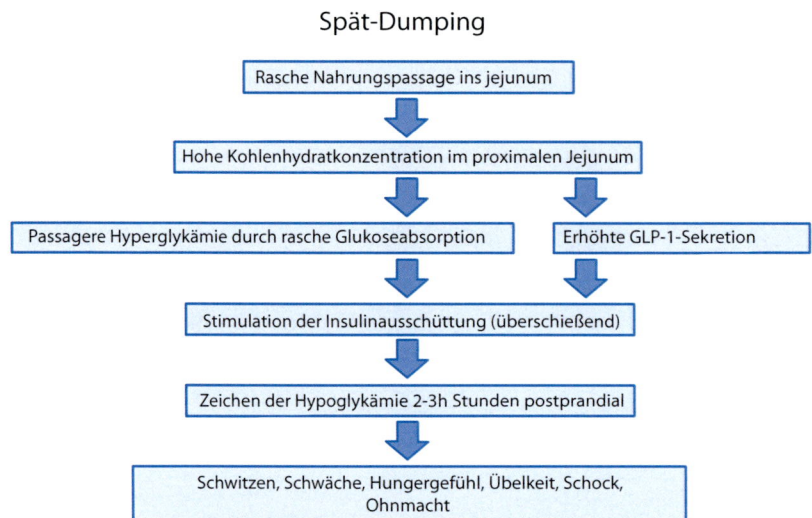

Spät-Dumping

Rasche Nahrungspassage ins jejunum

Hohe Kohlenhydratkonzentration im proximalen Jejunum

Passagere Hyperglykämie durch rasche Glukoseabsorption   Erhöhte GLP-1-Sekretion

Stimulation der Insulinausschüttung (überschießend)

Zeichen der Hypoglykämie 2-3h Stunden postprandial

Schwitzen, Schwäche, Hungergefühl, Übelkeit, Schock, Ohnmacht

◘ **Abb. 22.2**   Spät-Dumping-Syndrom: Pathogenese und Klinik

5–10 % der Patienten haben klinisch signifikante Symptome und 1–5 % sogar schwere invalidisierende Beschwerden.

Früh-Dumping ist häufiger als das Spät-Dumping. Mine et al. fanden in einer Studie, die Dumping als primären Endpunkt hatte und mit einem detaillierten Fragebogen auch mildere Formen des Dumpings erfasste, Früh-Dumping bei 70 % aller Patienten und Spät-Dumping bei 40 % (Mine et al. 2010). In dieser großen Studie mit über 1000 inkludierten Patienten konnten Risikofaktoren für das Dumping-Syndrom identifiziert werden. So tritt das Früh-Dumping bei 75 % der Patienten unter 60 Jahren gegenüber 63 % in der älteren Kohorte auf (Mine et al. 2010). Als Hypothese für das häufigere Auftreten bei jüngeren Patienten werden schnelleres Essen und das Essen größerer Portionen genannt. Dagegen wurde beim Spät-Dumping keine Altersabhängigkeit nachgewiesen.

Es besteht ein Zusammenhang zwischen dem Auftreten eines Dumping-Syndroms und dem postoperativen Gewichtsverlust. So trat bei einem postoperativen Gewichtsverlust von über 10 % häufiger ein Dumping-Syndrom auf als bei einem geringeren Gewichtsverlust (Mine et al. 2010). Es lässt sich allerdings aus den aktuellen Daten nicht sicher eruieren, ob die von Dumping betroffenen Patienten wegen der unangenehmen Symptome weniger Nahrung zu sich nehmen und daher Gewicht verlieren oder ob die rasche Nahrungspassage mit Malabsorption und Maldigestion für den Gewichtsverlust verantwortlich ist und das Dumping-Syndrom nur ein Epiphänomen ist.

Es konnte ebenfalls gezeigt werden, dass es keine Assoziation gibt zwischen dem Erhalt der vagalen Innervation und dem Ausmaß der Lymphknotendissektion im Rahmen der Magenresektion und der Häufigkeit von Dumping (Mine et al. 2010). Dagegen hat der verbliebene Magenrest einen Einfluss auf das Auftreten des Dumping-Syndroms. Dumping-Syndrome treten nach Gastrektomie häufiger

auf als nach subtotalen Magenresektionen. Symptome von Früh-Dumping können bei 80 % der Patienten nach Gastrektomie mit Roux-Y-Rekonstruktion und bei 62 % der Patienten nach subtotaler Magenresektion mit Roux-Y-Rekonstruktion nachgewiesen werden. Auch Spät-Dumping tritt nach Gastrektomie mit 49 % gegenüber 36 % nach subtotaler Magenresektion häufiger auf (Mine et al. 2010). Ebenso kommt es nach proximaler Magenresektion seltener zu Dumping-Syndromen als nach totaler Gastrektomie, wie in einer retrospektiven Studie bei Magenfrühkarzinomen nachgewiesen wurde (Masuzawa et al. 2014).

Andere Studien geben Dumping-Syndrome mit einer Häufigkeit von nur 10 % nach Billroth-II-Rekonstruktion an (Pedrazzani et al. 2007). Bei allen 195 inkludierten Patienten wurde ein Rezidiv des Magenkarzinoms ausgeschlossen. In dieser Arbeit wurde allerdings nicht zwischen Früh- und Spät-Dumping unterschieden. Diese unterschiedliche Häufigkeit ist in der unterschiedlichen Definition des Dumping-Syndroms, in der differenten Erfassung durch Fragebögen und in den verschiedenen Patientenkollektiven, was operative Verfahren, Alter und Nebenerkrankungen anbelangt, sowie in der differierenden Nachbeobachtungszeit begründet. Pedrazzini et al. konnten nachweisen, dass die Häufigkeit des Dumping-Syndroms im Langzeitverlauf zurückgeht von 12 % nach 3 Monaten postoperativ auf 9,5 % nach einem Jahr postoperativ und auf 5 % nach 2 Jahren postoperativ (Pedrazzani et al. 2007).

22.2.3 Einfluss des Operationsverfahrens – Gastrektomie

Wie kann man das Risiko des Auftretens eines Dumping-Syndroms durch die operative Verfahrenswahl minimieren? Gibt es ein Rekonstruktionsverfahren, das nach

Gastrektomie zu besseren funktionellen Ergebnissen führt? Die Bildung eines Jejunal-Pouches wurde eingeführt, um ein größeres Reservoir für den Nahrungsbrei nach Gastrektomie bereitzustellen und die schnelle Entleerung in das Jejunum zu verlangsamen. Durch eine Jejunoplicatio soll zudem der Refluxösophagitis vorgebeugt werden.

Eine Metaanalyse verglich die Rekonstruktion nach Roux Y mit der Rekonstruktion eines Pouches. Es wurden 4 randomisiert-kontrollierte Studien mit allerdings nur geringer Fallzahl (insgesamt 109 Patienten) einbezogen. Der Endpunkt war Dumping (nicht nach Früh- und Spät-Dumping unterschieden) nach 12–15 Monaten, das lediglich als dichotome Variable mit ja oder nein ausgedrückt wurde. In dieser Metaanalyse gaben nach Roux-Y-Rekonstruktion 29 % der Patienten Dumping-Symptome an, nach Pouch-Anlage waren es hingegen nur 10 % (p =0,01). Die Morbidität und Mortalität war durch die Pouch-Konstruktion nicht erhöht. Die Aussagekraft dieser Metaanalyse wird allerdings dadurch limitiert, dass alle Studien eine geringe Fallzahl hatten und verschiedene Pouch-Rekonstruktionen eingeschlossen wurden, was die Vergleichbarkeit einschränkt (Gertler et al. 2009).

Eine weitere Metaanalyse vergleicht den Erhalt der Duodenalpassage mittels Jejunalinterposition mit Rekonstruktionstechniken ohne Erhalt der Duodenalpassage. In diese Metaanalyse wurden 9 randomisierte Studien mit insgesamt 642 Patienten inkludiert. Keine Unterschiede fanden sich in der Morbidität und Mortalität; die Operationszeit war bei Erhalt der Duodenalpassage allerdings signifikant verlängert. Vier randomisiert kontrollierte Studien dieser Metaanalyse berichteten das Auftreten von Dumping. Es wurde ein Vorteil für den Erhalt der Duodenalpassage nach 3, 6 und 24 Monaten postoperativ nachgewiesen, wobei es nach 12 Monaten postoperativ keinen Unterschied gab. Die Qualität der Metaanalyse wird durch die kleine Fallzahl der Studien, die sehr unterschiedliche Studienqualität, das kurze Follow-up einiger Studien und die unterschiedlichen Endpunkte gemindert. Zudem schließen einige Studien Pouch-Rekonstruktionen mit ein in die Analyse, was die Vergleichbarkeit der Ergebnisse einschränkt (Yang et al. 2013).

Zusammenfassend lässt sich festhalten, dass es Hinweise darauf gibt, dass bei der Gastrektomie eine Rekonstruktion mittels Pouch oder mittels Erhalt der Jejunalpassage in Bezug auf Dumping Vorteile bietet. Angesichts der suboptimalen Studienqualität und der geringen Fallzahl sind allerdings derzeit keine definitiven Aussagen möglich.

22.2.4 Einfluss des Operationsverfahrens – subtotale Magenresektion

Welches Rekonstruktionsverfahren bietet nach subtotaler Magenresektion Vorteile? Dieser Frage ging eine

Metaanalyse nach. In dieser wurden 15 randomisiert-kontrollierte Studien analysiert, die Billroth I, Billroth II und Roux Y bei der subtotalen Magenresektion verglichen. Die Autoren erläutern, dass Billroth I die bevorzugte Rekonstruktion in der östlichen Hemisphäre sei und die Rekonstruktion nach Roux Y in der westlichen Hemisphäre bevorzugt werde. Die Metaanalyse zeigt, dass sich die Komplikationen der 3 Rekonstruktionsverfahren nicht unterscheiden. Beim Vergleich von Billroth I und Roux Y zeigt sich, dass es keine Unterschiede im Auftreten des Dumping-Syndroms gibt.

Gegenüber der Billroth-II-Rekonstruktion zeigen sich Vorteile für Roux Y; das Dumping-Syndrom war seltener nach Roux Y: 10 % vs. 6 %. Beim Vergleich von Billroth I und Billroth II zeigen sich keine Unterschiede beim Dumping-Syndrom (Zong u. Chen 2011). In retrospektiven Analysen weist die Rekonstruktion nach Roux Y im Vergleich zu Billroth I und Billroth II Vorteile bezüglich Dumping auf (Bolton u. Conway 2011). Insgesamt scheint die Roux-Y-Rekonstruktion gegenüber Billroth I und II vorteilhaft zu sein.

22.2.5 Einfluss des Operationsverfahrens – proximale Magenresektion

Vor allem in Japan werden für die dort häufigeren Magenfrühkarzinome, die eine gute onkologische Prognose haben, sog. funktionserhaltende Resektionen propagiert. Ziel dieser Resektionen ist, einen größeren Anteil des Magens zu erhalten. Durch das größere Magenreservoir und die langsamere Magenentleerung sollen Postgastrektomiesyndrome vermindert werden (Katai 2006).

Die proximale Magenresektion kann bei Magenfrühkarzinomen des proximalen Magendrittels durchgeführt werden; dabei sollte mindestens die Hälfte des Magens erhalten bleiben. Die Kontinuität der Nahrungspassage wird über eine Gastroösophagostomie oder eine Jejunalinterposition wiederhergestellt. Die proximale Magenresektion scheint gegenüber der totalen Gastrektomie einen Vorteil zu bieten: so schnitten in einer allerdings retrospektiven japanischen Studie auf einer Dumping-Subskala als Teil der neu entwickelten Postgastrectomy Syndrome Assessment Scale (PGSAS) Patienten nach proximaler Magenresektion besser ab als nach totaler Gastrektomie. Dabei ist allerdings zu bedenken, dass nur Patienten mit einem proximalen Karzinom im Stadium IA oder IB für diese limitierte Resektion in Frage kommen. Die Autoren schränken ein, dass ein Vorteil für die proximale Resektion zwar nachweisbar war (2,3 vs. 2,0 Punkte auf der Dumping-Subskala; p =0,043), der Einfluss der OP-Methode klinisch aber gering war (Takiguchi et al. 2015). Allerdings wurde nach proximaler Magenresektion mit Jejunalinterposition eine höhere

Inzidenz von verzögerter Magenentleerung, Refluxgastritis and Gallensäurereflux nachgewiesen (Bolton u. Conway 2011). Es ist also derzeit unklar, ob die proximale Magenresektion gegenüber der totalen Gastrektomie funktionelle Vorteile bietet.

22.2.6 Diagnostik

Welche Diagnostik sollte beim Verdacht auf ein Dumping-Syndrom erfolgen? Wichtig ist zunächst einmal eine gründliche Anamnese, die insbesondere die Voroperationen am Magen und die Art der Rekonstruktion einschließen sollte. Ideal ist die Einsicht aller alten Operationsprotokolle. Gezielt sollten die Symptome des Dumping-Syndroms wie Schwindel, Tachykardie, Kollaps, Schwitzen, Übelkeit, abdominelle Schmerzen, Angstgefühl und Diarrhö bzw. Zeichen der Hypoglykämie erfragt werden und aufgrund der Art und des Zeitpunkts der postprandialen Symptome eine Unterscheidung zwischen Früh- und Spät-Dumping versucht werden.

Für die genaue Evaluierung des Dumping-Syndroms wurde von Sigstad ein Scoring-System entwickelt, welches 16 Symptome erfasst und mit +5 bis –4 Punkten bewertet. Aus dem Gesamt-Score kann dann errechnet werden, ob die Symptome ein Dumping-Syndrom nahelegen (Sigstad 1970). Dieses Scoring-System findet in der täglichen Praxis wenig Anwendung, da die Unterscheidung von anderen postprandialen Symptomen schwierig ist. Der Dumping-Provokationstest kann die klinische Verdachtsdiagnose bestätigen. Es werden 50 g gelöste Glukose nach 10-stündigem Fasten oral aufgenommen. Unmittelbar bevor und bis 180 min nach Aufnahme werden in 30-minütigen Abständen die Blutglukose, der Hämatokrit, die Herzfrequenz und der Blutdruck bestimmt. Früh-Dumping zeigt sich durch einen Anstieg der Herzfrequenz von mindestens 10 Schlägen/min innerhalb von 60 min, Spät-Dumping ist durch eine Hypoglykämie nach 120–180 min charakterisiert (van der Kleij et al. 1996).

Mittels weiterführender Diagnostik können andere Pathologien ausgeschlossen werden. Die Ösophagogastroduodenoskopie kann die anatomischen Verhältnisse nach Rekonstruktion klären, eine Stenose, eine Gastritis, eine Ösophagitis, einen Gallensäurereflux, ein Ulkus oder ein Magenstumpfkarzinom mittels Biopsie diagnostizieren. Schließlich kann mit Hilfe der Computertomografie eine extraluminale Ursache der Beschwerden ausgeschlossen werden.

22.2.7 Therapie

Das Dumping-Syndrom sollte mittels Stufentherapie behandelt werden, die schematisch in ◘ Abb. 22.3 dargestellt ist. Nach sicherer Diagnosestellung stehen als erste Stufe der

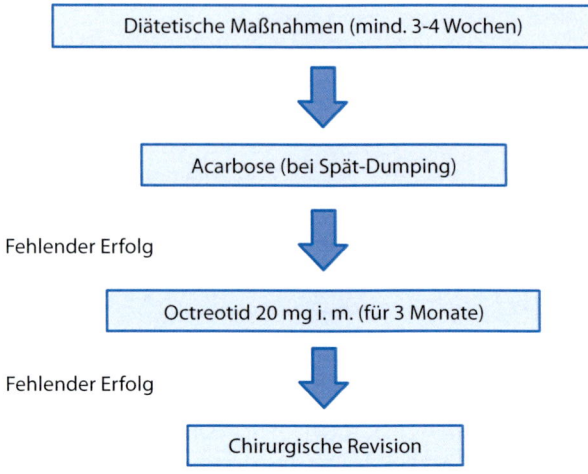

◘ **Abb. 22.3** Stufentherapie beim Dumping-Syndrom

Therapie diätetische Maßnahmen im Vordergrund. Diese umfassen einige Empfehlungen, die nach Gastrektomie grundsätzlich angewendet werden sollten. Patienten sollten langsam essen, große Mahlzeiten vermeiden, mindestens 6 Mahlzeiten am Tag zu sich zu nehmen und nicht zu den Mahlzeiten, sondern frühestens 30 min danach trinken.

Die Aufnahme von Kohlenhydraten sollte eingeschränkt werden. Insbesondere steht die Vermeidung von schnell absorbierbaren Kohlenhydraten wie Süßigkeiten, Obst und Zucker im Vordergrund der diätetischen Maßnahmen. Ebenso sollten Milch und Milchprodukte vermieden werden, weil sie meist schlecht toleriert werden. Stattdessen sollten komplexe Kohlenhydrate bevorzugt werden, wie sie in Pasta, Gemüse oder Kartoffeln enthalten sind. Ferner gilt die Empfehlung, sich für 30 min nach einer Mahlzeit hinzulegen. Dies kann die Magenentleerung verlangsamen und den venösen Rückstrom bei Patienten mit vasomotorischen Symptomen verbessern. Um den Gewichtsverlust wegen der restriktiven Kohlenhydratzufuhr gering zu halten, sollten betroffene Patienten zur Kompensation durch den Genuss von Fleisch, Fisch und Eiern die Proteinzufuhr erhöhen und gleichzeitig die Fettzufuhr steigern (Ukleja 2005; Tack et al. 2009). Diese diätetischen Maßnahmen sollten mindestens 3–4 Wochen konsequent durchgeführt werden und bei der Mehrzahl der Patienten können dadurch die Beschwerden zumindest verringert werden (◘ Abb. 22.3).

Die Einnahme von Ballaststoffen wie Guar oder Pektin zu den Mahlzeiten kann die Viskosität der Nahrung erhöhen und dadurch die Nahrungspassage in den Dünndarm und die Absorption von Glukose verlangsamen. Obwohl in einigen kleineren Studien eine Wirksamkeit der Therapie belegt werden konnte, ist ein positiver Langzeiteffekt dieser Wirkstoffe noch nicht nachgewiesen.

Bei 3–5 % der Patienten schlagen alle diätetischen Maßnahmen fehl. Bei diesen Patienten besteht die Gefahr eines Gewichtsverlustes durch die Angst vor den postprandialen

Beschwerden. Daher sollte als nächste Stufe der Therapie medikamentöse Maßnahmen eingesetzt werden. Beim Spät-Dumping kann Acarbose eingesetzt werden. Acarbose ist ein α-Glykosidase-Hydrolase-Inhibitor und verlangsamt die Kohlenhydratverdauung durch eine reversible Hemmung des Abbaus von komplexen Kohlenhydraten zu Monosacchariden im Dünndarm. Dadurch verbessert Acarbose die Glukosetoleranz, vermindert die Freisetzung von gastrointestinalen Hormonen und reduziert Hypoglykämieepisoden. Aufgrund dieses Wirkmechanismus ist Acarbose nur beim Spät-Dumping wirksam. Die verminderte Kohlenhydratabsorption hat allerdings für den Patienten unangenehme Nebenwirkungen wie Flatulenz und Diarrhö zur Folge (Tack et al. 2009).

Hat die Acarbose nicht den gewünschten Erfolg und ist die Lebensqualität der Patienten merklich eingeschränkt, sollte der Einsatz des Somatostatinanalogons Octreotid erwogen werden. Octreotid verlangsamt die Magenentleerung, verzögert den Transport durch den Dünndarm, hemmt die Freisetzung von gastrointestinalen Hormonen, die Insulinsekretion und die postprandiale Vasodilatation. Es kann i.m. (1-mal im Monat) oder s. c. (3- bis 4-mal pro Tag) appliziert werden. Größere Erfahrungen liegen mit der s. c.-Applikation vor, obwohl alle Studien nur in kleineren Kohorten von maximal 30 Patienten durchgeführt wurden. Mit subkutanem Octreotid konnte bei 80 % der Patienten eine Symptomkontrolle nach 3 Monaten erreicht werden (Geer et al. 1990), im Langzeitverlauf sind die Erfolgsraten jedoch geringer. Die Therapie mit Octreotid wurde bei 55 % der Patienten nach 10 Jahren gestoppt. Neben einem Verlust der Wirksamkeit waren die Nebenwirkungen der Grund für den Therapieabbruch. Typische Nebenwirkungen sind Schmerzen an der Injektionsstelle, Cholezystolithiasis und Steatorrhö (Vecht et al. 1999).

Das langwirksame i.m.-Präparat ist eine attraktive Alternative, weil es nur einmal monatlich appliziert werden muss und daher für die Lebensqualität Vorteile bietet. Auch die Wirksamkeit des langwirksamen Präparats wurde von Patienten höher eingeschätzt. Bezüglich Symptomkontrolle scheinen beide Darreichungsformen gleichwertig zu sein (Arts et al. 2009). Octreotid sollte zunächst für 3 Monate eingesetzt werden, und die Therapie sollte u. a. wegen der nicht unerheblichen Kosten nur dann fortgeführt werden, wenn es zu einer substanziellen Verbesserung der Symptome gekommen ist.

Schlagen alle diätetischen und medikamentösen Therapieversuche fehl, bleibt als Ultima Ratio die chirurgische Revision. Eine operative Revision sollte nach frühestens einem Jahr nach Primäroperation erwogen werden, weil die Symptome im Langzeitverlauf nicht selten regredient sind. Das Ziel der operativen Revision ist es, die schnelle Nahrungspassage zu verlangsamen.

War die Primäroperation eine subtotale Magenresektion, kann – wenn es die Primäroperation erlaubt – die Rekonstruktion in eine Roux-Y-Rekonstruktion umgewandelt werden, da diese ja mit geringeren Raten des Dumping-Syndroms vergesellschaftet ist. Vogel et al. beschrieben eine Besserung der Symptome bei über 80 % der Patienten nach Umwandlung einer Billroth-I- bzw. -II- in eine Roux-Y-Rekonstruktion (Vogel et al. 1988). Als Gründe für die Vorteile der Roux-Y-Rekonstruktion werden die Unterbrechung des Migrating-Motor-Komplexes angegeben. Dieser generiert Wellen elektrischer Aktivität während des Fastens, die wiederum peristaltische Wellen zur Folge haben. Wird der Migrating-Motor-Komplex unterbrochen, werden dadurch auch die jejunalen Kontraktionen reduziert.

Liegt bereits eine Rekonstruktion nach Roux Y vor, kann durch die Aufhebung der Roux-Y-Rekonstruktion und die Interposition einer antiperistaltischen Jejunalschlinge zwischen Magenrest und Duodenum zur Verzögerung der Passage eine Symptomkontrolle versucht werden. Henley beschrieb eine exzellente Symptomkontrolle durch die Interposition einer Jejunalschlinge nach subtotaler Magenresektion (Henley 1969), in anderen kleineren Serien konnten diese Ergebnisse allerdings nicht reproduziert werden. Die Daten dieser Revisionsoperationen sind aber insgesamt spärlich und kontrollierte Studien fehlen, sodass das Outcome für den einzelnen Patienten schwer vorherzusagen ist. Zudem widerspricht die Drehung der Jejunalschlinge grundlegenden Prinzipien der Viszeralchirurgie, sodass die Indikation zu dieser Operation sehr zurückhaltend zu stellen ist.

Scheiden andere chirurgische Revisionen auf Grund der Primäroperation aus, ist die Anlage eines Jejunalkatheters eine letzte Therapieoption. Diese ist natürlich mit erheblichen Einschränkungen für den Patienten verbunden, bietet aber meist sehr gute Symptomkontrolle, da die orale Nahrungsaufnahme, die zum Dumping-Syndrom führt, vermieden wird (Tack et al. 2009).

22.3   Refluxösophagitis

Die Refluxösophagitis kommt durch duodenale Sekretion zu Stande, die wegen der fehlenden Barriere des Pylorus und des gastroösophagealen Übergangs den Ösophagus erreichen kann. Gallensäuren und Lysolezithine können Schäden der Mukosa und reaktive Inflammation hervorrufen. Die Refluxösophagitis tritt bei bis zu 80 % der Patienten nach Gastrektomie auf, nach subtotaler Magenresektion ist sie mit 20–50 % deutlich seltener (Schölmerich 2004). Typische Symptome der Refluxösophagitis sind Sodbrennen, Brustschmerz, Dysphagie und epigastrische Schmerzen.

Bei subtotaler Gastrektomie ist die Refluxösophagitis nach Roux-Y-Rekonstruktion seltener als nach

Billroth-II-Rekonstruktion. Csendes et al. fanden in einer randomisierten Studie mit Langzeit-Follow-up nach Roux Y weniger Ösophagitiden in der Endoskopie und seltener Barrett-Metaplasien (Csendes et al. 2009). Auch im Vergleich zur Billroth-I-Rekonstruktion zeigen sich Vorteile für die Roux-Y-Rekonstruktion. In einer großen aktuellen multizentrischen Studie mit insgesamt 332 Patienten, die Billroth I mit Roux Y bei subtotalen Magenresektionen beim Magenkarzinom verglich, gab es seltener Refluxösophagitiden nach Roux Y: 6 % vs. 17 %; p =0,0037 (Hirao et al. 2013).

Auch in einer aktuellen Metaanalyse war die Roux-Y-Rekonstruktion das überlegene Verfahren bezüglich Refluxösophagitis, die nur bei 6 % der Patienten vs. 26 % der Patienten nach Billroth I auftrat. Der theoretisch gut begründbare Vorteil für die Roux-Y-Rekonstruktion mit einer Separation der belastenden Galle und der Pankreasenzyme von der Ösophagusschleimhaut lässt sich also auch klinisch reproduzieren. Auch gegenüber der Billroth-II-Rekonstruktion zeigen sich Vorteile für Roux Y: eine Refuxösophagitis trat mit 10 % gegenüber 29 % seltener auf. Die Autoren folgern zu Recht, dass bei der subtotalen Magenresektion die Roux-Y-Rekonstruktion bei gleicher Morbidität und besserem funktionellem Outcome zu bevorzugen ist (Zhong et al. 2011).

Nach Gastrektomie konnte in einer aktuellen, allerdings retrospektiven Arbeit kein Vorteil für eine Roux-Y-Rekonstruktion mit Pouch (Pouch-Länge 15 cm) gegenüber einer einfachen Roux-Y-Rekonstruktion nachgewiesen werden. Insgesamt 68 Patienten wurden nach einem kurzen Follow-up von 6 Monaten bezüglich ihrer Refluxbeschwerden nachbefragt und endoskopiert. Es fanden sich keine signifikanten Unterschiede bezüglich des Reflux-Scores (Oida et al. 2012).

Die Behandlung der Refluxösophagitis ist häufig schwierig. Die Therapie mit gallensäurebindenden Antazida wie Aluminium-Magnesium-Hydroxid-Antazida wie Maalox kann die Symptome mindern; Prokinetika wie Metoclopramid oder Domperidon sind versucht worden. Stehen Übelkeit und Erbrechen im Vordergrund der Symptomatik, kann mit Vomex eine Symptomkontrolle erreicht werden. Eine chirurgische Revision als Ultima Ratio ist nur äußerst selten indiziert.

22.4   Gallensäurerefluxgastritis

Gallensäurereflux ist häufig nach resezierenden Eingriffen am Magen, aber nur für eine Minderheit der Patienten belastend und schwer (1–2 %). Die Symptome treten oft erst im Langzeitverlauf nach einem Jahr und später postoperativ auf. Typisch für die Gallensäurerefluxgastritis sind ein brennender epigastrischer Schmerz, der in den Rücken ausstrahlt, persistierende Übelkeit und galliges Erbrechen, das tagsüber oder nachts auftreten kann. Das Erbrechen verschafft den Patienten keine Erleichterung.

Die Gallensäurerefluxgastritis ist eine Ausschlussdiagnose. Mittels Ösophagogastroduodenoskopie kann ein Ulkus und eine Obstruktion ausgeschlossen werden und die für den Gallensäurereflux typische gerötete Mukosa nachgewiesen werden. Der Gallensäurereflux kann dann durch einen Test (z. B. Bilitec-Spektrophotometrie) quantifiziert werden.

Es wurde in mehreren Studiengezeigt, dass bei der subtotalen Magenresektion die Roux-Y-Rekonstruktion im Vergleich zu den Rekonstruktionen nach Billroth I oder Billroth II Vorteile bietet. So wird endoskopisch seltener Gastritis nachgewiesen und es treten seltener epigastrische Schmerzen auf. Mittels des Bilitec-Systems ließ sich auch quantifizieren, dass der Gallensäurereflux nach Roux Y geringer ist (Bolton u. Conway 2011). In einer prospektiv randomisierten Studie, die Roux Y mit der operativen Therapie des Duodenalulkus mit Billroth II verglich, zeigten sich nach 15,5 Jahren postoperativ weniger Symptome nach Roux Y. Bei keinem Patient wurde nach Roux Y endoskopisch eine chronische Gastritis nachgewiesen gegenüber 80 % der Patienten nach Billroth II (Csendes et al. 2009). Auch im Vergleich zu Billroth-I-Rekonstruktion wies die Roux-Y-Rekonstruktion Vorteile auf: Nach einem Jahr postoperativ fand sich in einer randomisiert kontrollierten Studie seltener eine Gastritis: 28 % vs. 46 %; p=0,0013 (Hirao et al. 2013).

Eine aktuelle Metaanalyse bestätigte die Überlegenheit der Roux-Y-Rekonstruktion. Es zeigten sich signifikante Vorteile bezüglich Refluxgastritis für die Roux-Y-Rekonstruktion vs. Billroth I: 13 % vs. 31 %. Auch gegenüber der Billroth-II-Rekonstruktion zeigen sich Vorteile für Roux Y. Die Refluxgastritis trat in 40 % nach Roux Y und in 71 % nach Billroth II auf (Zong et al. 2011). Die Rekonstruktion nach Roux Y bietet somit in Bezug auf die Refluxgastritis und den Gallensäurereflux eindeutig Vorteile gegenüber den Rekonstruktionen nach Billroth.

Zur medikamentösen Therapie des Refluxes sind Protoneninhibitoren, H_2-Blocker, Sucralfat, Cholestyramin und Ursodesoxycholsäure versucht worden. Die medikamentöse Therapie des schweren Gallensäurenrefluxes ist aber nur selten erfolgreich. Bleiben die Symptome der Patienten nach konservativem Therapieversuch belastend, ist die chirurgische Revision indiziert. Das Prinzip der chirurgischen Behandlung ist die Separation der belastenden Galle und der Pankreasenzyme von der Magenschleimhaut. Die chirurgische Therapie umfasst die Anlage einer Braun-Fußpunktanastomose nach Billroth-II-Rekonstruktion oder – noch erfolgversprechender – die Umwandlung von Billroth II in eine Roux-Y-Rekonstruktion.

22.5　Afferent-loop-Syndrom (Syndrom der zuführenden Schlinge)

Dieses Syndrom wird eher aus historischen Gründen mit aufgeführt, da es sehr selten geworden ist. Es tritt typischerweise nach subtotaler Magenresektion mit Billroth-2-Rekonstruktion ohne Fußpunktanastomose auf, wie sie in früheren Jahrzehnten häufig zur chirurgischen Therapie des Magen- und Duodenalulkus eingesetzt wurde. Seine Häufigkeit wird mit 1 % nach Billroth-II-Resektionen angegeben.

Das Afferent-loop-Syndrom wird durch ein mechanisches Problem mit partieller Obstruktion der zuführenden Schlinge ausgelöst. Diese Obstruktion kann durch postoperative Adhäsionen, durch innere Hernierung (z. B. durch den mesokolischen Defekt), durch Volvulus des afferenten Segmentes, durch Intussuszeption dieses Segmentes oder durch Kinking der zuführenden Schlinge an der Gastrojejunostomie ausgelöst werden. Um das Risiko des Syndroms der zuführenden Schlinge zu vermindern, sollte der jejunale Teil der zuführenden Schlinge nicht länger als 30–40 cm sein und der mesokolische Defekt exakt verschlossen werden, um eine Hernierung zu verhindern.

Die klinische Symptomatik des Afferent-loop-Syndroms ist sehr typisch mit postprandialen crescendoartigen rechtsseitigen Oberbauchschmerzen, gefolgt von schwallartigem galligem Erbrechen mit anschließendem sofortigem Nachlassen des Schmerzes. Eine chronische Obstruktion der zuführenden Schlinge kann eine bakterielle Überwucherung dieser Schlinge zur Folge haben. Dies führt zu einer Bindung von Vitamin B_{12} und einer Dekonjugation von Gallensäuren mit der Folge einer megaloblastären Anämie und Diarrhö. Mittels Schnittbildgebung kann die Dilatation des Duodenums und der zuführenden Schlinge nachgewiesen werden. Die Therapie des Syndroms der zuführenden Schlinge ist chirurgisch und besteht in einem Bypass von afferenter zu efferenter Schlinge (Braun-Fußpunktanastomose) oder in einer Umwandlung der Billroth-2-Rekonstruktion in eine Roux-Y-Rekonstruktion.

22.6　Efferent-loop-Syndrom (Syndrom der abführenden Schlinge)

Das Syndrom der abführenden Schlinge tritt viel seltener auf als das Syndrom der zuführenden Schlinge. Es kann schwierig von diesem zu unterscheiden sein, denn die Symptome sind ähnlich. Die Symptome sind krampfartige epigastrische Schmerzen und linksseitige Oberbauchschmerzen verbunden mit Übelkeit und galligem Erbrechen. Ursächlich sind Adhäsionen oder eine innere Hernierung der abführenden Schlinge der Gastrojejunostomie. Die Diagnostik erfolgt mittels ÖGD (Ösophagogastroduodenoskopie) und Computertomografie des Abdomens; die Therapie ist chirurgisch.

22.7　Cholelithiasis

Die onkologische Gastrektomie ist mit einem erhöhten Risiko für die Bildung von Gallensteinen vergesellschaftet. So wurden bei 30 % der Patienten im Langzeitverlauf nach Gastrektomie bei Magenkarzinom Gallensteine nachgewiesen; das durchschnittliche Intervall für die Bildung von Gallensteinen betrug 31 Monate (Wu et al. 1995). Gründe für das erhöhte Risiko für Gallensteine sind die verminderte Gallenblasenmotilität nach Verlust der vagalen Innervation und der Verlust der Cholezystokininfreisetzung des Duodenums nach dem Bypass des Duodenums. Der Bypass des Duodenums scheint daher auch der Grund dafür zu sein, dass die Bildung von Gallensteinen nach Roux Y höher ist als nach Billroth I (Bolton u. Conway 2011). So wurden 5 Jahre nach subtotaler Magenresektion bei Magenfrühkarzinomen bei 28 % der Patienten nach Roux Y vs. 15 % nach Billroth I Gallensteine nachgewiesen (Nunobe et al. 2007).

Literatur

Arts J, Caenepeel P, Bisschops R et al. (2009) Efficacy of the long-acting repeatable formulation of the somatostatin analogue octreotide in postoperative dumping. Clin Gastroenterol Hepatol 7: 432–437

Bolton JS, Conway WC 2nd (2011) Postgastrectomy syndromes. Surg Clin North Am 91: 1105–1122

Csendes A, Burgos AM, Smok G et al. (2009) Latest results (12–21 years) of a prospective randomized study comparing Billroth II and Roux-en-Y anastomosis after a partial gastrectomy plus vagotomy in patients with duodenal ulcers. Ann Surg 249: 189–194

Fein M, Fuchs KH, Thalheimer A et al. (2008) Long-term benefits of Roux-en-Y pouch reconstruction after total gastrectomy: a randomized trial. Ann Surg 247: 759–765

Geer RJ, Richards WO, O'Dorisio TM et al. (1990) Efficacy of octreotide acetate in treatment of severe postgastrectomy dumping syndrome. Ann Surg 212: 678–687

Gertler R, Rosenberg R, Feith M et al. (2009) Pouch vs. no pouch following total gastrectomy: meta-analysis and systematic review. Am J Gastroenterol 104: 2838–2851

Henley FA (1969) Experiences with jejunal interposition for correction of postgastrectomy syndromes. In: Harkins HN, Nyhus LM (eds) Surgery of the stomach and duodenum. Little Brown, Boston, MA

Hirao M, Takiguchi S, Imamura H et al., Osaka University Clinical Research Group for Gastroenterological Study (2013) Comparison of Billroth I and Roux-en-Y reconstruction after distal gastrectomy for gastric cancer: one-year postoperative effects assessed by a multi-institutional RCT. Ann Surg Oncol. 20: 1591–1597

Katai H (2006) Function-preserving surgery for gastric cancer. Int J Clin Oncol. 11: 357–366

Masuzawa T, Takiguchi S, Hirao M et al. (2014) Comparison of perioperative and long-term outcomes of total and proximal gastrectomy for early gastric cancer: a multi-institutional retrospective study. World J Surg 38: 1100–1106

Mine S, Sano T, Tsutsumi K et al. (2010) Large-scale investigation into dumping syndrome after gastrectomy for gastric cancer. J Am Coll Surg 211: 628–636

Nunobe S, Okaro A, Sasako M et al. (2007) Billroth 1 versus Roux-en-Y reconstructions: a quality-of-life survey at 5 years. Int J Clin Oncol 12: 433–439

Oida T, Mimatsu K, Kano H et al. (2012) Advantages of jejunal pouch in Roux-en-Y reconstruction. Hepatogastroenterology 59: 1647–1650

Pedrazzani C, Marrelli D, Rampone B et al. (2007) Postoperative complications and functional results after subtotal gastrectomy with Billroth II reconstruction for primary gastric cancer. Dig Dis Sci 52: 1757–1763

Schölmerich J (2004) Postgastrectomy syndromes – diagnosis and treatment. Best Pract Res Clin Gastroenterol 18: 917–933

Sigstad H (1970) A clinical diagnostic index in the diagnosis of the dumping syndrome. Changes in plasma volume and blood sugar after a test meal. Acta Med Scand 188: 479–486

Tack J, Arts J, Caenepeel P et al. (2009) Pathophysiology, diagnosis and management of postoperative dumping syndrome. Nat Rev Gastroenterol Hepatol 6: 583–590

Takiguchi N, Takahashi M, Ikeda M et al. (2015) Long-term quality-of-life comparison of total gastrectomy and proximal gastrectomy by postgastrectomy syndrome assessment scale (PGSAS-45): a nationwide multi-institutional study. Gastric Cancer 18: 407–416

Ukleja A (2005) Dumping syndrome: pathophysiology and treatment. Nutr Clin Pract 20: 517–525

van der Kleij FG, Vecht J, Lamers CB, Masclee AA (1996) Diagnostic value of dumping provocation in patients after gastric surgery. Scand J Gastroenterol 31: 1162–1166

Vecht J, Lamers C, Masclee A (1999) Long-term results of octreotide-therapy in severe dumping syndrome. Clin Endocrinonol 51: 619–624

Vogel SB, Hocking MP, Woodward ER (1988) Clinical and radionuclide evaluation of Roux-Y diversion for postgastrectomy dumping. Am J Surg 155: 57–62

Wu CC, Chen CY, Wu TC et al. (1995) Cholelithiasis and cholecystitis after gastrectomy for gastric carcinoma: a comparison of lymphadenectomy of varying extent. Hepatogastroenterology 42: 867–872

Yang YS, Chen LQ, Yan XX, Liu YL (2013) Preservation versus non-preservation of the duodenal passage following total gastrectomy: a systematic review. J Gastrointest Surg 17: 877–886

Zong L, Chen P (2011) Billroth I vs. Billroth II vs. Roux-en-Y following distal gastrectomy: a meta-analysis based on 15 studies. Hepatogastroenterology 58: 1413–1424

Serviceteil

© Springer-Verlag GmbH Deutschland 2017
M.E. Kreis, H. Seeliger (Hrsg.), *Moderne Chirurgie des Magen- und Kardiakarzinoms*,
DOI 10.1007/978-3-662-53188-4

Stichwortverzeichnis

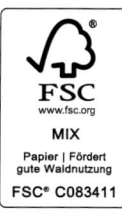

Zeitfracht Medien GmbH
Ferdinand-Jühlke-Straße 7
99095 Erfurt, Deutschland
produktsicherheit@kolibri360.de